小 茶 饮 大 疗 效

国医名师教你茶韵养生

对症喝茶

中国中医科学院广安门医院主任医师
首都国医名师 **高荣林** 主编

中国中医科学院望京医院主任医师
首都国医名师 **徐凌云** 主编

百病不生养生茶
茶杯中的养生方

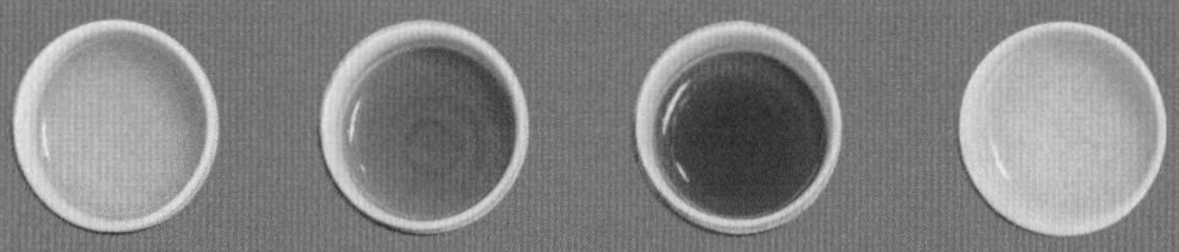

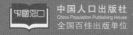

中国人口出版社
China Population Publishing House
全国百佳出版单位

图书在版编目（CIP）数据

对症喝茶 / 高荣林，徐凌云主编. -- 北京：中国人口出版社，2022.7（2024.11重印）

ISBN 978-7-5101-8015-6

Ⅰ.①对… Ⅱ.①高… ②徐… Ⅲ.①茶叶－食物养生 Ⅳ.①R247.1

中国版本图书馆CIP数据核字（2021）第190095号

对症喝茶

DUIZHENG HE CHA

高荣林　徐凌云　主编

责任编辑	张宏君
装帧设计	北京亿书客科技有限公司
责任印制	王艳如　任伟英
出版发行	中国人口出版社
印　　刷	天津中印联印务有限公司
开　　本	710 毫米 × 1 000 毫米　1/16
印　　张	12.75
字　　数	220 千
版　　次	2022 年 7 月第 1 版
印　　次	2024 年 11月第 4 次印刷
书　　号	ISBN 978-7-5101-8015-6
定　　价	49. 80 元

电子信箱	rkcbs@126.com		
总编室电话	（010）83519392		
办公室电话	（010）83519400	**发行部电话**	（010）83557247
传　　真	（010）83519400	**网销部电话**	（010）83530809
地　　址	北京市海淀区交大东路甲 36 号		
邮　　编	100044		

前言

以“茶”代药，科学养生

药茶是祖国传统医学宝库的一个重要组成部分，其历史悠久，历代医书中均有记载。公元992年，由宋代朝廷组织有关名家编著的大型方书《太平圣惠方》正式刊行，其书第97卷中就有药茶诸方一节，收药茶方剂8首。公元1078年，由宋代太医局编撰的《太平惠民和剂局方》中也有药茶的专篇介绍，其中的“川芎茶调散”一方可称得上是较早出现的成品药茶。宋政和年间撰成的大型方书《圣济总录》中载有大量的民间经验方，也有应用药茶的经验。公元1307年，元代邹铉增编的《寿亲养老新书》中载有防治老年病的药茶方2种，一是槐茶，二是苍耳茶。

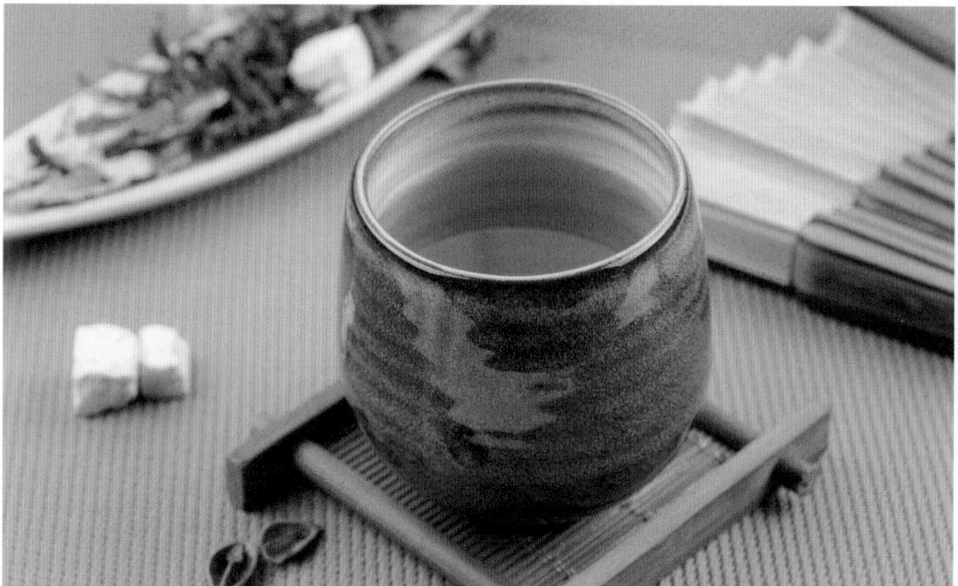

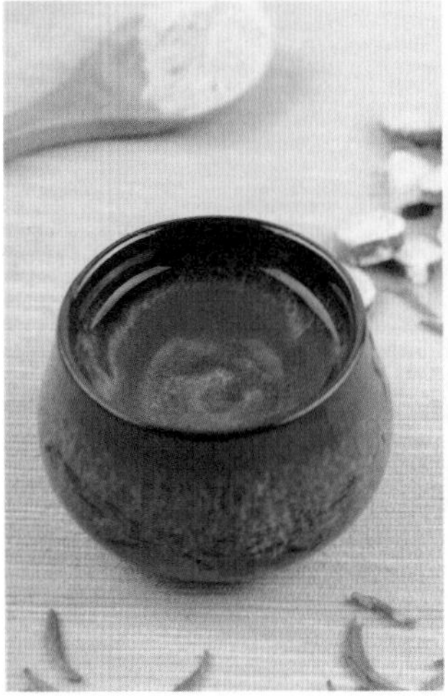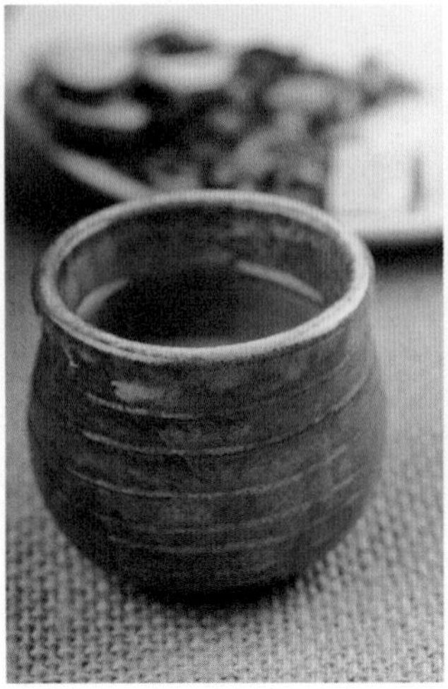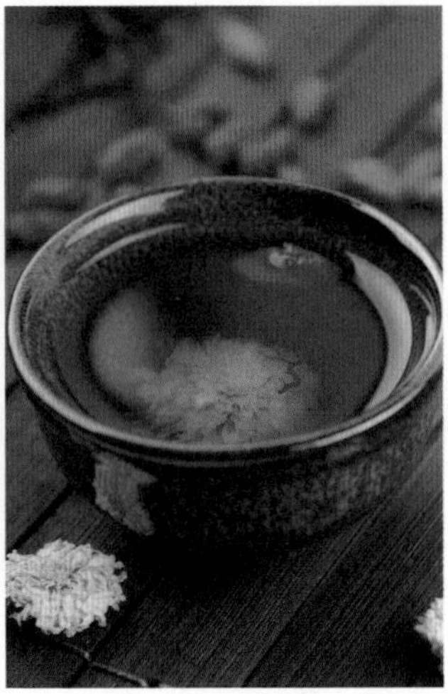

而近代以来，药茶的保健养生作用更加受到人们的重视，各种降压茶、减肥茶及午时茶的出现，使药茶的种类和作用不断丰富和扩充。

综上所述，药茶由汉代至今至少已有2000年的历史，经过历代医药学家和养生家的完善，药茶已经成为老百姓养生保健的重要饮品。现代科学技术的发展，使人们更加注重在养生防病的同时，还要预防医学治疗手段和药物本身的不良反应。而茶中的多种成分均有很好的保健治疗功能，药茶中的茶与药配合使用，有助于发挥和加强药物的天然疗效并有利于药物溶解、吸收。

本书分茶疗祛疾、茶养五脏、四季茶饮、美颜瘦身四章，主要介绍了药茶的功效、做法用法等，并且特意设置了饮用宜忌、图解药材这两个板块，详细讲解药茶的饮用宜忌，便于读者更有针对性地甄选适合自己的药茶。本书还采用了图解的形式分别介绍药茶中药材的别名、性味、功效、主治等，让读者对每种药茶都能有更直观、更清晰的认识和理解，同时也将药茶用精美的图片呈现在读者面前。笔者在编著时更注意各内容之间的协调，以功效分章节，方便读者阅读。读书，饮茶，养生，从现在就开始吧！

目录

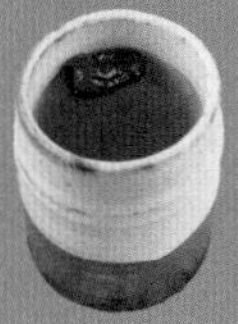

第一章 茶疗祛疾

清热解毒茶

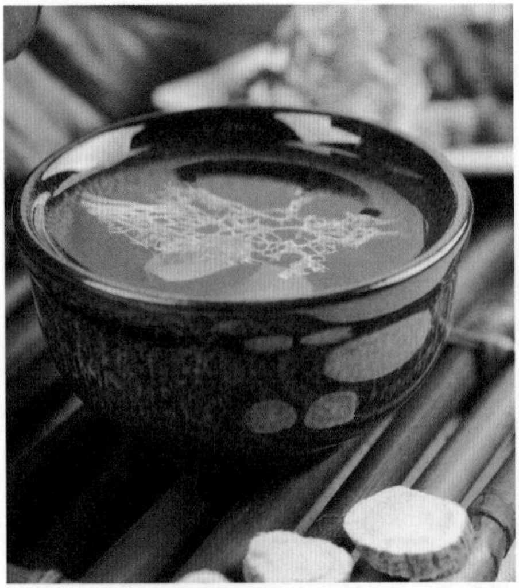

祛风除湿茶

固精正气茶

利尿消肿茶

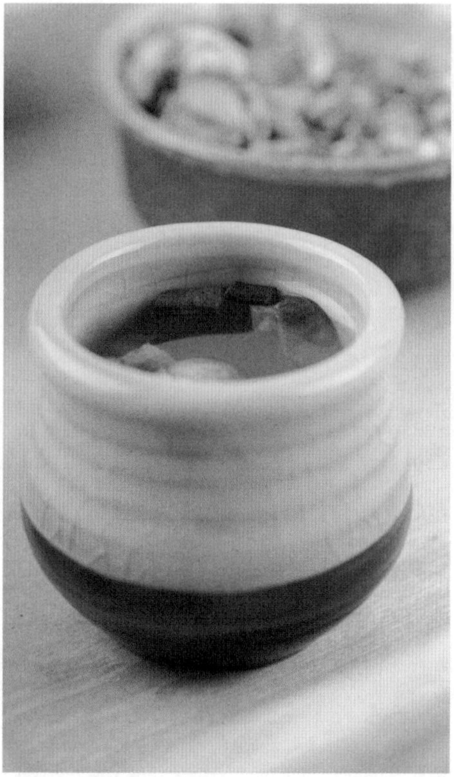

解表祛暑茶

调理气血茶

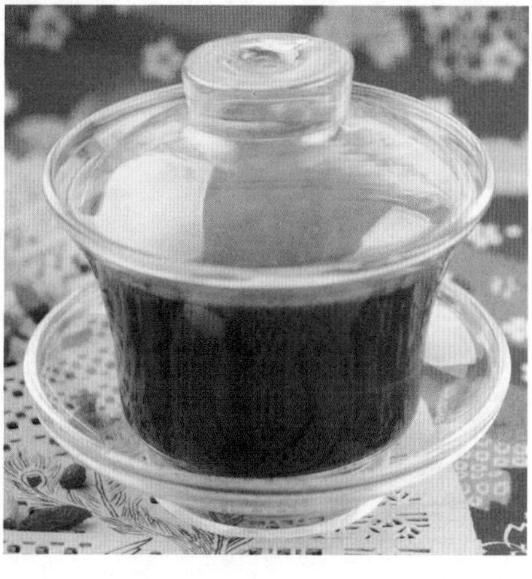

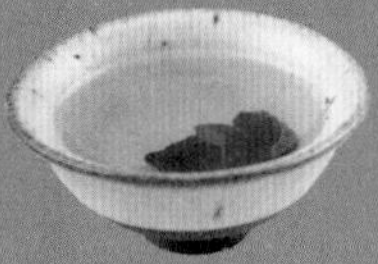

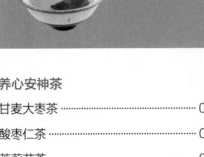

第二章 茶养五脏

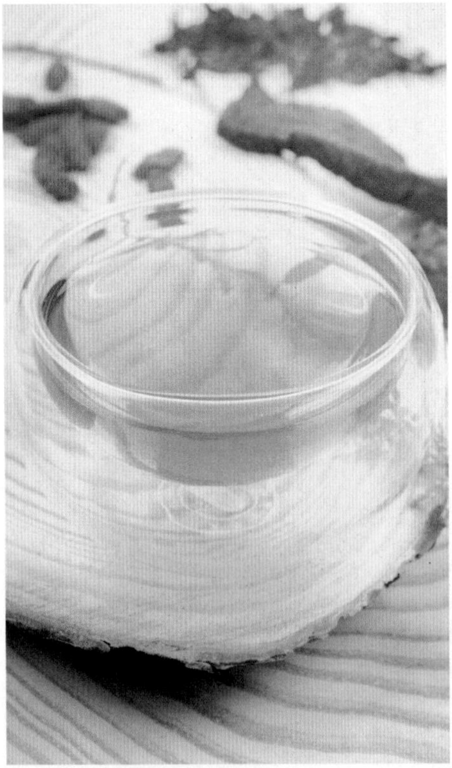

养心安神茶

疏肝解郁茶

健脾养胃茶

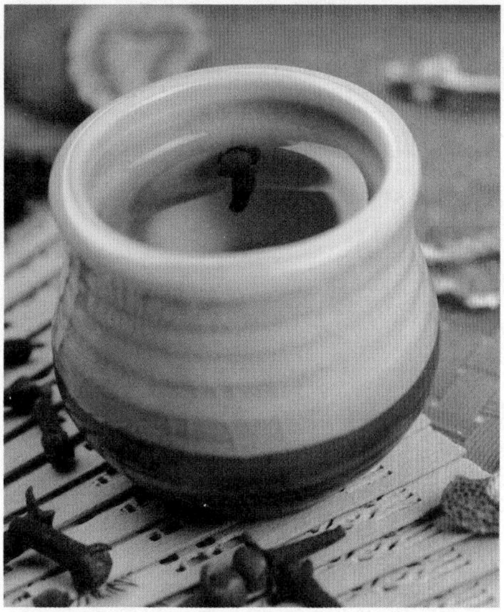

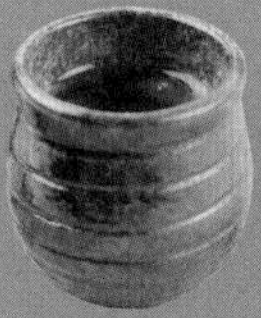

第三章 四季茶饮

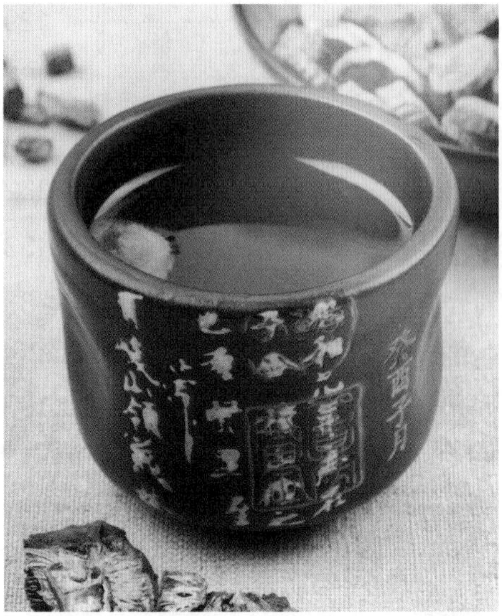

夏季养生茶

秋季养生茶

冬季养生茶

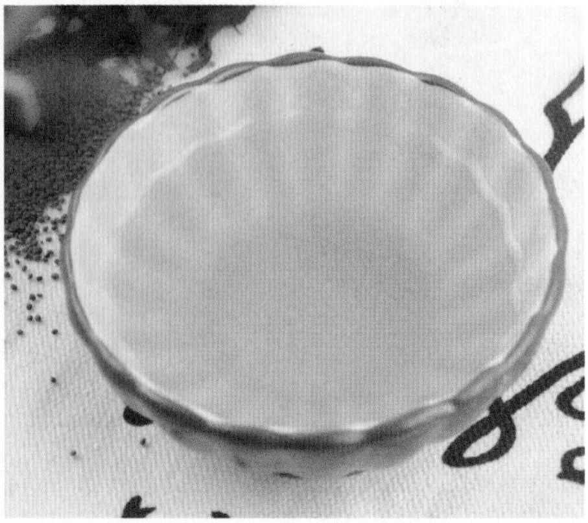

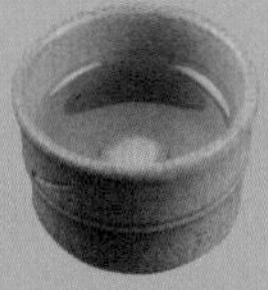

第四章 美颜瘦身

减肥瘦身茶

养颜美容茶

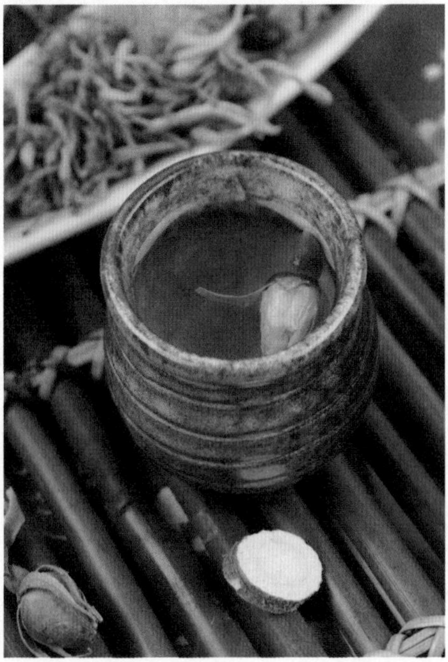

阅读导航

饮用宜忌

详细介绍该药茶适宜人群、禁忌及其主治病症。

药茶名称

该药茶的名称。本书共计收录200多种新老药茶方，内容丰富。

高清图片

本书共收录了上千张精美药茶图片，让您在体会药茶养生魅力的同时，大饱眼福。

药材分析

详细介绍每种药茶的主要组成药材的别名、功效及主治疾病，让您对每种药茶的功效有更深入的了解。

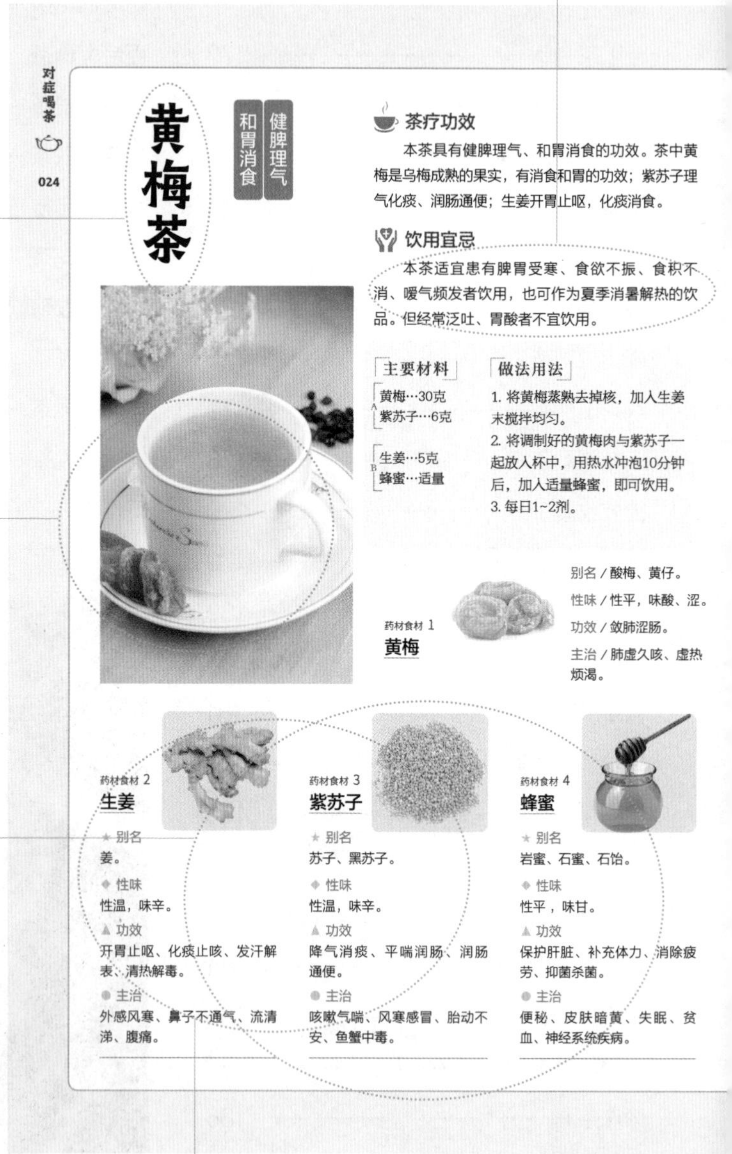

对症喝茶

024

黄梅茶

健脾理气 和胃消食

茶疗功效

本茶具有健脾理气、和胃消食的功效。茶中黄梅是乌梅成熟的果实，有消食和胃的功效；紫苏子理气化痰、润肠通便；生姜开胃止呕，化痰消食。

饮用宜忌

本茶适宜患有脾胃受寒、食欲不振、食积不消、嗳气频发者饮用，也可作为夏季消暑解热的饮品。但经常泛吐、胃酸者不宜饮用。

主要材料

A 黄梅…30克 紫苏子…6克

B 生姜…5克 蜂蜜…适量

做法用法

1. 将黄梅蒸熟去掉核，加入生姜末搅拌均匀。
2. 将调制好的黄梅肉与紫苏子一起放入杯中，用热水冲泡10分钟后，加入适量蜂蜜，即可饮用。
3. 每日1~2剂。

药材食材 1 **黄梅**

别名 / 酸梅、黄仔。

性味 / 性平，味酸、涩。

功效 / 敛肺涩肠。

主治 / 肺虚久咳、虚热烦渴。

药材食材 2 **生姜**

★ 别名 姜。

◆ 性味 性温，味辛。

▲ 功效 开胃止呕、化痰止咳、发汗解表、清热解毒。

● 主治 外感风寒、鼻子不通气、流清涕、腹痛。

药材食材 3 **紫苏子**

★ 别名 苏子、黑苏子。

◆ 性味 性温，味辛。

▲ 功效 降气消痰、平喘润肠、润肠通便。

● 主治 咳嗽气喘、风寒感冒、胎动不安、鱼蟹中毒。

药材食材 4 **蜂蜜**

★ 别名 岩蜜、石蜜、石饴。

◆ 性味 性平，味甘。

▲ 功效 保护肝脏、补充体力、消除疲劳、抑菌杀菌。

● 主治 便秘、皮肤暗黄、失眠、贫血、神经系统疾病。

方便查阅

为便于读者查阅，书中对不同种类的药茶中涉及的相同组成药材或食材（如蜂蜜、枸杞子等）的功效会再次介绍。

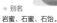

茶疗功效

以通俗易懂的文字形式，详细地介绍每种药茶及所含药材的养生功效。易于您根据每种药茶的功效，选择适合您体质的对症药茶。

章节分类

按照每种药茶的主要功效，分门别类，便于检索。

润肠消食茶

姜汁牛乳茶

补益气血 润肤通肠

主要材料

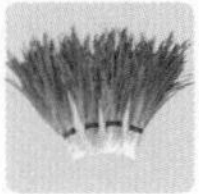

药材食材
韭菜

韭菜…50克
生姜…10克

牛奶…适量
蜂蜜…适量

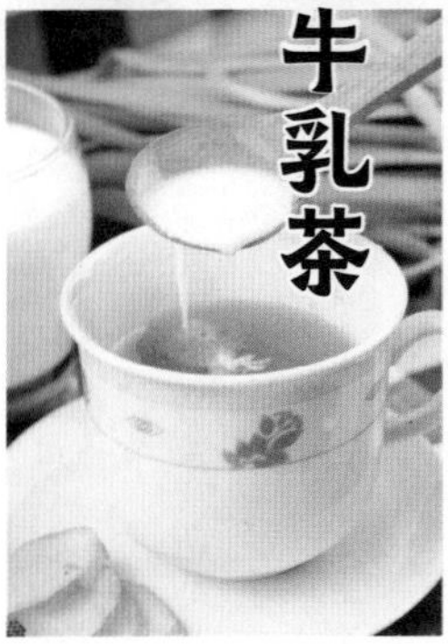

做法用法

1. 将生姜洗净，捣碎，压取汁；将韭菜洗净，切碎，加少量水挤压取汁。
2. 将姜汁、韭菜汁冲入牛奶中，煮沸后，加适量蜂蜜，即可饮用。
3. 每日2剂，早、晚空腹温服。

茶疗功效

本茶具有补益气血、润肤通肠的功效。茶中牛奶补虚损、益肺暖胃、生津润肠；牛奶加入生姜汁、韭菜汁，可起到补益气血、润肤通便的作用。

木耳芝麻茶

滋补肝肾 润肠通便

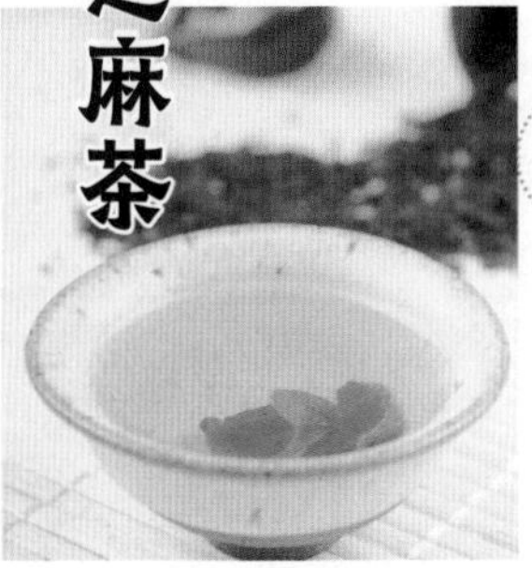

主要材料

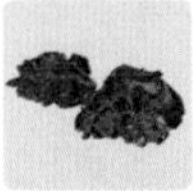

药材食材
黑木耳

黑木耳…60克
黑芝麻…15克

生姜…6克
蜂蜜…适量

做法用法

1. 将黑木耳、黑芝麻各分成两份，一份炒熟，一份生用，共研成细末。
2. 将细末用沸水冲泡15分钟后，加入适量蜂蜜。
3. 每日1~2剂，不拘时代茶饮。

茶疗功效

本茶中黑木耳滋润补血、降脂止血；黑芝麻补肝肾、益五脏。两药合用，既有滋补肝肾之力，又有润肠通便的功效。

025

第一章 茶疗祛疾

药茶材料配比

冲泡该药茶的主要材料，并严格按照现代医药学家及养生家研制时的配方比例调剂。

冲泡及饮用的方法

以最简单的冲泡方式，让您在最快的时间内学会该药茶的制作方法，并详细介绍每种药茶的最佳饮用方案。

【本章对应】

本章以脏腑经络的生理、病理为基础，分为止咳化痰茶、润肠消食茶、清热解毒茶、祛风除湿茶、固精正气茶、利尿消肿茶、解表祛暑茶、调理气血茶等八节。详细地介绍了每种药茶及其主要药材的功效、主治疾病、适宜人群等。

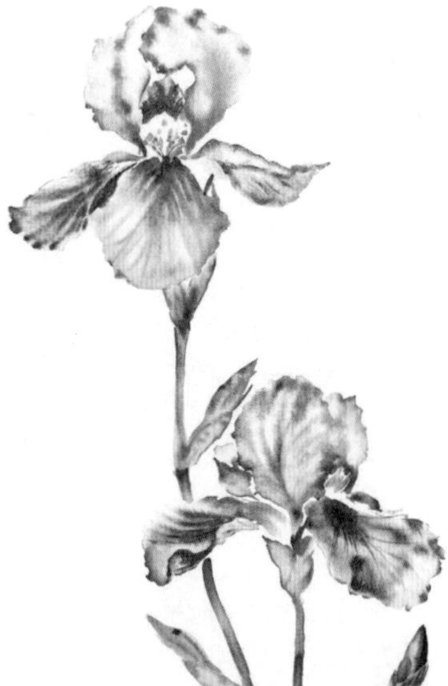

第一章 茶疗祛疾

上通天境，
下资人伦，
诸药为百病之药，
茶为万病之药。
茶亦可代药，
以茶祛疾，强身健体，
调和诸病，健康永驻。

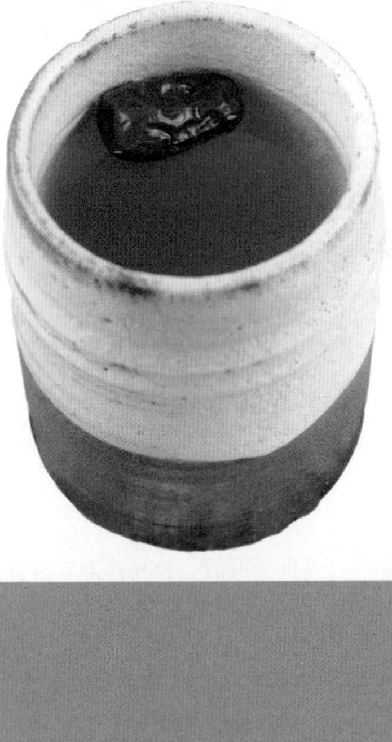

百部生姜茶

散寒宣肺 降逆止咳

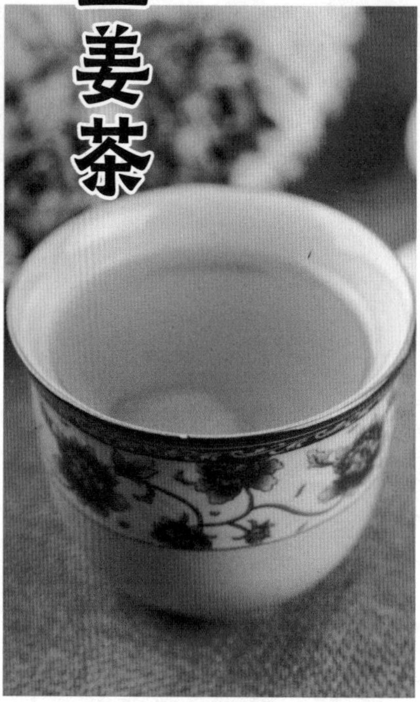

茶疗功效

本茶中百部有良好的止咳作用；生姜发散风寒、温肺和胃、止咳化痰。两药合用，共奏散寒宣肺、降逆止咳的功效。

饮用宜忌

本茶适宜患有风寒咳嗽、头痛、发热者饮用，且可作为百日咳初期的辅助治疗饮品。但痰湿壅盛者不宜饮用。

主要材料

A
百部…3克
生姜…3克

B
碧螺春…2克
蜂蜜…适量

做法用法

1. 将百部、生姜研成粗末。
2. 将药末置于杯中，加入碧螺春，用热水冲泡10分钟后，加入适量蜂蜜，即可饮用。
3. 每日3剂。

药材食材 1
百部

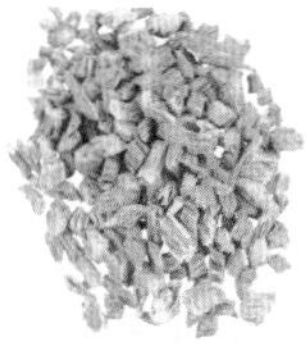

别名／百部草、婆妇草。
性味／性微温，味甘、苦。
功效／润肺止咳。
主治／新久咳嗽、肺痨咳嗽、百日咳。

药材食材 2
生姜

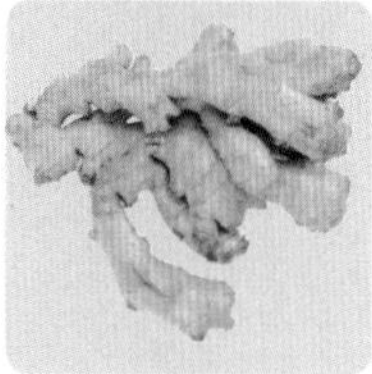

★ 别名
姜。
◆ 性味
性温，味辛。
▲ 功效
开胃止呕、化痰止咳、发汗解表、清热解毒。
● 主治
外感风寒、鼻子不通气、流清涕、腹痛。

药材食材 3
碧螺春

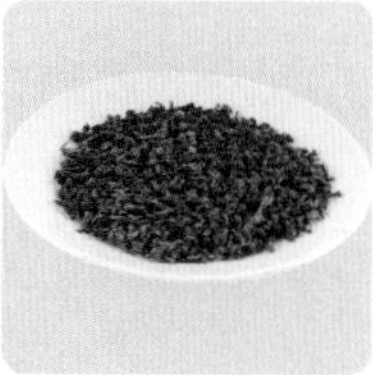

★ 别名
洞庭碧螺春。
◆ 性味
性寒，味苦。
▲ 功效
止渴生津、清热消暑、解毒消食、祛风解表。
● 主治
心血管疾病、失眠、便秘、心绞痛、腹痛。

药材食材 4
蜂蜜

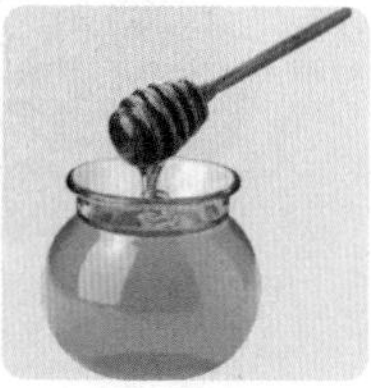

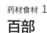

★ 别名
岩蜜、石蜜、石饴。
◆ 性味
性平，味甘。
▲ 功效
保护肝脏、补充体力、消除疲劳、抑菌杀菌。
● 主治
便秘、皮肤暗黄、失眠、贫血、神经系统疾病。

三分茶

润肺止咳
降气宽肠

茶疗功效

本茶具有润肺止咳、降气宽肠的功效。且此茶中荞麦性寒、味甘，有降低血脂的作用，搭配甘草、碧螺春、蜂蜜可起到润肺止咳的作用。

饮用宜忌

本茶适宜患有肺结核、肺炎、慢性支气管炎、慢性咽喉炎、咽喉肿痛者饮用。但脾虚腹泻者不宜饮用。

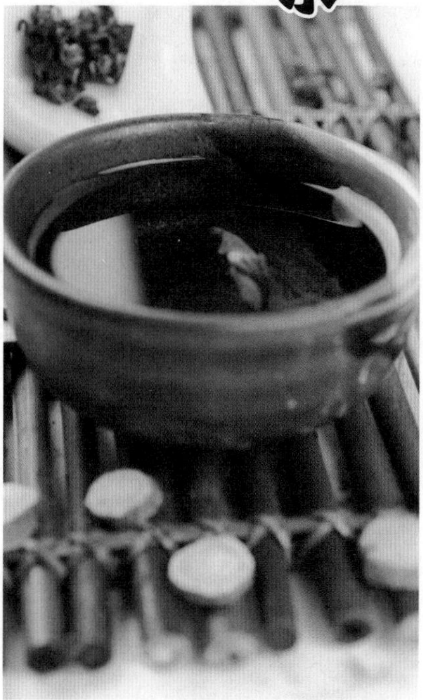

主要材料

A
- 荞麦面…150克
- 甘草…10克

B
- 蜂蜜…5克
- 碧螺春…2克

做法用法

1. 将碧螺春、甘草碾碎成细末，与荞麦面、蜂蜜调拌均匀。
2. 每次取20克，用沸水冲泡后，加适量蜂蜜，即可饮用。
3. 每日1~2剂，代茶饮之。

药材食材 1

荞麦面

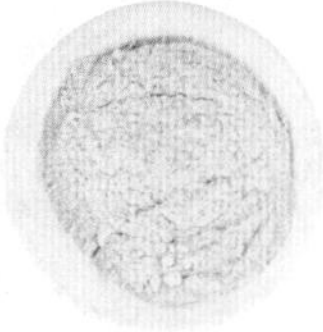

别名／冷荞麦面。

性味／性平，味甘。

功效／降气宽肠。

主治／高血压、高血脂。

药材食材 2

甘草

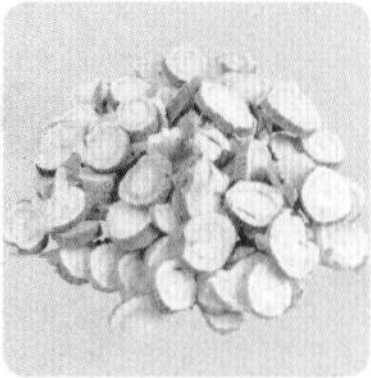

★ 别名

粉甘草、甘草梢、甜根子。

◆ 性味

性平，味甘。

▲ 功效

补脾益气、清热解毒、祛痰止咳、缓急止痛。

● 主治

脾胃虚弱、倦怠乏力、心悸气短、咳嗽痰多。

药材食材 3

碧螺春

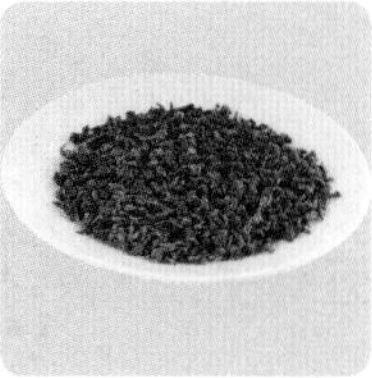

★ 别名

洞庭碧螺春。

◆ 性味

性寒，味苦。

▲ 功效

止渴生津、清热消暑、解毒消食、祛风解表。

● 主治

心血管疾病、失眠、便秘、心绞痛、腹痛。

药材食材 4

蜂蜜

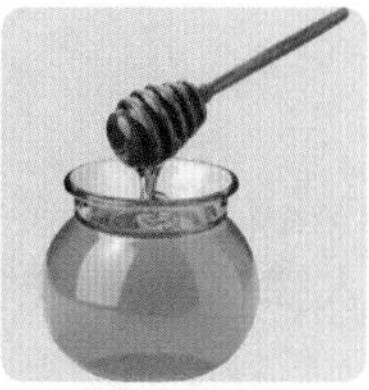

★ 别名

岩蜜、石蜜、石饴。

◆ 性味

性平，味甘。

▲ 功效

保护肝脏、补充体力、消除疲劳、抑菌杀菌。

● 主治

便秘、皮肤暗黄、失眠、贫血、神经系统疾病。

参味苏梗茶

补脾益肺 益气生津

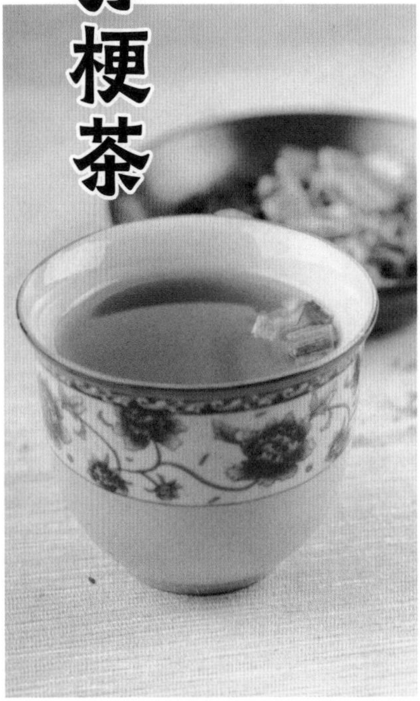

茶疗功效

本茶具有益气生津、补脾益肺的功效。茶中人参大补元气、补脾益肺；五味子益气生津、补肾固湿；苏梗理气解郁可疏利胸中气滞，使肺脾之气运行流畅。

饮用宜忌

本茶适宜患有老年慢性咳喘、气急、胸闷脘痞、舌苔薄白不腻者饮用。但肥胖体质、痰湿素盛者不宜饮用。

主要材料

A
人参…4克
五味子…4克
苏梗…3克

B
蜂蜜…适量

做法用法

1. 人参切成薄片，苏梗切碎，与五味子共置杯中。
2. 用沸水冲泡15分钟后，加入适量蜂蜜，即可饮用。
3. 每日1剂，不拘时代茶饮。

药材食材 1
苏梗

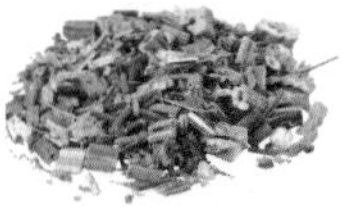

别名 / 紫苏梗。

性味 / 性温，味辛。

功效 / 理气宽中。

主治 / 胸膈痞闷、胃脘疼痛。

药材食材 2
人参

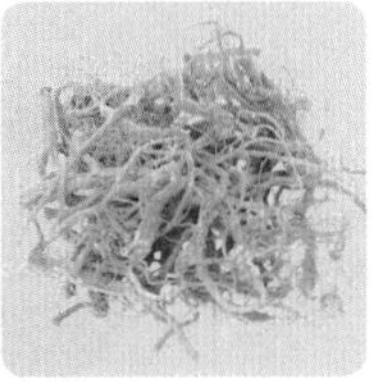

★ 别名
山参、园参、人衔。

◆ 性味
性平，味甘、微苦。

▲ 功效
大补元气、复脉固脱、补脾益肺、生津止渴。

● 主治
劳伤虚损、食少、倦怠、反胃吐食、大便滑泄。

药材食材 3
五味子

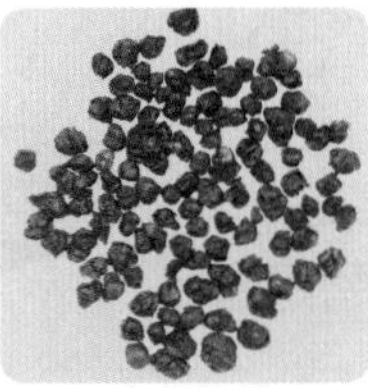

★ 别名
山花椒、秤砣子、面藤。

◆ 性味
性温，味酸、甘。

▲ 功效
收敛固涩、益气生津、补肾健脾、安心宁神。

● 主治
久嗽虚喘、遗尿尿频、久泻不止、自汗、盗汗。

药材食材 4
蜂蜜

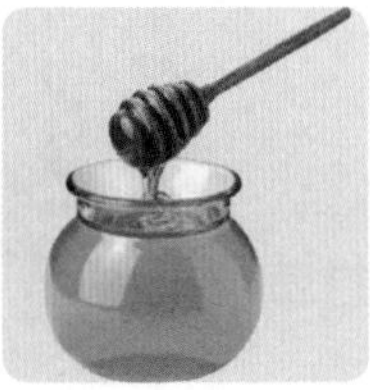

★ 别名
岩蜜、石蜜、石饴。

◆ 性味
性平，味甘。

▲ 功效
保护肝脏、补充体力、消除疲劳、抑菌杀菌。

● 主治
便秘、皮肤暗黄、失眠、贫血、神经系统疾病。

百药煎茶

散寒宣肺 降逆止咳

主要材料

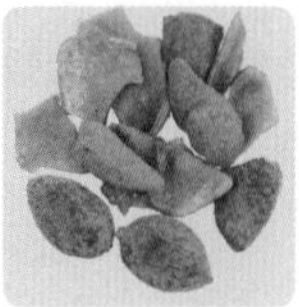
药材食材
五倍子

A 五倍子…10克
绿茶…6克

B 生姜…6克
蜂蜜…适量

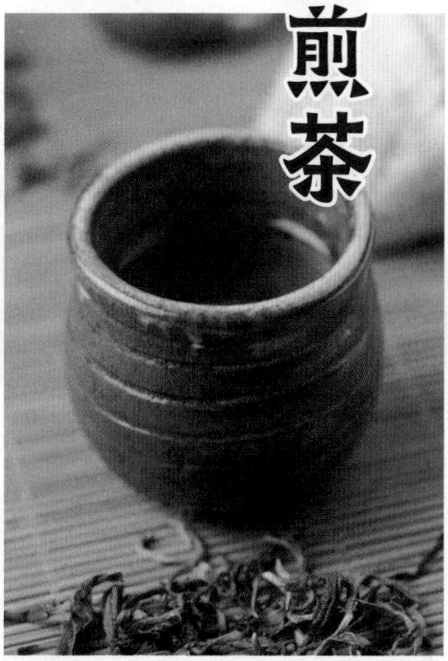

做法用法

1. 将五倍子研成细末；将生姜切丝。
2. 将药末、生姜丝与绿茶一同放入杯中，用沸水冲泡10分钟后，加入适量的蜂蜜，即可饮用。
3. 每日1剂。

茶疗功效

茶中五倍子敛肺降火、化痰饮、止咳嗽。生姜解表散寒、温肺止咳，共奏散寒宣肺、降逆止咳的功效。

冬瓜蜜茶

利水消痰 止咳润燥

主要材料

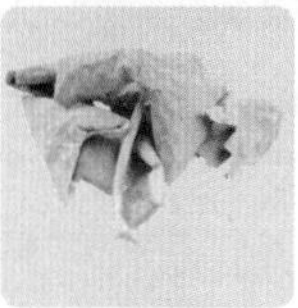
药材食材
冬瓜皮

A 冬瓜皮…15克
甘草…5克

B 枸杞子…2克
蜂蜜…适量

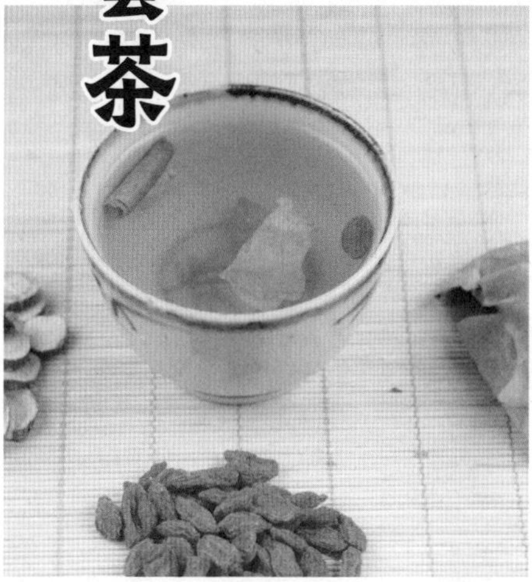

做法用法

1. 取经霜的冬瓜皮洗净，切细，置于杯中。
2. 用沸水冲泡15分钟后，去渣取汁，加入蜂蜜和枸杞子，即可饮用。
3. 每日1剂，分次代茶饮。

茶疗功效

本茶具有利水消痰、止咳润燥的功效。茶中冬瓜皮有利水、消肿、消痰的作用，甘草祛痰止咳，枸杞子滋补肝肾以润燥。

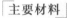

千金苇茎茶

清肺化痰
消食宽膈

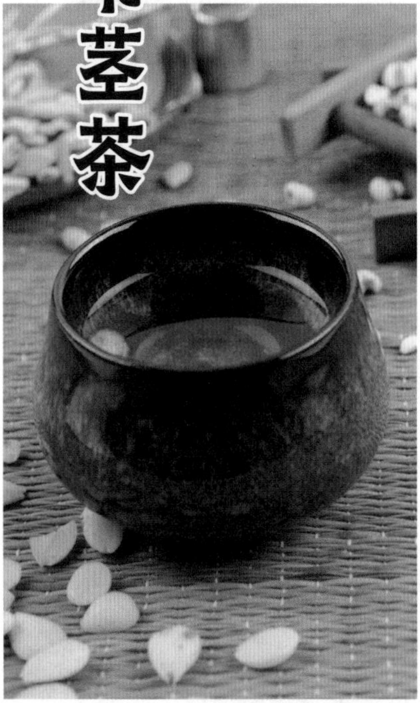

茶疗功效

本茶具有清肺化痰、消食宽膈的功效。茶中芦根能清肺化痰；冬瓜仁清热、开胃醒脾；薏仁清热利湿；桃仁活血祛瘀。

饮用宜忌

本茶适宜患有慢阻肺及气管炎，痰多黏稠，不易咯出者饮用。但肺寒咳嗽、痰白质稀者不宜饮用。

主要材料

A
- 芦根…30克
- 薏仁…20克
- 冬瓜仁…20克

B
- 桃仁…6克
- 蜂蜜…适量

做法用法

1. 将薏仁、冬瓜仁、桃仁捣成粗末，用纱布包好，放入杯中。
2. 芦根洗净，去节，切碎，用清水煎30分钟，取清汁。
3. 用芦根汁冲泡药末，盖闷15分钟后，加入适量蜂蜜，即可饮用。
4. 每日1剂，不拘时代茶饮。

药材食材 1

芦根

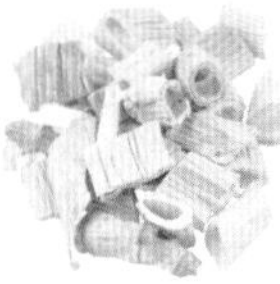

别名 / 苇根、芦头。

性味 / 性寒，味甘，无毒。

功效 / 清肺解毒、平喘止咳、消肿排脓。

主治 / 肺痈吐脓、肺热咳嗽、浮肿。

药材食材 2

冬瓜仁

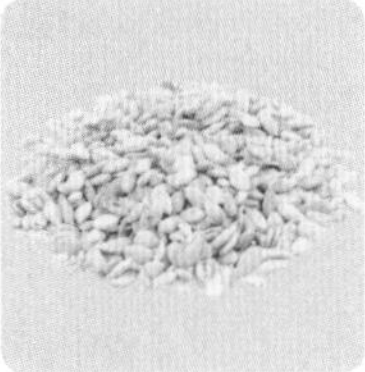

★ 别名

白瓜子、瓜子、瓜瓣。

◆ 性味

性凉，味甘。

▲ 功效

清肺化痰、消痈排脓、开胃醒脾、抗炎消肿。

● 主治

痰热咳嗽、浮肿、白浊带下、肠胃不适。

药材食材 3

桃仁

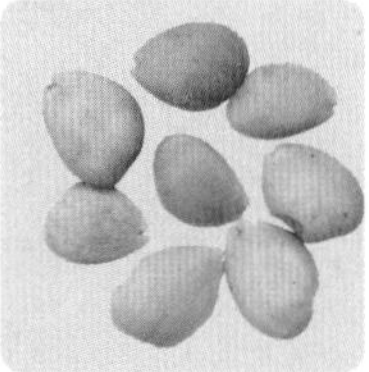

★ 别名

毛桃仁、扁桃仁、大桃仁。

◆ 性味

性平，味苦、甘。

▲ 功效

活血祛瘀、润肠通便、止咳平喘、调节血脂。

● 主治

经闭痛经、癥瘕痞块、跌仆损伤、肠燥便秘。

药材食材 4

薏仁

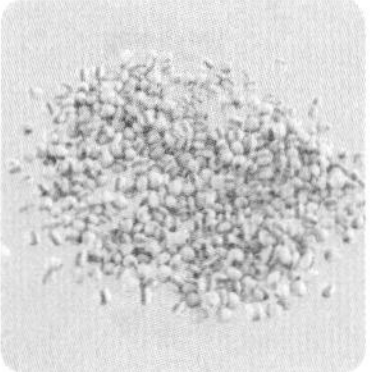

★ 别名

薏苡仁、苡仁。

◆ 性味

性凉，味甘、淡。

▲ 功效

健脾渗湿。

● 主治

水肿、脚气、小便不利。

六安煎茶

健脾化痰
降气止咳

主要材料

药材食材
白芥子

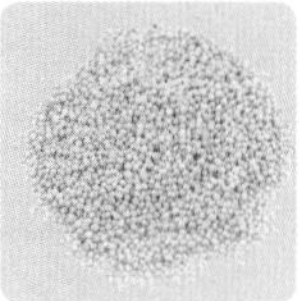

A
茯苓…6克
杏仁…6克
陈皮…4克
白芥子…3克

B
甘草…3克
生姜…3片

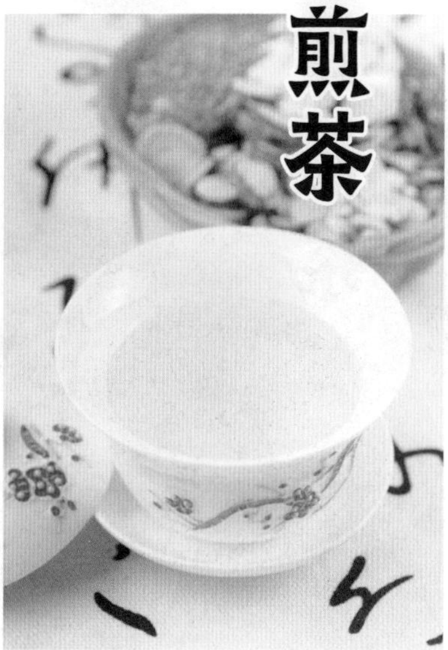

做法用法

1.将茯苓、杏仁、甘草、白芥子、陈皮研成粗末。
2.将生姜切丝，与药末一同放入杯中，用沸水冲泡10分钟，即可饮用。
3. 每日1剂。

茶疗功效

本茶具有健脾化痰、降气止咳的功效，茶中茯苓健脾化痰，杏仁宣肺止咳，陈皮理气化痰，白芥子温肺化痰，对于寒痰咳嗽、痰气滞逆、痰质清稀等症有辅助治疗作用。

杏仁蜜茶

宣降肺气
止咳平喘

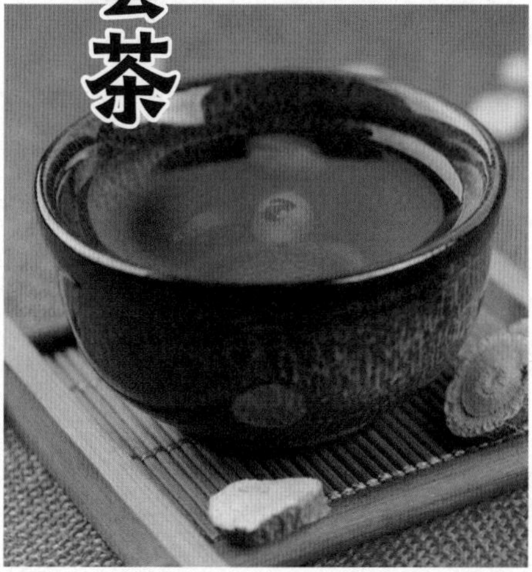

主要材料

药材食材
甘草

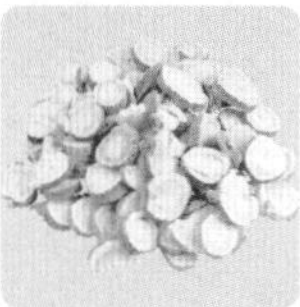

A
杏仁…9克
甘草…5克
柠檬…2片

B
蜂蜜…适量
绿茶…适量

做法用法

1. 将杏仁、甘草捣碎，放入杯中，再加入柠檬、绿茶。
2. 用沸水冲泡15分钟后，加入蜂蜜，即可饮用。
3. 每日1剂，次数不限。

茶疗功效

本茶清香浓郁、甘甜爽口，具有宣降肺气、止咳平喘的功效，茶中杏仁宣肺化痰，甘草清热止咳，柠檬化痰止咳，蜂蜜保护肝脏、消除疲劳，对于慢性支气管炎有辅助治疗作用。

玄麦甘桔茶

润肺化痰 利咽止咳

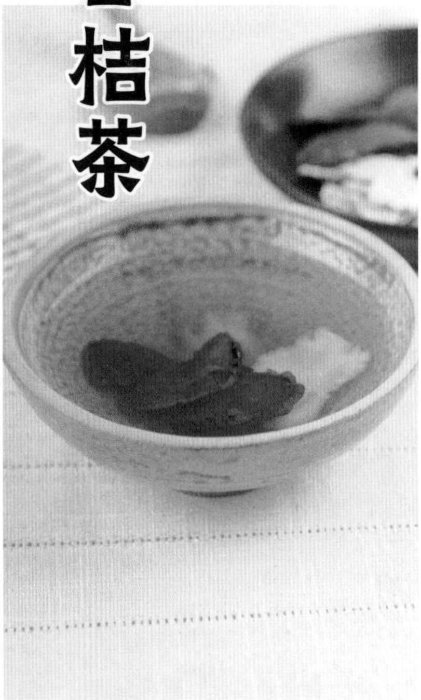

茶疗功效

本茶中玄参滋阴降火、利咽通便；麦门冬润肺益胃、清心除烦；桔梗能宣肺止咳、化痰利咽；甘草止咳化痰。共奏润肺化痰、利咽止咳的功效。

饮用宜忌

本茶适宜患有痰少而黏、盗汗、口渴咽干者饮用。但患有痰多色白、感冒咳嗽者不宜饮用。

主要材料

A
- 玄参…5克
- 麦门冬…5克
- 桔梗…3克

B
- 甘草…2克
- 蜂蜜…适量

做法用法

1. 将玄参、麦门冬、桔梗、甘草研成粗末。
2. 将药末放入杯中，用沸水冲泡10分钟后，加入适量蜂蜜，即可饮用。
3. 每日2剂。

药材食材 1

玄参

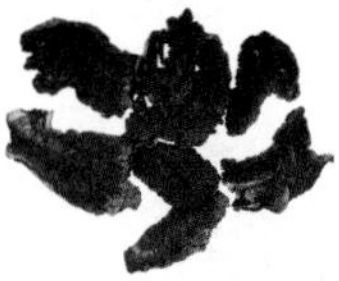

别名／元参、黑参。

性味／性微寒，味甘、苦。

功效／清热凉血。

主治／心烦、口渴、津伤便秘。

药材食材 2

麦门冬

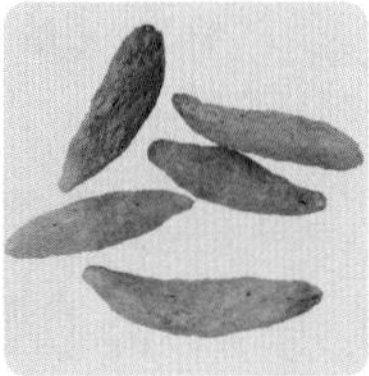

★ 别名

麦冬、不死药。

◆ 性味

性寒，味甘、微苦。

▲ 功效

滋阴润肺、益胃生津、清心除烦、止咳止渴。

● 主治

肺燥干咳、阴虚劳嗽、心烦失眠、津伤口渴。

药材食材 3

桔梗

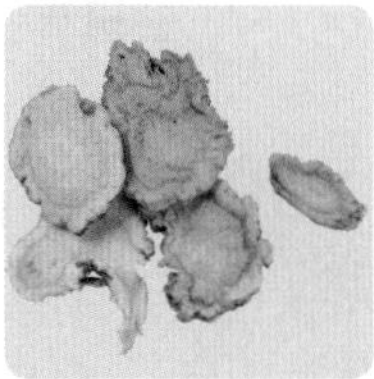

★ 别名

包袱花、铃铛花、僧帽花。

◆ 性味

性微温，味苦、辛。

▲ 功效

宣肺利咽、止咳祛痰、调和五脏。

● 主治

咳嗽痰多、咽喉肿痛、肺痈吐脓、胸满胁痛。

药材食材 4

甘草

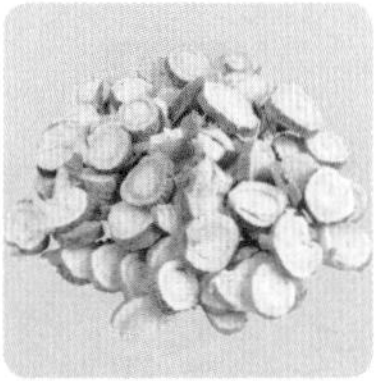

★ 别名

粉甘草、甘草梢、甜根子。

◆ 性味

性平，味甘。

▲ 功效

补脾益气、清热解毒、祛痰止咳、缓急止痛。

● 主治

脾胃虚弱、倦怠乏力、心悸气短、咳嗽痰多。

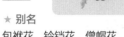

桔梗茶

宣肺利咽 化痰止咳

主要材料

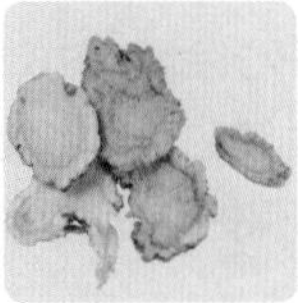

药材食材
桔梗

A
桔梗…10克
甘草…10克

B
枸杞子…5克
蜂蜜…适量

做法用法

1. 将桔梗、甘草研成粗末。
2. 将药末和枸杞子放入杯中，用热水冲泡10分钟后，加入适量蜂蜜，即可饮用。
3. 每日2剂。

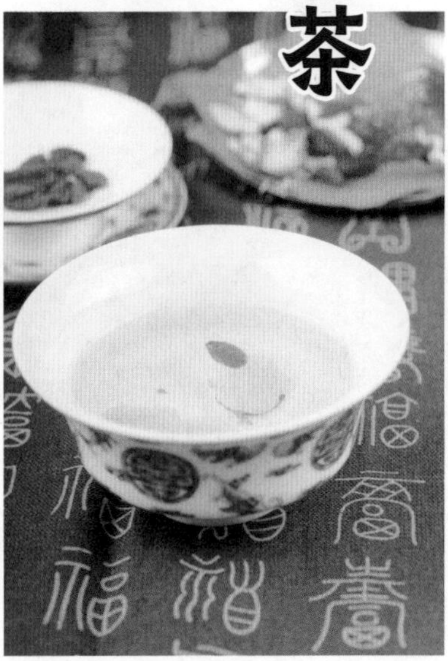

茶疗功效

本茶中桔梗宣肺、利咽、祛痰、止咳，甘草止咳化痰。共奏宣肺利咽、化痰止咳的功效。

款冬花茶

润肺下气 止咳化痰

主要材料

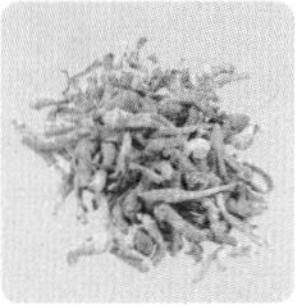

药材食材
款冬花

A
款冬花…9克
甘草…5克

B
枸杞子…5克
蜂蜜…适量

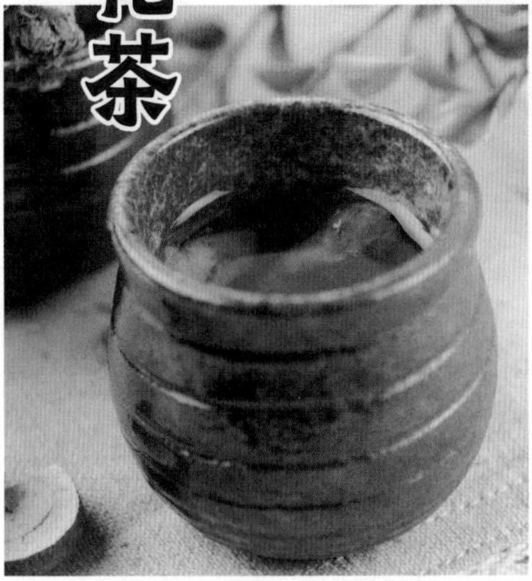

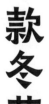

做法用法

1. 将款冬花、甘草放入瓶中，以沸水冲泡10分钟。
2. 去渣取汁后，加入适量蜂蜜及枸杞子，即可饮用。
3. 代茶饮用，1日内分数次饮完。

茶疗功效

本茶具有润肺下气、止咳化痰的功效。款冬花润肺下气、甘草止咳化痰、清热和中，枸杞子养肝润肺、蜂蜜保护肝脏、消除疲劳。

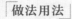

竹沥茶

清热化痰 宁心除烦

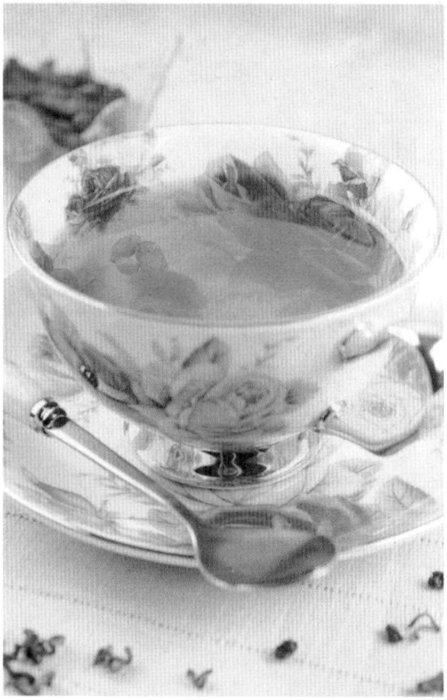

茶疗功效

本茶具有清热化痰、宁心除烦的功效。茶中竹沥清热化痰，碧螺春清热生津、解毒消食、祛风解表，枸杞子养肝润肺，蜂蜜保护肝脏、消除疲劳。

饮用宜忌

本茶适合患有咳嗽喘促、舌苔黄腻者饮用。大便溏泄、寒性咳嗽者不宜饮用。

主要材料

A
竹沥…10克
碧螺春…5克

B
枸杞子…3克
蜂蜜…适量

做法用法

1. 取鲜竹竿中部用火烤，流出液汁即为竹沥。
2. 将竹沥、碧螺春、枸杞子一同置于杯中，用温水冲泡10分钟后，加入适量蜂蜜，即可饮用。
3. 每日2剂，不拘时代茶饮。

药材食材 1

竹沥

别名 / 竹汁、竹油。

性味 / 性凉，味甘、淡。

功效 / 清热滑痰。

主治 / 中风痰迷、惊风、破伤风。

药材食材 2

碧螺春

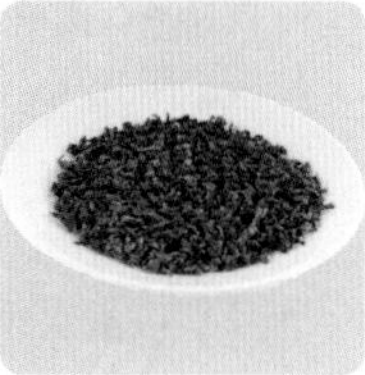

★ 别名

洞庭碧螺春。

◆ 性味

性寒，味苦。

▲ 功效

止渴生津、清热消暑、解毒消食、祛风解表。

● 主治

心血管疾病、失眠、便秘、心绞痛、腹痛。

药材食材 3

枸杞子

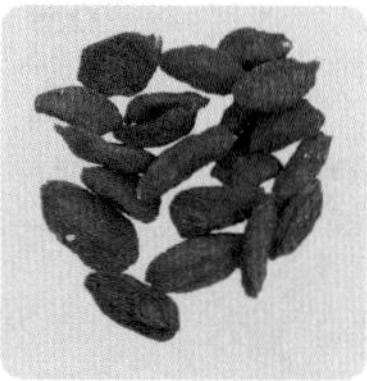

★ 别名

枸杞、苟起子、枸杞红实。

◆ 性味

性平，味甘。

▲ 功效

养肝润肺、滋补肝肾、益精明目、强身健体。

● 主治

虚劳精亏、腰膝酸痛、眩晕耳鸣、目昏不明、虚劳咳嗽。

药材食材 4

蜂蜜

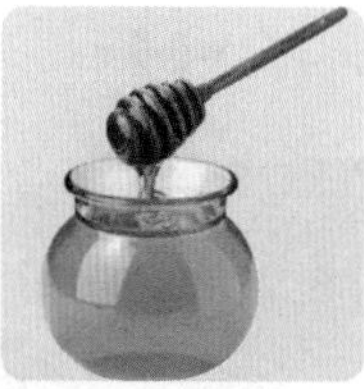

★ 别名

岩蜜、石蜜、石饴。

◆ 性味

性平，味甘。

▲ 功效

保护肝脏、补充体力、消除疲劳、抑菌杀菌。

● 主治

便秘、皮肤暗黄、失眠、贫血、神经系统疾病。

丝瓜花蜜茶

清肺化痰 降气止咳

茶疗功效

本茶具有清肺化痰、降气止咳的功效。丝瓜花清热止咳、降气化痰；甘草清热解毒、化痰止咳；枸杞子养肝润肺、滋补肝肾。

饮用宜忌

本茶适宜患有肺热喘咳、口干者饮用。但肺寒咳嗽、痰多清稀、大便溏泄、脾虚者不宜饮用。

丝瓜花捣汁可外用，可辅助治疗红肿热毒疮、痔疮、外伤出血等症。

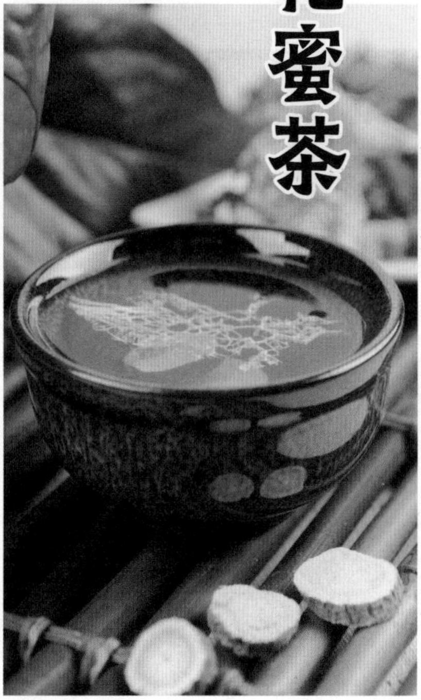

主要材料

A 丝瓜花…20克 枸杞子…5克

B 蜂蜜…3克 甘草…3克

做法用法

1. 将丝瓜花洗净后，与枸杞子、甘草一起放入杯中。
2. 用沸水冲泡15分钟后，加适量蜂蜜，即可饮用。
3. 每日1~2剂，分2次饮用。

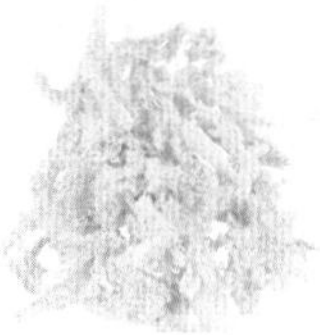

药材食材 1

丝瓜花

别名／菜瓜花。

性味／性寒，味甘、苦。

功效／清热止咳。

主治／肺热咳嗽、咽痛、鼻窦炎、痔疮。

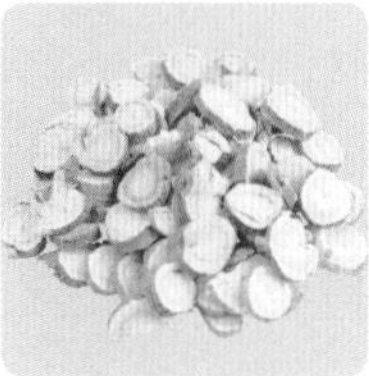

药材食材 2

甘草

★ 别名

粉甘草、甘草梢、甜根子。

◆ 性味

性平，味甘。

▲ 功效

补脾益气、清热解毒、祛痰止咳、缓急止痛。

● 主治

脾胃虚弱、倦怠乏力、心悸气短、咳嗽痰多。

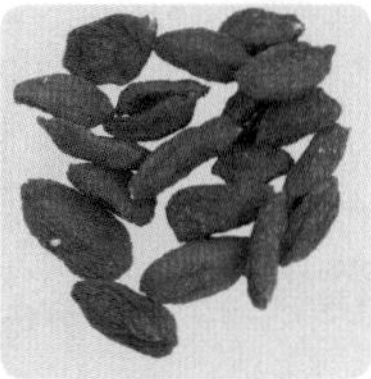

药材食材 3

枸杞子

★ 别名

枸杞、苟起子、枸杞红实。

◆ 性味

性平，味甘。

▲ 功效

养肝润肺、滋补肝肾、益精明目、强身健体。

● 主治

虚劳精亏、腰膝酸痛、眩晕耳鸣、目昏不明、虚劳咳嗽。

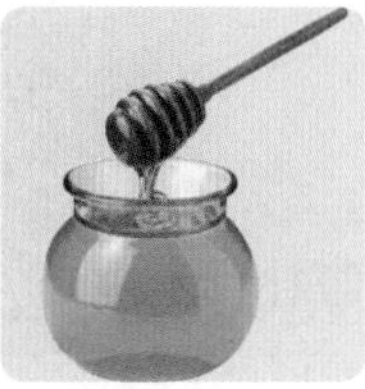

药材食材 4

蜂蜜

★ 别名

岩蜜、石蜜、石饴。

◆ 性味

性平，味甘。

▲ 功效

保护肝脏、补充体力、消除疲劳、抑菌杀菌。

● 主治

便秘、皮肤暗黄、失眠、贫血、神经系统疾病。

调胃茶

理气消滞 健脾和胃

茶疗功效

本茶具有理气消滞、健脾和胃的功效。茶中陈皮有开胃健脾的功效；厚朴行气消积、降气除满；藿香和胃解郁、祛除湿邪。

饮用宜忌

本茶适宜患有脾胃失健、肠胃不和、食欲不振者饮用。但阴血亏虚、五心烦热、口干者不宜饮用。

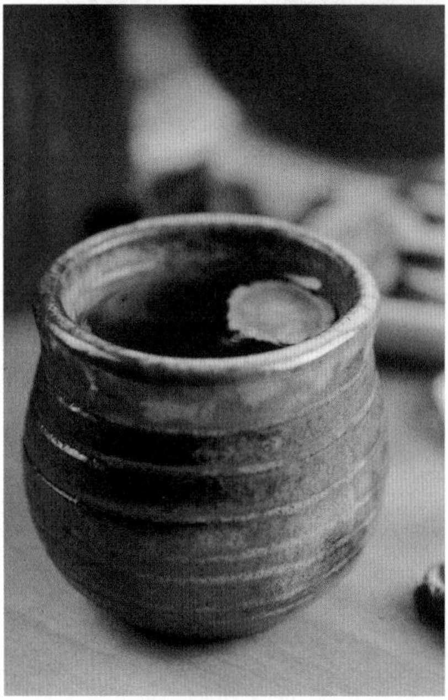

主要材料

A
- 陈皮…3克
- 厚朴…3克
- 藿香…3克

B
- 甘草…2克
- 生姜…适量

做法用法

1. 将陈皮、厚朴、藿香、甘草研成粗末。
2. 将生姜切丝，与上述药末一同放入杯中，用沸水冲泡15分钟后，即可饮用。
3. 每日1剂。

药材食材 1

陈皮

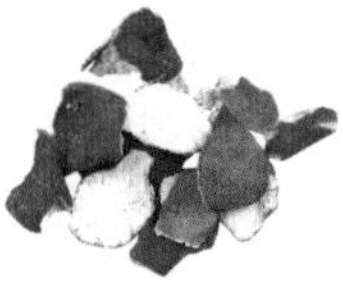

别名 / 橘皮、贵老。

性味 / 性温，味辛、苦。

功效 / 理气健脾。

主治 / 治疗脾胃气滞、腹痛。

药材食材 2

厚朴

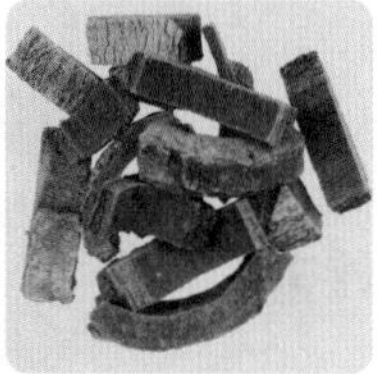

★ 别名

厚皮、重皮、赤朴。

◆ 性味

性温，味苦、辛。

▲ 功效

行气消积、燥湿除满、降逆平喘、止泻止吐。

● 主治

治疗食积气滞、腹胀便秘、脾胃不合、脘痞吐泻。

药材食材 3

藿香

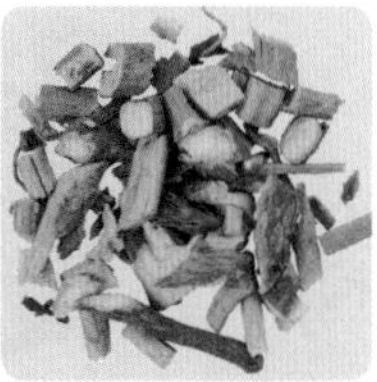

★ 别名

兜娄婆香。

◆ 性味

性温，味辛。

▲ 功效

止呕消暖、止泻、发汗解表、清暑解郁。

● 主治

湿阻脾胃、湿温初起、恶寒发热。

药材食材 4

甘草

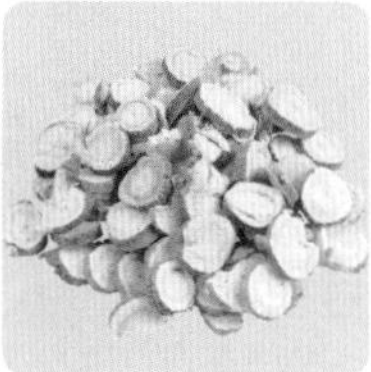

★ 别名

粉甘草、甘草梢、甜根子。

◆ 性味

性平，味甘。

▲ 功效

补脾益气、清热解毒、祛痰止咳、缓急止痛。

● 主治

脾胃虚弱、倦怠乏力、心悸气短、咳嗽痰多。

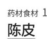

消食茶

消食化积 理气和胃

茶疗功效

本茶具有消食化积、理气和胃的功效。茶中的山楂消积、化滞、行瘀；陈皮、莱菔子理气和胃、醒脾消食；茯苓健脾化湿。

饮用宜忌

本茶适宜大便不畅、食欲不振、舌苔厚腻者饮用。但大病后体质虚弱、舌淡苔净者不宜饮用。

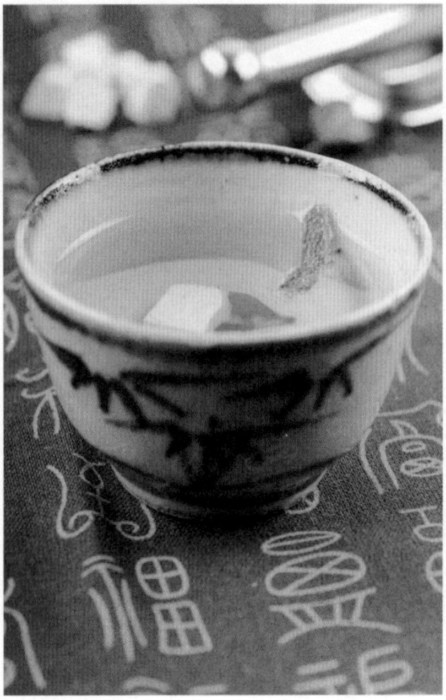

主要材料

A
- 山楂…20克
- 陈皮…10克
- 茯苓…10克

B
- 莱菔子…6克
- 蜂蜜…适量

做法用法

1. 将山楂用小火炒至淡黄色，备用。
2. 陈皮切丝，茯苓、莱菔子研为细末；药末、陈皮丝、山楂一同放入杯中，用沸水冲泡10分钟后，加入适量蜂蜜，即可饮用。
3. 每日1剂，连续5~7天。

药材食材 1

山楂

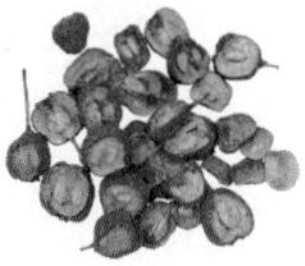

别名／山里果、山里红。

性味／性微温，味酸、甘。

功效／开胃消食。

主治／腹胀痞满、肉食滞积、肠风下血。

药材食材 2

陈皮

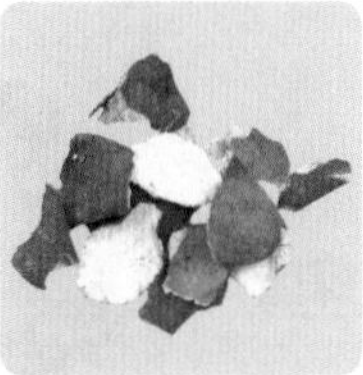

★ 别名

橘皮、贵老。

◆ 性味

性温，味辛、苦。

▲ 功效

理气健脾、燥湿化痰、和胃健脾、润肠通便。

● 主治

治疗脾胃气滞、腹部胀满及疼痛、消化不良。

药材食材 3

茯苓

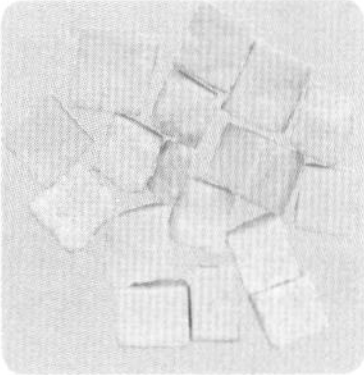

★ 别名

云苓、松苓、茯灵。

◆ 性味

性平，味甘。

▲ 功效

渗湿利水、健脾和胃、宁心安神、止咳化痰。

● 主治

小便不利、水肿胀满、痰饮咳嗽、健忘。

药材食材 4

莱菔子

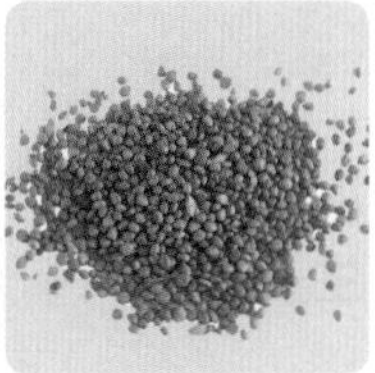

★ 别名

萝卜子、萝白子、菜头子。

◆ 性味

性平，味辛、甘。

▲ 功效

消食除胀、降气化痰、清热滑肠、润肠通便。

● 主治

食欲不振、脘腹胀痛、大便秘结、积滞泻痢。

黄梅茶

健脾理气 和胃消食

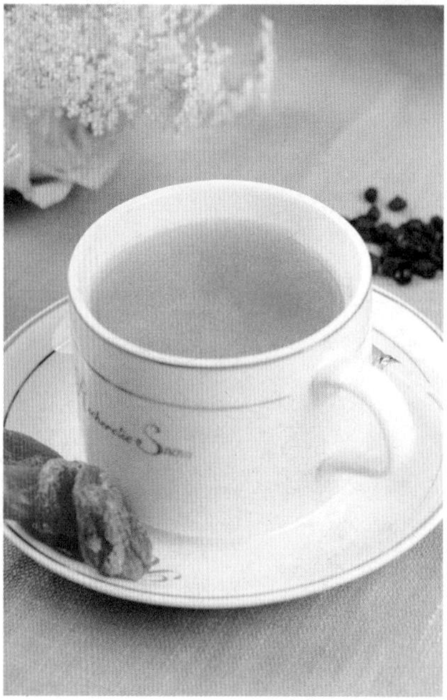

茶疗功效

本茶具有健脾理气、和胃消食的功效。茶中黄梅是乌梅成熟的果实，有消食和胃的功效；紫苏子理气化痰、润肠通便；生姜开胃止呕，化痰消食。

饮用宜忌

本茶适宜患有脾胃受寒、食欲不振、食积不消、嗳气频发者饮用，也可作为夏季消暑解热的饮品。但经常泛吐、胃酸者不宜饮用。

主要材料

A 黄梅…30克
紫苏子…6克

B 生姜…5克
蜂蜜…适量

做法用法

1. 将黄梅蒸熟去掉核，加入生姜末搅拌均匀。
2. 将调制好的黄梅肉与紫苏子一起放入杯中，用热水冲泡10分钟后，加入适量蜂蜜，即可饮用。
3. 每日1~2剂。

药材食材 1

黄梅

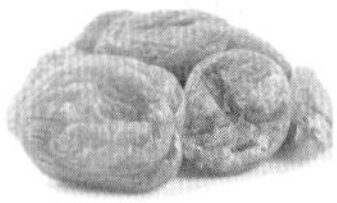

别名／酸梅、黄仔。

性味／性平，味酸、涩。

功效／敛肺涩肠。

主治／肺虚久咳、虚热烦渴。

药材食材 2

生姜

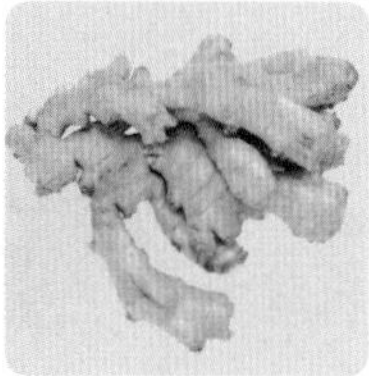

★ 别名

姜。

◆ 性味

性温，味辛。

▲ 功效

开胃止呕、化痰止咳、发汗解表、清热解毒。

● 主治

外感风寒、鼻子不通气、流清涕、腹痛。

药材食材 3

紫苏子

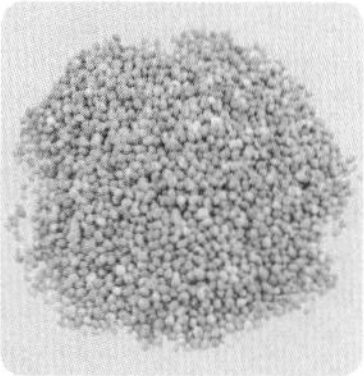

★ 别名

苏子、黑苏子。

◆ 性味

性温，味辛。

▲ 功效

降气消痰、平喘润肠、润肠通便。

● 主治

咳嗽气喘、风寒感冒、胎动不安、鱼蟹中毒。

药材食材 4

蜂蜜

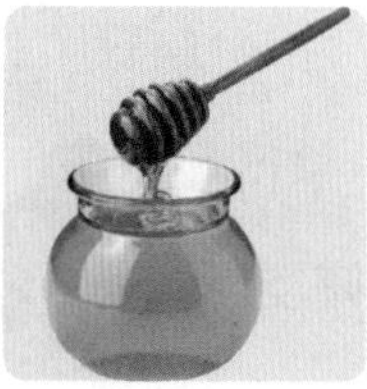

★ 别名

岩蜜、石蜜、石饴。

◆ 性味

性平，味甘。

▲ 功效

保护肝脏、补充体力、消除疲劳、抑菌杀菌。

● 主治

便秘、皮肤暗黄、失眠、贫血、神经系统疾病。

姜汁牛乳茶

补益气血 润肤通肠

主要材料

药材食材 **韭菜**

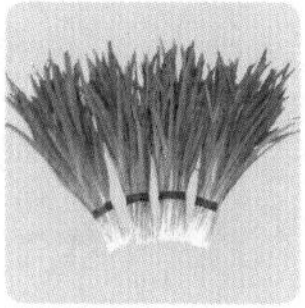

A 韭菜…50克
生姜…10克

B 牛奶…适量
蜂蜜…适量

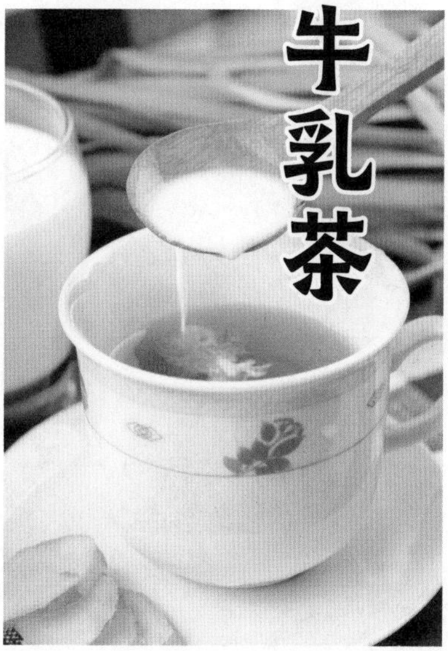

做法用法

1. 将生姜洗净，捣碎，压取汁；将韭菜洗净，切碎，加少量水挤压取汁。
2. 将姜汁、韭菜汁冲入牛奶中，煮沸后，加适量蜂蜜，即可饮用。
3. 每日2剂，早、晚空腹温服。

茶疗功效

本茶具有补益气血、润肤通肠的功效。茶中牛奶补虚损、益肺暖胃、生津润肠；牛奶加入生姜汁、韭菜汁，可起到补益气血、润肤通便的作用。

木耳芝麻茶

滋补肝肾 润肠通便

主要材料

药材食材 **黑木耳**

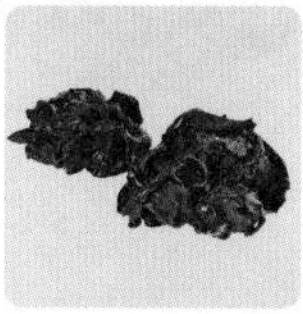

A 黑木耳…60克
黑芝麻…15克

B 生姜…6克
蜂蜜…适量

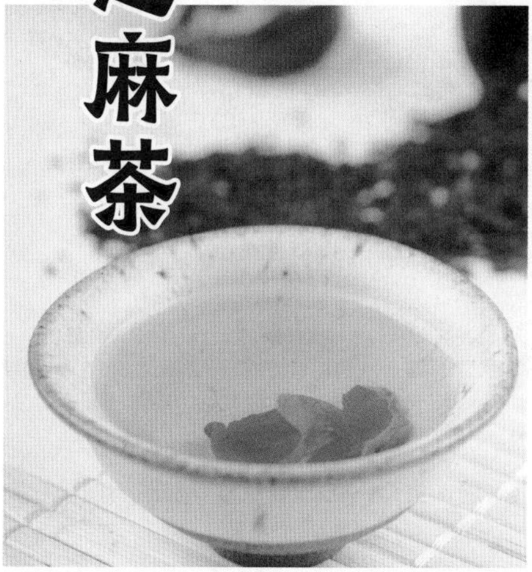

做法用法

1. 将黑木耳、黑芝麻各分成两份，一份炒熟，一份生用，共研成细末。
2. 将细末用沸水冲泡15分钟后，加入适量蜂蜜。
3. 每日1~2剂，不拘时代茶饮。

茶疗功效

本茶中黑木耳滋润补血、降脂止血；黑芝麻补肝肾、益五脏。两药合用，既有滋补肝肾之力，又有润肠通便的功效。

四陈茶

化痰和胃 理气消滞

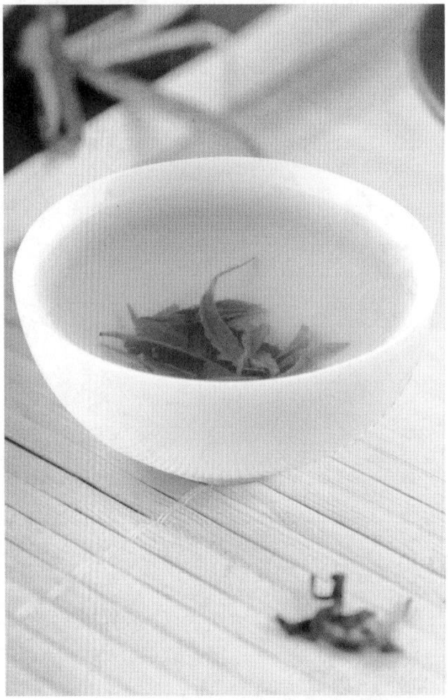

茶疗功效

本茶具有化痰和胃、理气消滞的功效。茶中橘红理气和胃、燥湿化痰；香橼、枳壳能理气、行痰、消积；碧螺春止渴生津、清热消暑。

饮用宜忌

本茶适宜患有慢性胃肠炎、胸闷心烦、消化不良者饮用。但脾胃虚弱、气虚者及孕妇不宜饮用。

主要材料

A
- 橘红…10克
- 香橼…10克
- 枳壳…10克

B
- 碧螺春…6克
- 蜂蜜…适量

做法用法

1. 将橘红、香橼、枳壳研成细末，备用。
2. 将药末与碧螺春置于杯中，用沸水冲泡30分钟后，加入适量蜂蜜，即可饮用。
3. 每日2剂，不拘时代茶饮。

药材食材 1
橘红

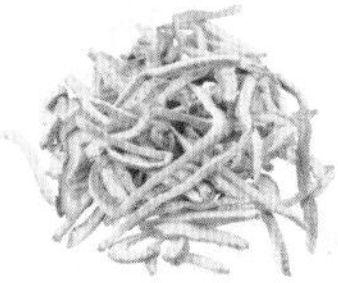

别名 / 化州桔红、橘皮。

性味 / 性温，味辛、苦。

功效 / 理气化痰。

主治 / 风寒咳嗽、喉痒痰多、食积伤酒。

药材食材 2
香橼

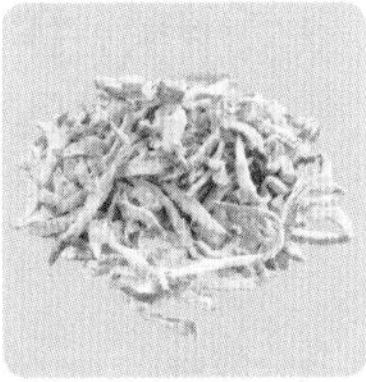

★ 别名

枸橼、香圆。

◆ 性味

性温，味辛、苦、酸。

▲ 功效

理上焦之气、止呕止咳、健脾和胃。

● 主治

胸胁胀痛、咳嗽痰多、脘腹痞痛、食滞呕逆、水肿脚气。

药材食材 3
枳壳

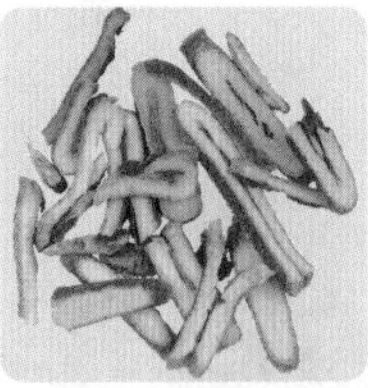

★ 别名

枳实。

◆ 性味

性微寒，味酸。

▲ 功效

理气宽中、行滞消胀、湿热泻痢、止咳平喘。

● 主治

治疗胸胁气滞、胀满疼痛、食积不化。

药材食材 4
碧螺春

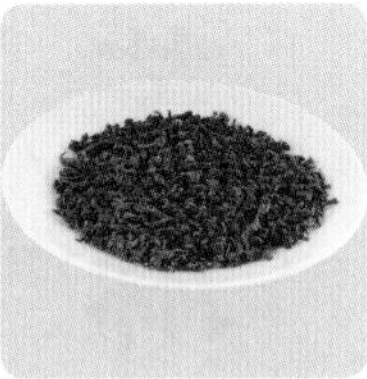

★ 别名

洞庭碧螺春。

◆ 性味

性寒，味苦。

▲ 功效

止渴生津、清热消暑、解毒消食、祛风解表。

● 主治

心血管疾病、失眠、便秘、心绞痛、腹痛。

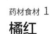

豆蔻藿香茶

开胃和中
行气消滞

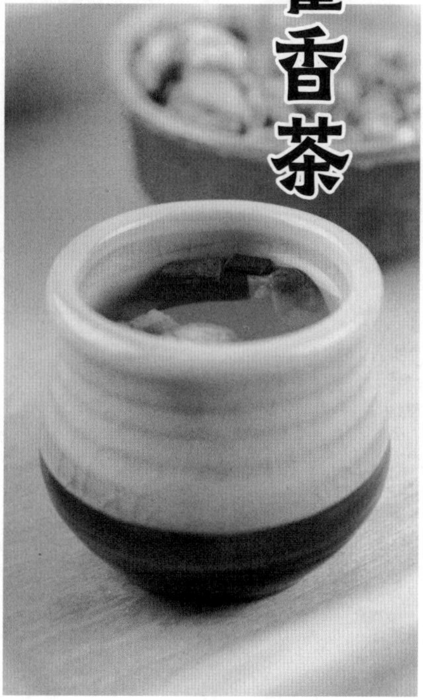

茶疗功效

本茶中白豆蔻芳香健胃；藿香化湿和中；陈皮开胃健脾、理气化痰；生姜开胃化痰。共奏开胃和中、行气消滞的功效。

饮用宜忌

本茶适宜有气滞、消化不良、胸闷腹胀、打嗝反胃、大便不畅等症者饮用。但胃火旺盛，口干唇燥、舌红少苔者忌用。

主要材料

A
白豆蔻…6克
藿香…10克
陈皮…10克

B
生姜…2片
蜂蜜…适量

做法用法

1. 将白豆蔻、藿香、陈皮研成粗末。
2. 将生姜切丝，与上述药末一同放入杯中，用沸水冲泡15分钟后，加适量蜂蜜，即可饮用。
3. 每日1剂，不拘时代茶饮。

药材食材 1
白豆蔻

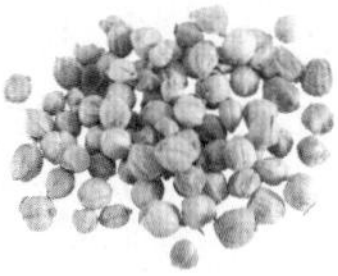

别名 / 多骨、壳蔻。
性味 / 性温，味辛。
功效 / 化湿行气。
主治 / 气滞、食滞、胸闷、腹胀。

药材食材 2
藿香

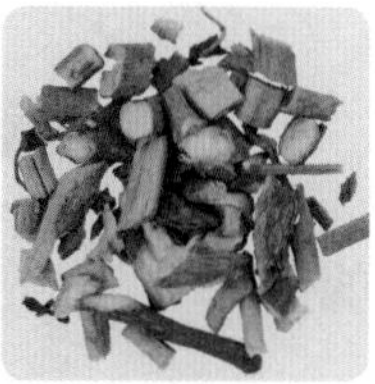

★ 别名
兜娄婆香。

◆ 性味
性温，味辛。

▲ 功效
止呕消暖、止泻、发汗解表、清暑解郁。

● 主治
湿阻脾胃、脘腹胀满、湿温初起、发热恶寒。

药材食材 3
陈皮

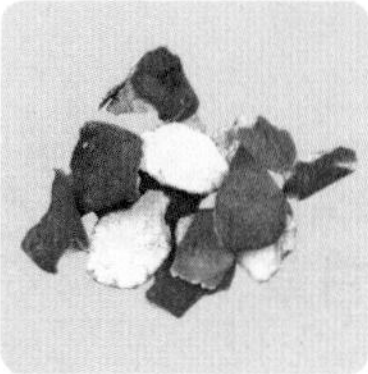

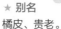

★ 别名
橘皮、贵老。

◆ 性味
性温，味辛、苦。

▲ 功效
理气健脾、燥湿化痰、和胃健脾、润肠通便。

● 主治
治疗脾胃不和、腹痛、消化不良、健忘。

药材食材 4
生姜

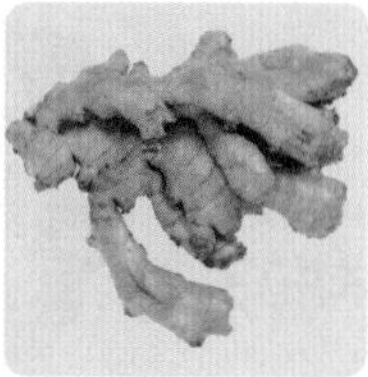

★ 别名
姜。

◆ 性味
性温，味辛。

▲ 功效
开胃止呕、化痰止咳、发汗解表、清热解毒。

● 主治
外感风寒、鼻子不通气、流清涕、腹痛。

山楂茶

消食化积
活血化瘀

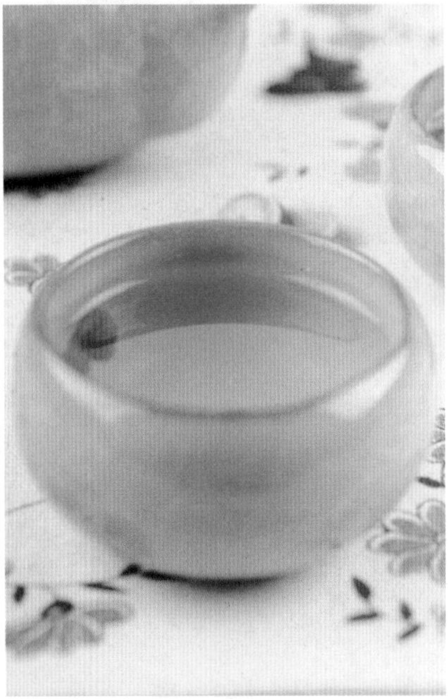

茶疗功效

本茶具有消食化积、活血化瘀的功效。山楂消食化积、且对产后瘀血腹痛、恶露不尽等症起到活血化瘀的作用；甘草缓急止痛；枸杞子滋补肝肾。

饮用宜忌

本茶适宜患有高血压、高血脂、脂肪肝、萎缩性胃炎、胆囊切除综合征等消化不良者饮用。但胃酸过多者不宜饮用。

主要材料

A
山楂…30克
甘草…5克

B
枸杞子…5克
蜂蜜…适量

做法用法

1. 将山楂洗净，切细，晒干；将甘草研成粗末。
2. 将甘草末和山楂一同放入杯中，用沸水冲泡10分钟后，加入枸杞子及适量蜂蜜，即可饮用。
3. 每日3~4剂，频代茶饮。

药材食材 1
山楂

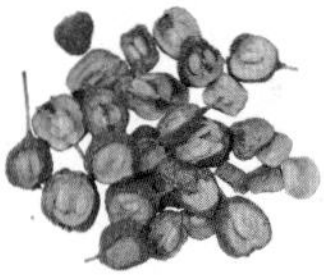

别名 / 山里果、山里红。

性味 / 性微温，味酸、甘。

功效 / 开胃消食。

主治 / 肉食积滞、癥瘕积聚、腹胀痞满。

药材食材 2
枸杞子

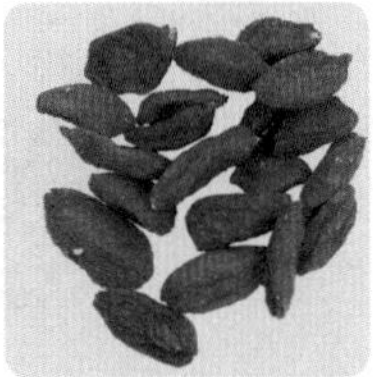

★ 别名

枸杞、苟起子、枸杞红实。

◆ 性味

性平，味甘。

▲ 功效

养肝润肺、滋补肝肾、益精明目、强身健体。

● 主治

腰膝酸痛、眩晕耳鸣、虚劳咳嗽、虚劳精亏。

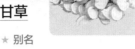

药材食材 3
甘草

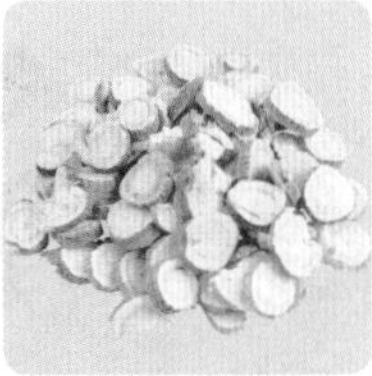

★ 别名

粉甘草、甘草梢、甜根子。

◆ 性味

性平，味甘。

▲ 功效

补脾益气、清热解毒、祛痰止咳、缓急止痛。

● 主治

脾胃虚弱、倦怠乏力、心悸气短、咳嗽痰多。

药材食材 4
蜂蜜

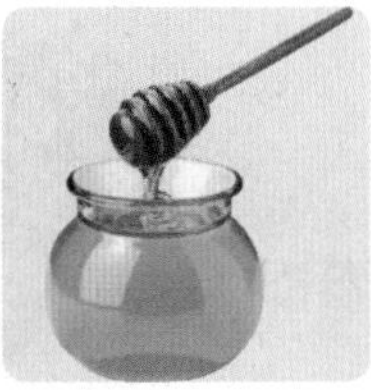

★ 别名

岩蜜、石蜜、石饴。

◆ 性味

性平，味甘。

▲ 功效

保护肝脏、补充体力、消除疲劳、抑菌杀菌。

● 主治

便秘、皮肤暗黄、失眠、贫血、神经系统疾病。

润肠茶

益精补肾 润肠通便

茶疗功效

本茶具有益精补肾、润肠通便的功效。茶中肉苁蓉补肾养血，通便润燥；火麻仁润肠通便；沉香降气温中、暖肾纳气。

饮用宜忌

本茶适宜老年人、体质虚弱及经常大便不通者饮用。但脾胃虚弱、食少便溏、口干烦渴、五心烦热者不宜饮用。

主要材料

A 肉苁蓉…30克
火麻仁…10克

B 沉香…2克
蜂蜜…适量

做法用法

1. 将肉苁蓉、火麻仁、沉香研成粗末。
2. 将药末置于杯中，用沸水冲泡10分钟后，加入适量蜂蜜，即可饮用。
3. 每日1剂，不拘时代茶饮。

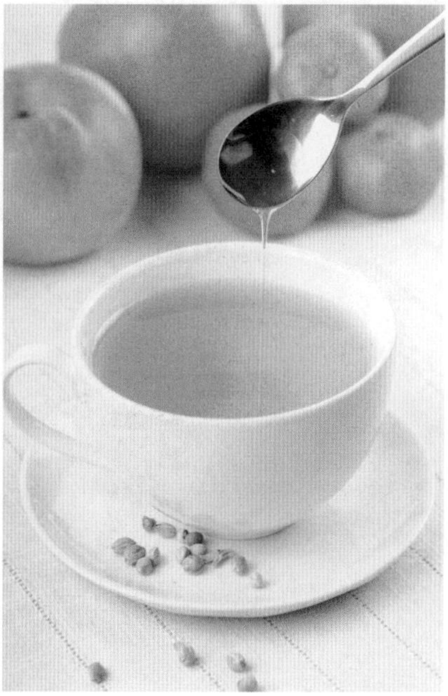

药材食材 1

肉苁蓉

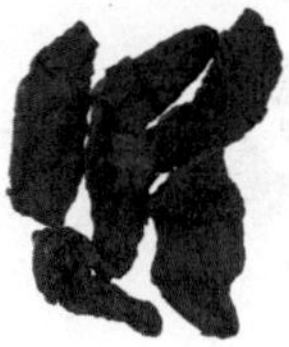

别名／大芸、寸芸、苁蓉。

性味／性温，味甘、咸。

功效／润肠通便。

主治／腰膝酸软、筋骨无力、肠燥便秘。

药材食材 2

火麻仁

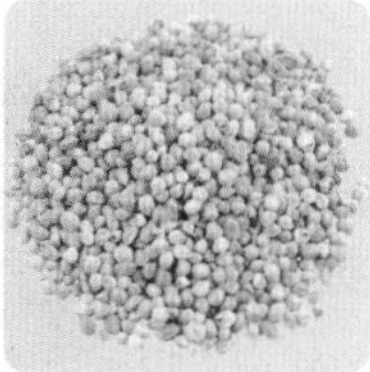

★ 别名

大麻仁、火麻、线麻子。

◆ 性味

性平，味甘。

▲ 功效

润肠通便、解毒杀虫、减燥滑肠、滋养身体。

● 主治

血虚津亏、肠燥便秘、女性月经期间失血过多。

药材食材 3

沉香

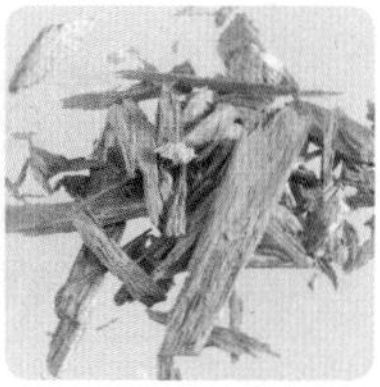

★ 别名

蜜香、沉水香。

◆ 性味

性温，味辛、苦。

▲ 功效

降气温中、暖肾纳气、调理五脏、止吐止喘。

● 主治

气逆喘息、脘腹胀痛、腰膝虚冷。

药材食材 4

蜂蜜

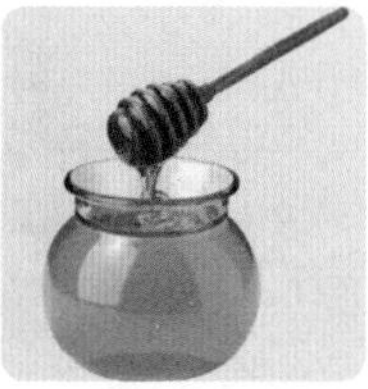

★ 别名

岩蜜、石蜜、石饴。

◆ 性味

性平，味甘。

▲ 功效

保护肝脏、补充体力、消除疲劳、抑菌杀菌。

● 主治

便秘、皮肤暗黄、失眠、贫血、神经系统疾病。

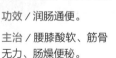

增液茶

增液养阴
润肠通便

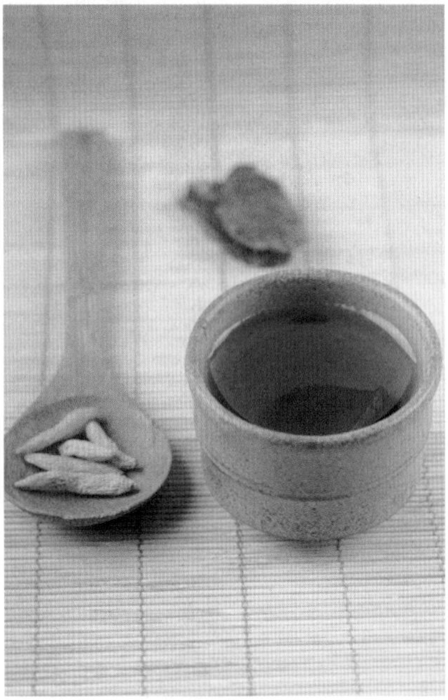

茶疗功效

本茶具有增液养阴、润肠通便的功效。茶中玄参养阴生津、清热凉血；麦门冬滋阴润肺、益胃生津；生地黄养阴润燥，清热生津。

饮用宜忌

本茶适宜肠燥便秘、舌干红、手足发热者饮用。但体质虚寒、畏寒怕冷、手足不温、脾虚腹泻者不宜饮用。

主要材料

A
- 玄参…30克
- 麦门冬…24克
- 生地黄…24克

B
- 蜂蜜…适量
- 枸杞子…适量

做法用法

1. 将玄参、麦门冬、生地黄研成粗末。
2. 将药末放入杯中，用沸水冲泡10分钟后，加入适量蜂蜜及枸杞子，即可饮用。
3. 每日1剂，不拘时代茶饮。

药材食材 1

玄参

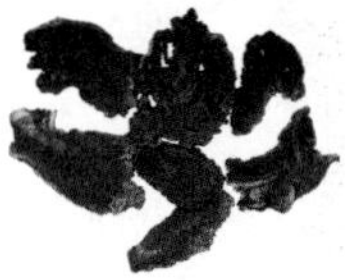

别名／元参、黑参。

性味／性微寒，味甘、苦。

功效／清热凉血。

主治／心烦、口渴、便秘。

药材食材 2

麦门冬

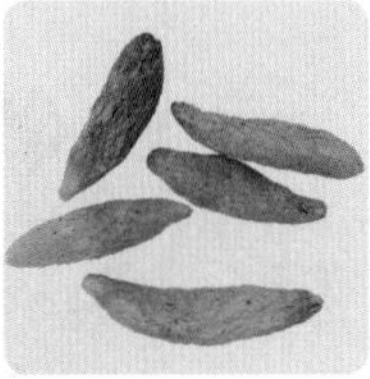

★ 别名

麦冬、不死药。

◆ 性味

性寒，味甘、微苦。

▲ 功效

滋阴润肺、益胃生津、清心除烦、止渴止咳。

● 主治

肺燥干咳、肺坏疽、阴虚劳嗽、津伤口渴。

药材食材 3

生地黄

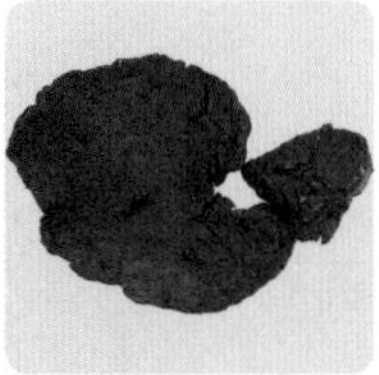

★ 别名

地髓、原生地、干生地。

◆ 性味

性凉，味甘、苦。

▲ 功效

清热生津、滋阴养血、润燥利咽、止血抗炎。

● 主治

阴虚发热、月经不调、胎动不安、阴伤便秘。

药材食材 4

蜂蜜

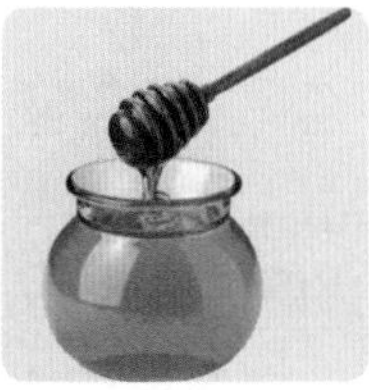

★ 别名

岩蜜、石蜜、石饴。

◆ 性味

性平，味甘。

▲ 功效

保护肝脏、补充体力、消除疲劳、抑菌杀菌。

● 主治

便秘、皮肤暗黄、失眠、贫血、神经系统疾病。

芝麻茶

生津润肠 补虚明目

茶疗功效

本茶具有生津润肠、补虚明目的功效。茶中芝麻润肠通便、补血生津；枸杞子滋补肝肾、益精明目；红茶清头目、除烦渴、消食利尿。

饮用宜忌

本茶适宜老年人以及产后、病后引起的便秘及痔疮引起的大便不畅者饮用。但患有慢性胃炎、消化道溃疡者不宜饮用。

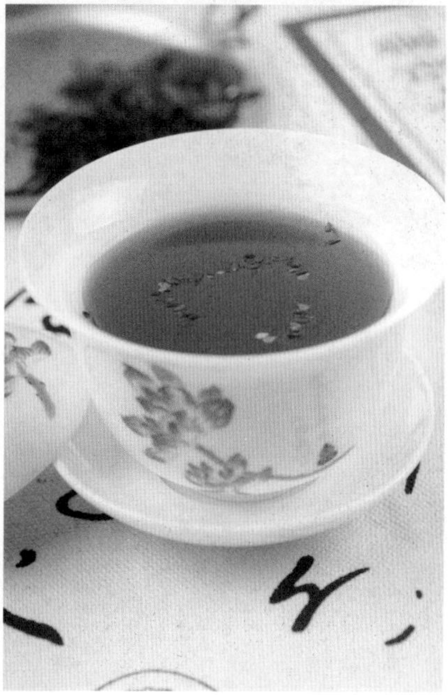

主要材料

A
- 芝麻…30克
- 红茶…6克

B
- 枸杞子…5克
- 盐…2克

做法用法

1. 将芝麻炒香，磨细，加入适量水、盐，搅拌成稀稠适中的芝麻酱。
2. 在杯中放入红茶，用开水冲泡5分钟后，倒入芝麻酱搅拌均匀，放入枸杞子即可饮用。
3. 每日1剂。

药材食材 1

芝麻

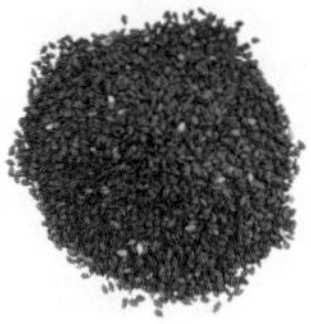

别名 / 胡麻、黑芝麻。

性味 / 性温，味苦。

功效 / 补血明目。

主治 / 身体虚弱、高血压、高血脂。

药材食材 2

红茶

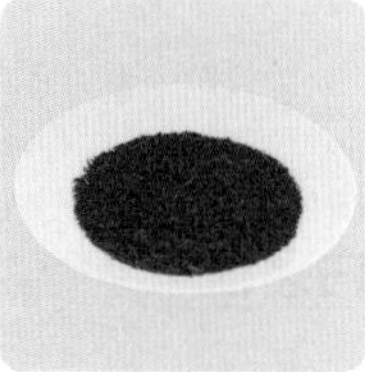

★ 别名

乌茶。

◆ 性味

性温，味甘。

▲ 功效

利尿、消炎杀菌、提神消疲、强壮骨骼。

● 主治

肠胃不适、食欲不振、尿急浮肿。

药材食材 3

枸杞子

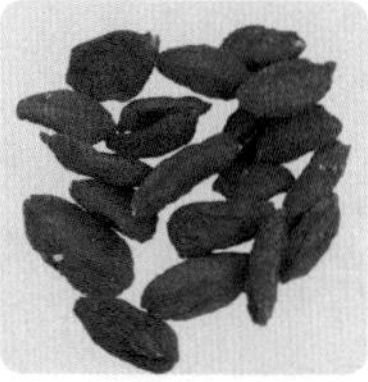

★ 别名

枸杞、苟起子、枸杞红实。

◆ 性味

性平，味甘。

▲ 功效

养肝润肺、滋补肝肾、益精明目、强身健体。

● 主治

腰膝酸痛、眩晕耳鸣、虚劳咳嗽、目昏不明。

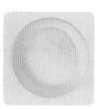

药材食材 4

盐

★ 别名

食盐。

◆ 性味

性平、微凉，味咸。

▲ 功效

清热解毒、除烦解渴、止血化瘀。

● 主治

心腹胀痛、喉痛、牙痛、恶疮、毒虫螫伤。

千金栝楼根茶

清热泻火 润燥止渴

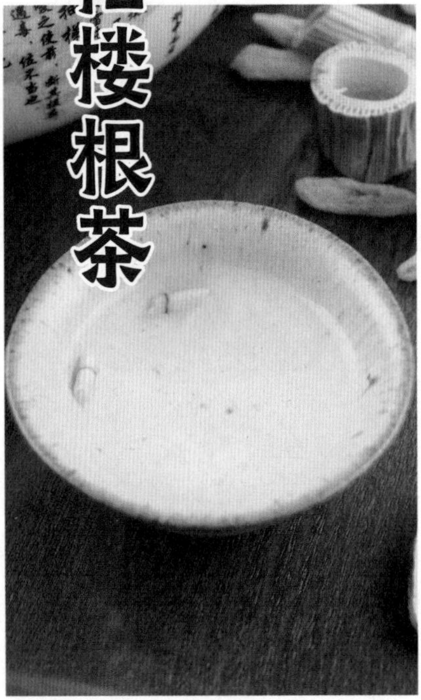

茶疗功效

本茶具有清热泻火、润燥止渴的功效，是一款清热解毒茶。茶中天花粉清热泻火、生津止咳；麦门冬滋阴除烦；芦根、白茅根清热泻火、除烦利尿。

饮用宜忌

本茶性寒，因此女性月经期间及脾胃虚寒、大便溏泄者不宜饮用。

主要材料

A
- 天花粉…30克
- 麦门冬…30克
- 芦根…30克
- 白茅根…30克

B
- 生姜…6克
- 蜂蜜…适量

做法用法

1. 将天花粉、麦门冬、芦根、白茅根、生姜洗净，放入锅中同煎。
2. 用茶漏滤取药液，温热时放入适量蜂蜜，即可饮用。
3. 每日1剂，不拘时代茶饮。

药材食材 1

天花粉

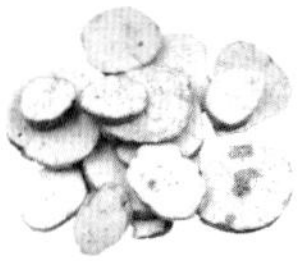

别名 / 栝楼根、花粉、楼根。

性味 / 性微寒，味甘、微苦。

功效 / 清热生津。

主治 / 热病口渴、痔疮、肺燥咳血。

药材食材 2

麦门冬

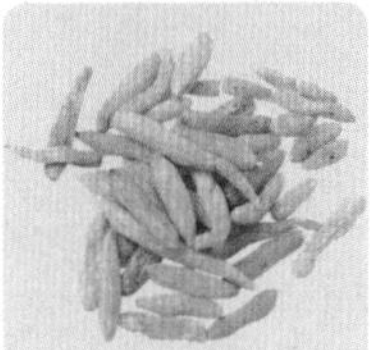

★ 别名

麦冬、不死药。

◆ 性味

性寒，味甘、微苦。

▲ 功效

滋阴润肺、益胃生津、清心除烦、止渴止咳。

● 主治

肺燥干咳、心烦失眠、咽喉疼痛、肠燥便秘。

药材食材 3

芦根

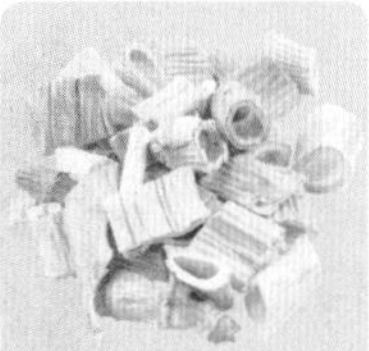

★ 别名

芦茅根、苇根、芦头。

◆ 性味

性寒，味甘。

▲ 功效

清热泻火、生津止渴、除烦止呕、利尿。

● 主治

胃热呕吐、肺热咳嗽、肺痈吐脓、膀胱炎。

药材食材 4

白茅根

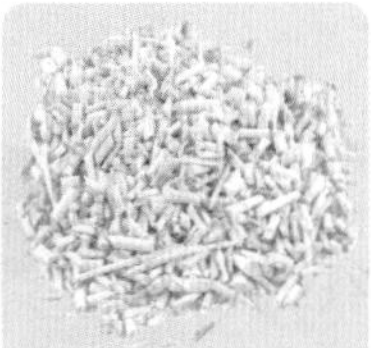

★ 别名

茅根、兰根、茹根。

◆ 性味

性寒，味甘。

▲ 功效

清热止血、利尿、抗菌。

● 主治

热病烦渴、肺热喘急、胃热呕吐、小便不利。

泻心茶

清热泻火 止呕止血

茶疗功效

本茶具有清热泻火、止呕止血的功效。茶中大黄润肠通便；黄芩泻上焦肺火，清肠中湿热；黄连清热泻火、解毒。

饮用宜忌

孕妇、女性月经期间及脾胃虚寒、体弱者不宜饮用。

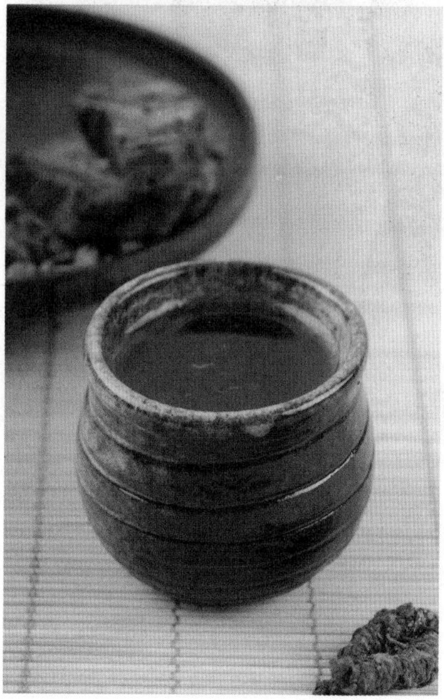

主要材料

A
- 大黄…3克
- 黄芩…6克
- 黄连…3克

B
- 蜂蜜…适量
- 枸杞子…适量

做法用法

1. 将大黄、黄连、黄芩置于杯中，用沸水冲泡5分钟。
2. 开盖，去除药渣，加入适量蜂蜜、枸杞子即可饮用。
3. 每日1剂，分2次温服。

药材食材 1

大黄

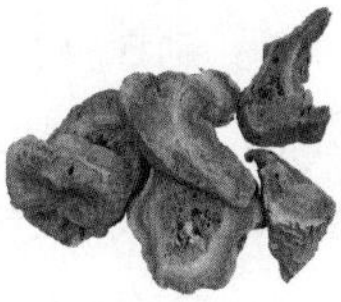

别名／火参、黄良。

性味／性寒，味苦。

功效／清热泻火。

主治／实热便秘、水肿腹满、胃热呕吐。

药材食材 2

黄连

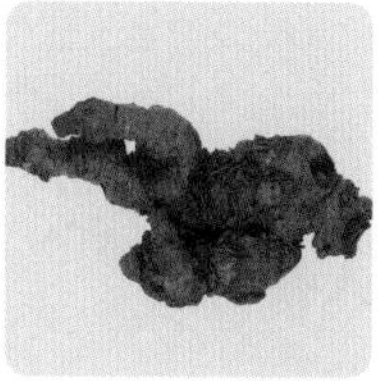

★ 别名

黄连、川连、姜连。

◆ 性味

性寒，味苦，无毒。

▲ 功效

清热燥湿、泻火解毒、止血止汗、和胃止呕。

● 主治

呕吐、便秘、心烦失眠、高热神昏。

药材食材 3

黄芩

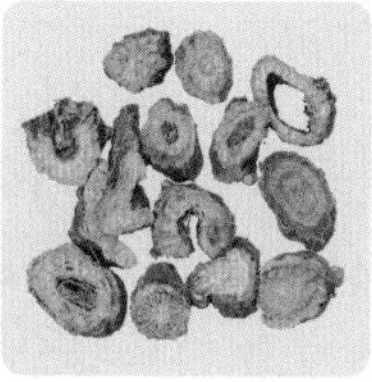

★ 别名

山茶根、黄芩茶、土金茶根。

◆ 性味

性寒，味苦。

▲ 功效

清热燥湿、泻火解毒、凉血安胎、调节血脂。

● 主治

胸闷口渴、肺热咳嗽、高热烦渴、胎动不安。

药材食材 4

蜂蜜

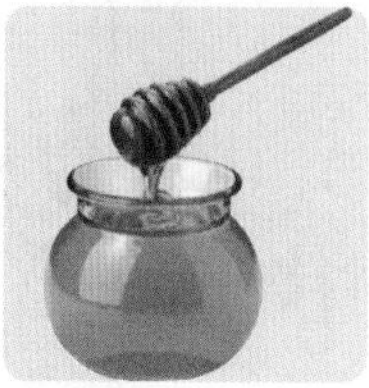

★ 别名

岩蜜、石蜜、石饴。

◆ 性味

性平，味甘。

▲ 功效

保护肝脏、补充体力、消除疲劳、抑菌杀菌。

● 主治

便秘、皮肤暗黄、失眠、贫血、神经系统疾病。

橘皮竹茹茶

清热和胃 理气降逆

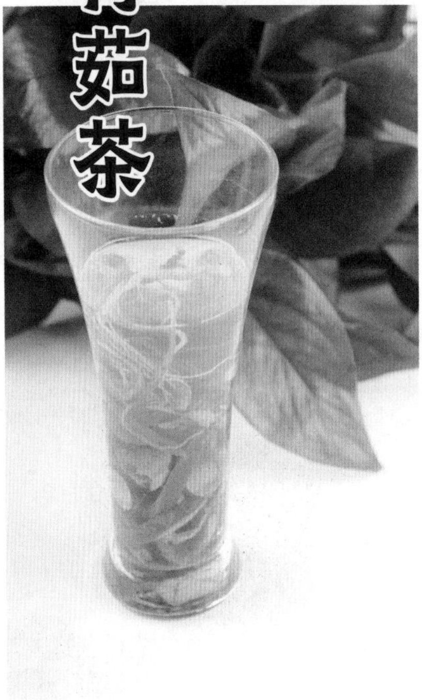

茶疗功效

本茶具有清热和胃、理气降逆的功效。茶中陈皮、竹茹理气健脾、清热和胃；人参补脾益肺；甘草缓急和中。

饮用宜忌

本茶适宜胃虚有热产生的呃逆、干呕者饮用。但需注意的是脾胃虚寒以及实热所致的打嗝儿不止、干呕者不宜饮用。

主要材料

A
- 陈皮…12克
- 竹茹…12克
- 甘草…6克
- 人参…3克

B
- 大枣…5枚
- 生姜…4片

做法用法

1. 将陈皮、甘草、竹茹、人参研成粗末，备用。
2. 用纱布包好研磨好的药末，与大枣和生姜一起放入杯中，用沸水冲泡15分钟即可。
3. 每日1剂，分3~4次饮用。

药材食材 1

陈皮

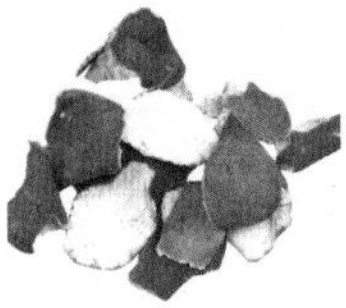

别名 / 橘皮、贵老。

性味 / 性温，味辛。

功效 / 理气健脾。

主治 / 消化不良、便秘腹泻。

药材食材 2

甘草

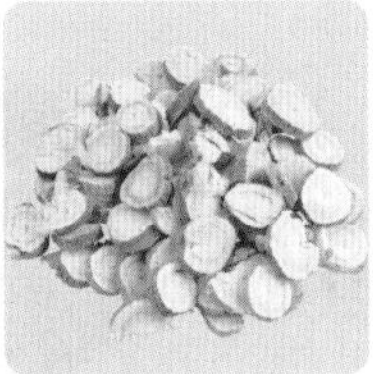

★ 别名

粉甘草、甘草梢、甜根子。

◆ 性味

性平，味甘。

▲ 功效

清热解毒、缓急止痛、祛痰止咳、调和诸药。

● 主治

脾胃不适、倦怠乏力、心悸气短、咳嗽痰多。

药材食材 3

竹茹

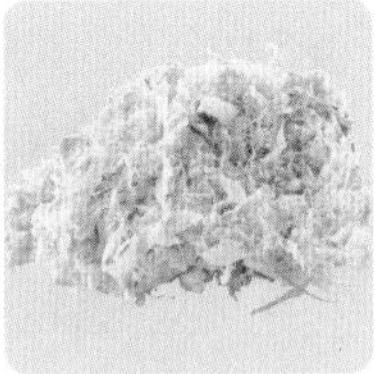

★ 别名

竹皮、青竹茹、淡竹皮茹。

◆ 性味

性微寒，味甘。

▲ 功效

清热化痰、除烦、止呕。

● 主治

咳嗽不止，病热烦躁、中风、痰多。

药材食材 4

人参

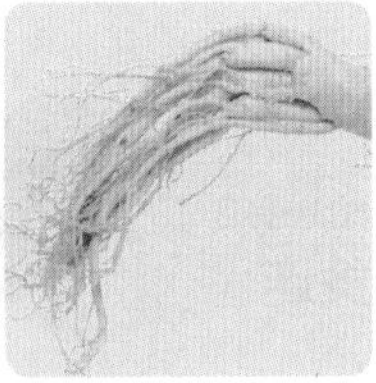

★ 别名

山参、园参、人衔。

◆ 性味

性平，味甘、微苦。

▲ 功效

大补元气、补脾益肺、生津止渴、复脉固脱。

● 主治

劳伤虚损、厌食、倦怠、反胃吐食、大便滑泄。

生地石膏茶

清热泻火 滋阴养颜

主要材料

药材食材
生地黄

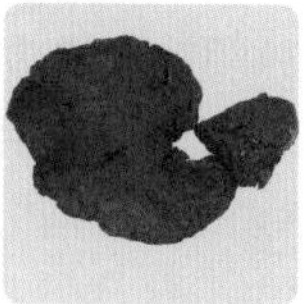

A 生地黄…5克 当归…5克 石膏…3克

B 牡丹皮…2克 蜂蜜…适量

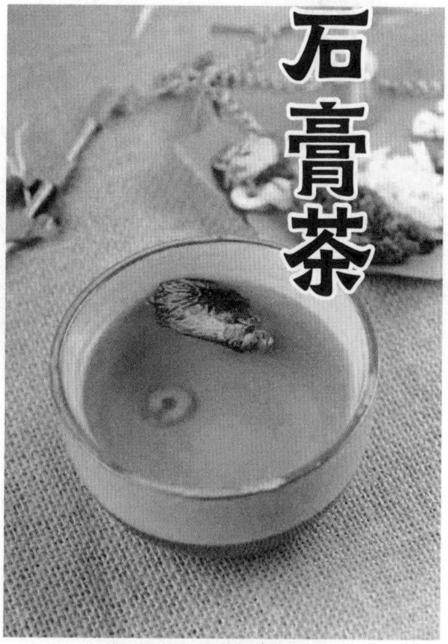

做法用法

1. 将石膏打碎，用布包裹。
2. 生地黄、当归、牡丹皮洗净，与石膏一起加水煎煮，取汁去渣，加适量蜂蜜即可饮用。
3. 每日1剂，代茶频饮。

茶疗功效

本茶具有清热泻火、滋阴养颜的功效。茶中生地黄养阴生津；当归养血和血；生石膏清热泻火；牡丹皮凉血清热。

四妙勇安茶

清热解毒 活血止痛

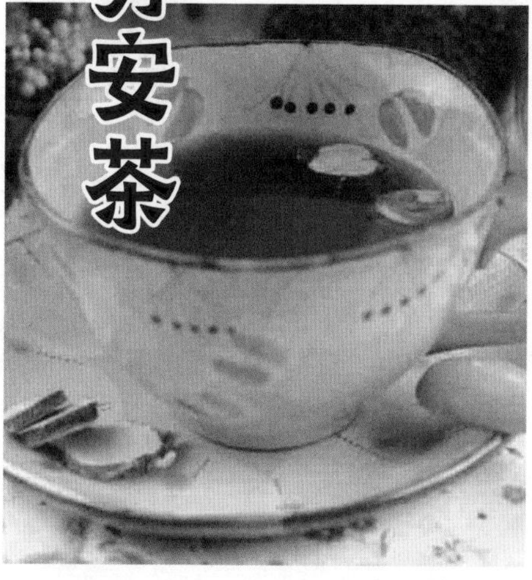

主要材料

药材食材
金银花

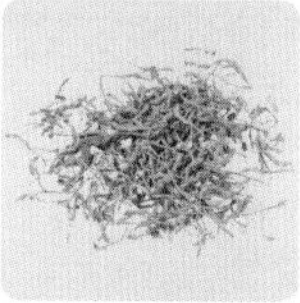

A 金银花…30克 玄参…30克 当归…20克

B 甘草…10克 蜂蜜…适量

做法用法

1. 将金银花、玄参、当归、甘草捣碎，放入杯中。
2. 加入适量沸水，闷泡15分钟后，加适量蜂蜜，即可饮用。
3. 每日1剂。

茶疗功效

本茶具有清热解毒、活血止痛的功效，对肢体红肿热痛有辅助治疗作用。茶中金银花清热解毒，疏散风热；玄参滋阴凉血、泻火解毒；当归养血活血、止痛。

地骨麦冬茶

清热凉血 养阴补虚

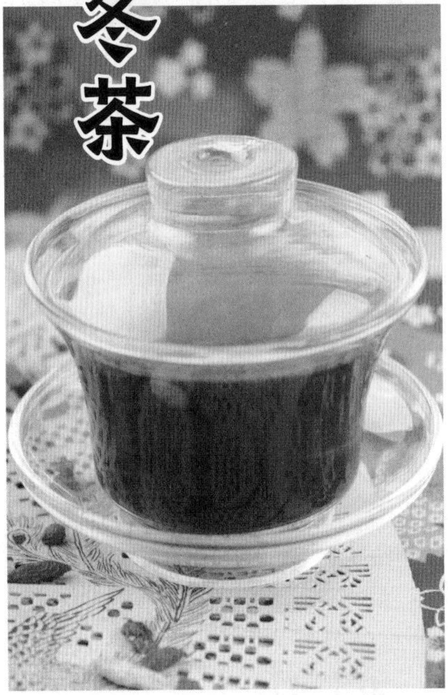

茶疗功效

本茶具有清热凉血、养阴补虚的功效。茶中地骨皮清热凉血、除蒸止咳；麦门冬滋阴润肺、清心除烦；小麦养心益脾、除烦止渴；枸杞子滋补肝肾、益精明目。

饮用宜忌

本茶适宜体虚、头晕眼花、骨节烦热、劳累过度、精力不济、面容憔悴者饮用，但脾胃虚寒者不宜饮用。

主要材料

A
- 地骨皮…10克
- 麦门冬…6克
- 小麦…6克

B
- 枸杞子…5克
- 蜂蜜…适量

做法用法

1. 将地骨皮、麦门冬、小麦放入锅中，加水，煎煮40分钟。
2. 再次加入适量热水，煎煮30分钟，加入适量枸杞子及蜂蜜，即可饮用。
3. 每日1剂，代茶频饮。

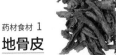

药材食材 1

地骨皮

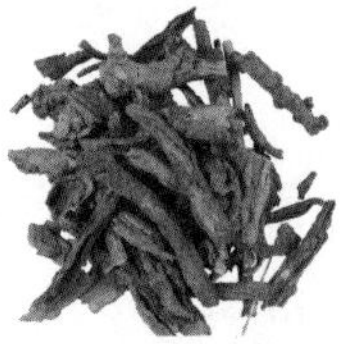

别名／杞根、地骨。

性味／性寒，味苦。

功效／凉血除蒸。

主治／高血压、肺热咳喘、吐血。

药材食材 2

麦门冬

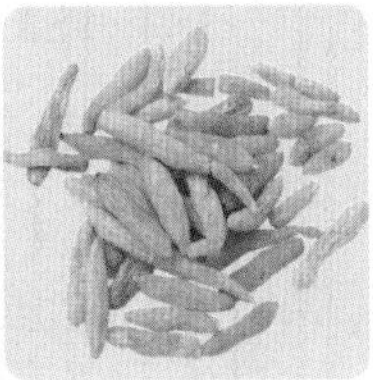

★ 别名

麦冬、不死药。

◆ 性味

性寒，味甘、微苦。

▲ 功效

滋阴润肺、益胃生津、清心除烦、调节血脂。

● 主治

肺燥干咳、心烦失眠、咽喉疼痛、肠燥便秘。

药材食材 3

小麦

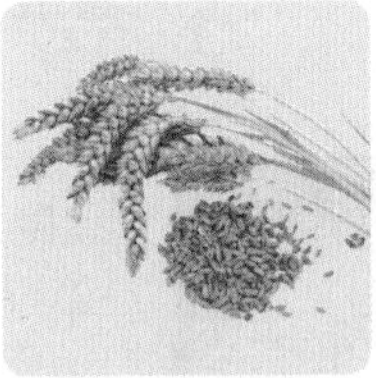

★ 别名

小麦、浮麦、浮小麦。

◆ 性味

性平，味甘。

▲ 功效

养心益脾、调经络、除烦止渴、利小便。

● 主治

精神不安、小便不利、健脾益肾、女性脏躁。

药材食材 4

枸杞子

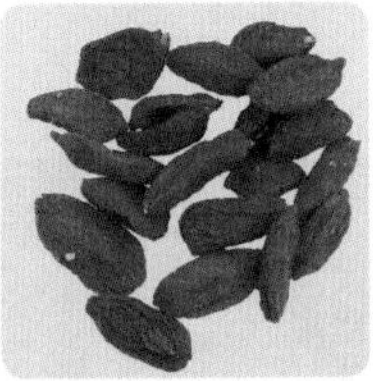

★ 别名

枸杞、苟起子、枸杞红实。

◆ 性味

性平，味甘。

▲ 功效

养肝润肺、滋补肝肾、益精明目、强身健体。

● 主治

腰膝酸痛、眩晕耳鸣、目昏不明、虚劳咳嗽。

石膏茶

清胃泻火　祛风止痛

茶疗功效

本茶具有清胃泻火、祛风止痛的功效。茶中石膏清胃泻火、除烦止渴；川芎活血理气、祛风止痛；葱白散风，止痛；炙甘草调和诸药、清热解毒。

饮用宜忌

本茶适宜患有两目红肿、掀痛、畏光、泪下者饮用，但脾胃虚寒、高血压患者不宜饮用。

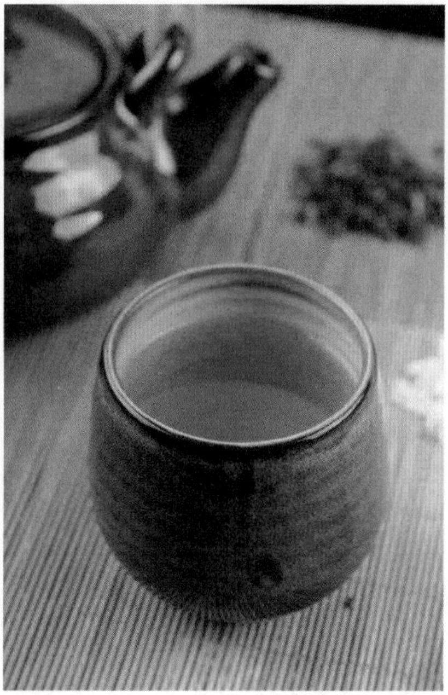

主要材料

A
- 生石膏…15克
- 川芎…10克
- 炙甘草…3克

B
- 葱白…3克
- 碧螺春…适量

做法用法

1. 将生石膏、川芎、炙甘草研为粗末，备用。
2. 葱白洗净，切段。
3. 药末与葱白、碧螺春放入保温瓶中，用沸水冲泡15分钟。
4. 每日1剂，代茶频饮。

药材食材 1

生石膏

别名／石膏。

性味／性寒，味辛、甘。

功效／清胃泻火。

主治／肺热喘咳、胃炎、牙痛、头痛、消渴。

药材食材 2

川芎

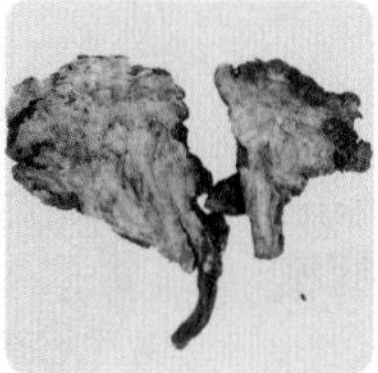

★ 别名

山鞠穷、芎䓖、胡䓖。

◆ 性味

性温，味辛。

▲ 功效

活血行气、祛风止痛、解郁通达。

● 主治

头痛眩晕、风湿痹痛、跌打损伤、外科疾病。

药材食材 3

炙甘草

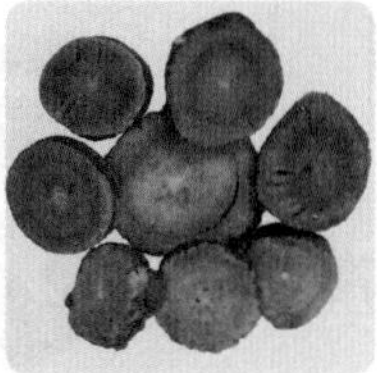

★ 别名

草根、红甘草、甘草。

◆ 性味

性平，味甘。

▲ 功效

补脾和胃、益气复脉、缓急止痛。

● 主治

脾胃虚弱、倦怠乏力、惊悸。

药材食材 4

葱白

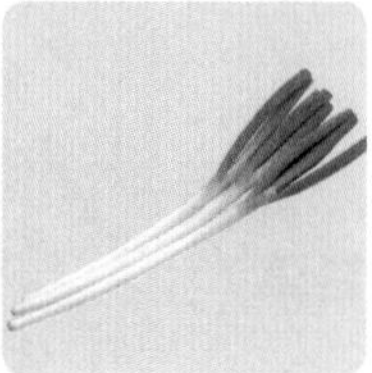

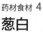

★ 别名

大葱白、鲜葱白、大葱。

◆ 性味

性温，味辛。

▲ 功效

解毒消肿、理血化瘀、通便润肠。

● 主治

感冒风寒、阴寒腹痛、表皮肿痛、虫积腹痛。

忍冬茶

清热解毒　疏散风热

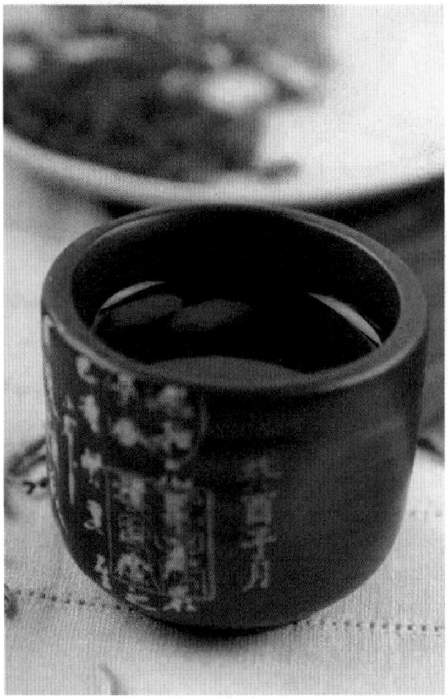

茶疗功效

本茶具有清热解毒、疏散风热的功效。茶中金银花清热解毒、疏散风热；甘草清热解毒、祛痰止咳；枸杞子滋补肝肾，益精明目。

饮用宜忌

本茶适宜患有咽痛咳嗽、发热恶寒、暑热烦渴者饮用，夏季也可作为预防小儿热疮之用。但外感风寒及脾胃虚寒者不宜饮用。

主要材料

A
- 金银花…20克
- 甘草…10克

B
- 枸杞子…10克
- 蜂蜜…适量

做法用法

1. 将金银花、甘草放入杯中，加水冲泡15分钟。
2. 可按照个人喜好，放入适量蜂蜜及枸杞子饮用。
3. 每日1剂，代茶饮用。

药材食材 1
金银花

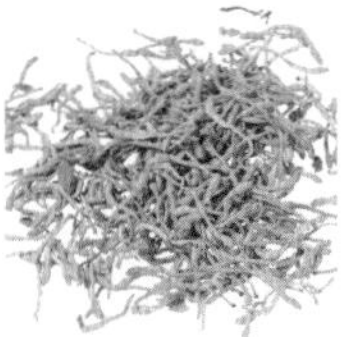

别名／忍冬花、金花。
性味／性寒，味甘。
功效／清热解毒。
主治／中暑、牙周炎、泻痢。

药材食材 2
甘草

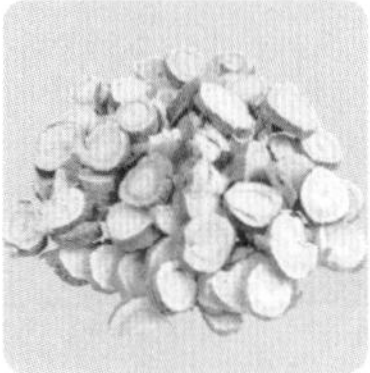

★ 别名
粉甘草、甘草梢、甜根子。

◆ 性味
性平，味甘。

▲ 功效
补脾益气、清热解毒、祛痰止咳、调和诸药。

● 主治
脾胃虚弱、倦怠乏力、咳嗽痰多。

药材食材 3
枸杞子

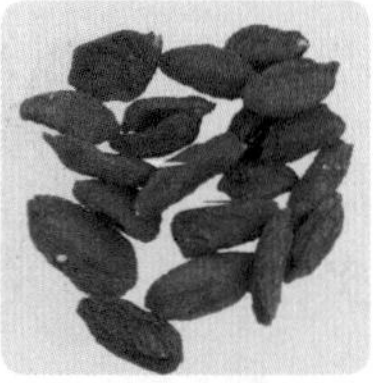

★ 别名
枸杞、苟起子、枸杞红实。

◆ 性味
性平，味甘。

▲ 功效
养肝润肺、滋补肝肾、益精明目、强身健体。

● 主治
腰膝酸痛、眩晕耳鸣、目昏不明、虚劳咳嗽。

药材食材 4
蜂蜜

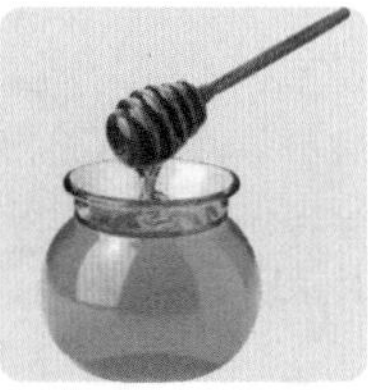

★ 别名
岩蜜、石蜜、石饴。

◆ 性味
性平，味甘。

▲ 功效
保护肝脏、补充体力、消除疲劳、抑菌杀菌。

● 主治
便秘、皮肤暗黄、失眠、贫血、神经系统疾病。

四神茶

益气补血
清热解毒

茶疗功效

本茶具有益气补血、清热解毒的功效。茶中黄芪益气健脾、补气生血；当归配黄芪益气补血；金银花清热解毒、疏散风热；甘草清热解毒、调和诸药。

饮用宜忌

本茶适宜患有体质虚弱、内火重、好发痤疮及痱子者饮用。但脾胃虚弱、食少、便溏者不宜饮用。

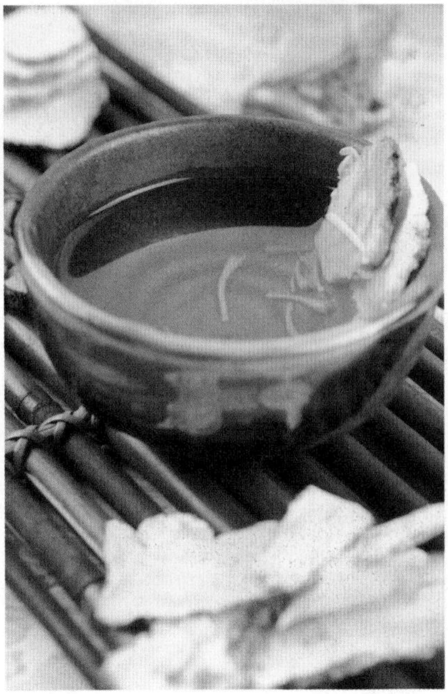

主要材料

A
- 黄芪…15克
- 当归…24克
- 金银花…15克

B
- 甘草…6克
- 蜂蜜…适量

做法用法

1. 将当归、黄芪、金银花、甘草加水煎沸，取药汁，备用。
2. 把药汁置于杯中，再闷15分钟，加入蜂蜜即可。
3. 每日1剂，分3次温服。

药材食材 1
当归

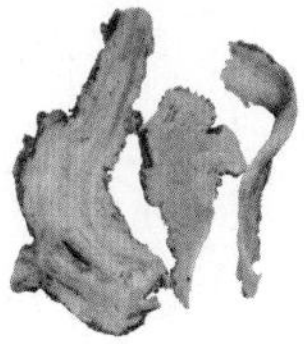

别名／秦归、云归。

性味／性温，味甘。

功效／抗氧化、美肌。

主治／跌打损伤、月经不调、肠燥便秘。

药材食材 2
黄芪

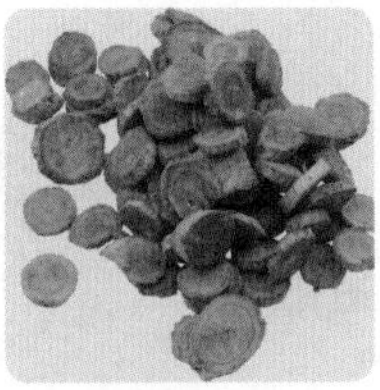

★ 别名

棉芪、绵芪、绵黄芪。

◆ 性味

性微温，味甘。

▲ 功效

益气固表、托疮生肌、利水消肿、补肺健脾。

● 主治

便血崩漏、表虚自汗、血虚萎黄、慢性肾炎。

药材食材 3
金银花

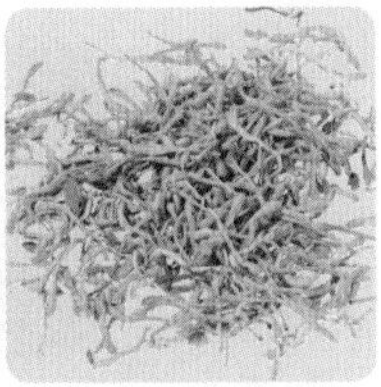

★ 别名

忍冬、忍冬花、金花。

◆ 性味

性寒，味甘。

▲ 功效

清热解毒、抗菌。

● 主治

中暑、痢疾、温病发热、热毒血痢、流感、皮肤热毒、牙周炎。

药材食材 4
甘草

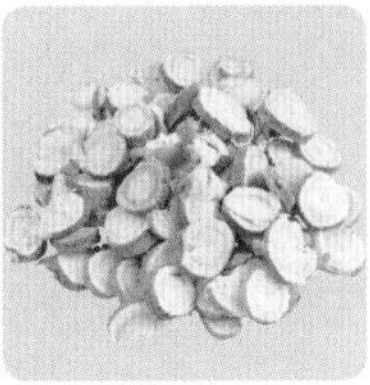

★ 别名

粉甘草、甘草梢、甜根子。

◆ 性味

性平，味甘。

▲ 功效

补脾益气、清热解毒、祛痰止咳、缓急止痛。

● 主治

脾胃虚弱、倦怠乏力、心悸气短、咳嗽痰多。

五神茶

清热解毒
祛湿消肿

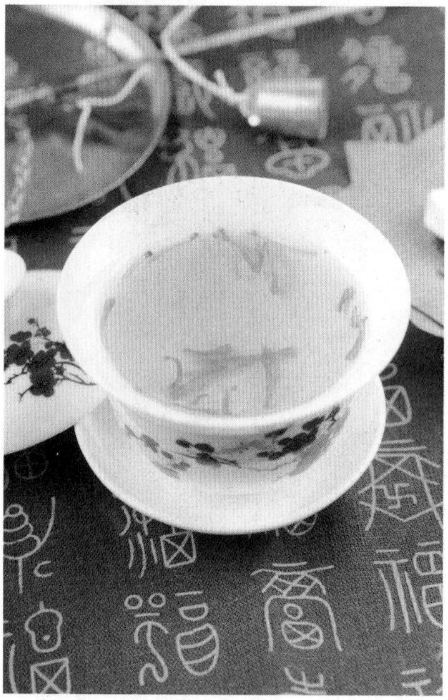

茶疗功效

本茶具有清热解毒、祛湿消肿的功效。茶中茯苓、车前子利水除湿、通利小便；牛膝消下肢肿胀、活血止痛；金银花清热解毒。

饮用宜忌

本茶适宜患有慢性淋巴管炎、化脓性骨髓炎、血栓闭塞性脉管炎等症者饮用。但体质虚弱、病属寒湿者不宜饮用。

主要材料

A 茯苓…15克
牛膝…15克
车前子…15克

B 金银花…30克
蜂蜜…适量

做法用法

1. 将茯苓、牛膝、车前子、金银花加水煎煮。
2. 泡闷15分钟，去渣取汁，加入适量蜂蜜即可饮用。
3. 每日1剂，代茶饮。

药材食材 1
茯苓

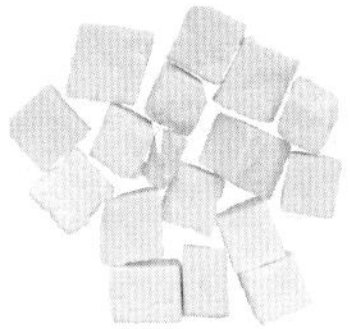

别名／云苓、松苓。
性味／性平，味甘。
功效／健脾和胃。
主治／小便不利、水肿胀满、气喘打嗝。

药材食材 2
牛膝

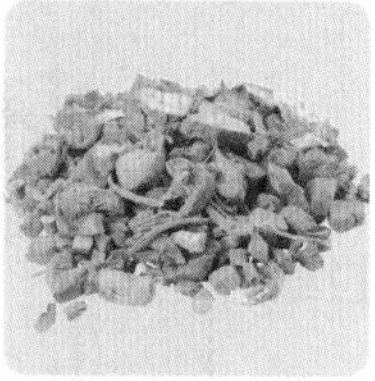

★ 别名
百倍、铁牛膝、杜牛膝。
◆ 性味
性平，味甘、微苦、酸。
▲ 功效
补肝肾、强筋骨、活血通经、利尿通淋。
● 主治
腰膝酸痛、痛经、跌打损伤、咽喉肿痛。

药材食材 3
车前子

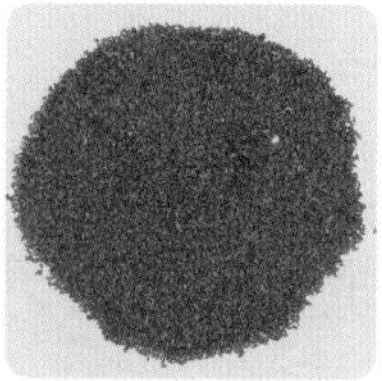

★ 别名
车前实、虾蟆衣子。
◆ 性味
性微寒，味甘、淡。
▲ 功效
清热利尿、渗湿止泻、明目、祛痰。
● 主治
小便不利、水肿胀满、暑湿泻痢、痰热咳喘。

药材食材 4
金银花

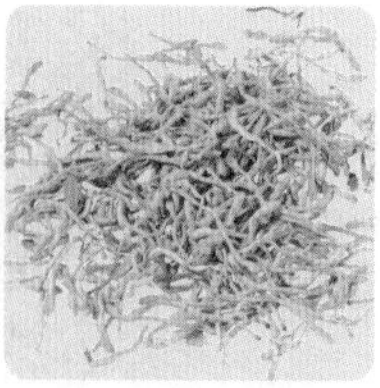

★ 别名
忍冬、忍冬花、金花。
◆ 性味
性寒，味甘。
▲ 功效
清热解毒、抗菌。
● 主治
中暑、痢疾、温病发热、热毒血痢、流感、皮肤热毒、牙周炎。

连翘茶

清热解毒 生津止渴

茶疗功效

本茶具有清热解毒、生津止渴的功效，可清心火、解疮毒、散肿痛。茶中连翘清热解毒、疏风散结；枸杞子滋补肝肾、益精明目；甘草清热解毒、调和诸药。

饮用宜忌

一般人群均可饮用，尤其适宜患有风热感冒、暑湿初起、热淋尿闭者饮用。

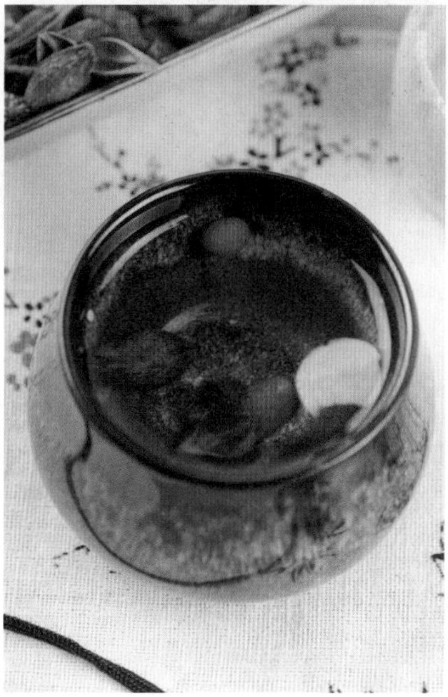

主要材料

A
- 连翘…30克
- 枸杞子…10克

B
- 甘草…6克
- 蜂蜜…适量

做法用法

1. 将连翘、枸杞子、甘草放入锅中，用水煎煮。
2. 用茶漏滤渣取液，温热时放入适量蜂蜜，即可饮用。
3. 每日1剂，代茶饮。

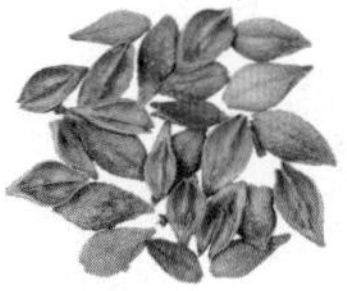

药材食材 1

连翘

别名 / 黄花条、连壳。

性味 / 性寒，味苦、微辛。

功效 / 消肿化瘀。

主治 / 急性肾炎、风热感冒、发热。

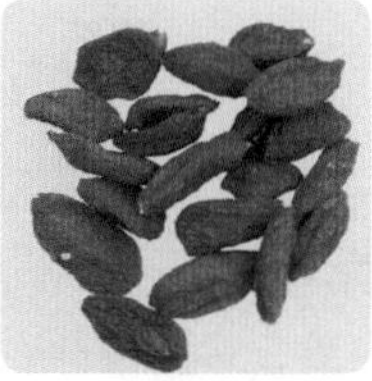

药材食材 2

枸杞子

★ 别名

枸杞、苟起子、枸杞红实。

◆ 性味

性平，味甘。

▲ 功效

养肝润肺、滋补肝肾、益精明目、强身健体。

● 主治

虚劳精亏、腰膝酸痛、眩晕耳鸣、目昏不明、虚劳咳嗽。

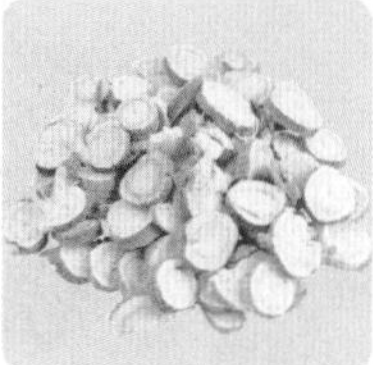

药材食材 3

甘草

★ 别名

粉甘草、甘草梢、甜根子。

◆ 性味

性平，味甘。

▲ 功效

清热解毒、祛痰止咳、缓急止痛、调和诸药。

● 主治

脾胃虚弱、倦怠乏力、心悸气短、咳嗽痰多、痈肿疮毒。

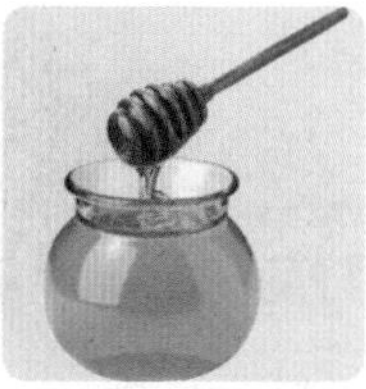

药材食材 4

蜂蜜

★ 别名

岩蜜、石蜜、石饴。

◆ 性味

性平 ，味甘。

▲ 功效

保护肝脏、补充体力、消除疲劳、抑菌杀菌。

● 主治

便秘、皮肤暗黄、失眠、贫血、神经系统疾病。

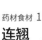

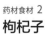

五味消毒饮

清热解毒 消肿止痛

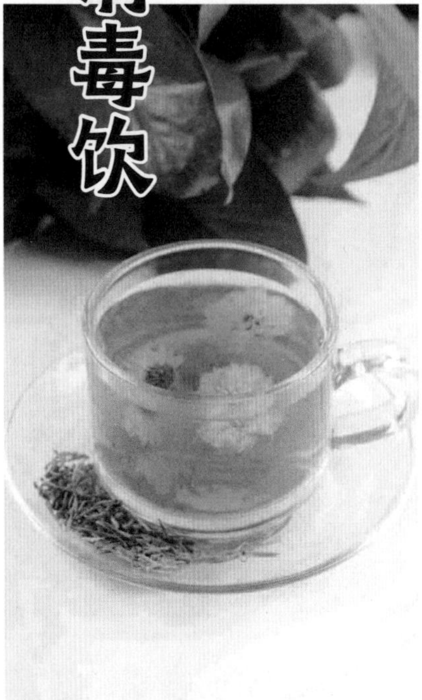

茶疗功效

本茶具有清热解毒、消肿止痛的功效。茶中金银花清热解毒；紫花地丁及紫背天葵子清热解毒、消肿止痛；蒲公英、野菊花清热解毒、消散痈肿。

饮用宜忌

一般人群均可饮用，更适合患有乳腺炎、蜂窝组织炎者饮用。

主要材料

A
- 金银花…15克
- 野菊花…6克
- 蒲公英…6克
- 紫花地丁…6克
- 紫背天葵子…6克

B
- 蜂蜜…适量
- 枸杞子…适量

做法用法

1. 将金银花、野菊花、蒲公英、紫花地丁、紫背天葵子一起放入锅中加水煎煮，沸腾后闷泡15分钟。
2. 去渣取汁，加入蜂蜜及枸杞子即可饮用。
3. 每日1剂，分3次饮服。

药材食材 1

金银花

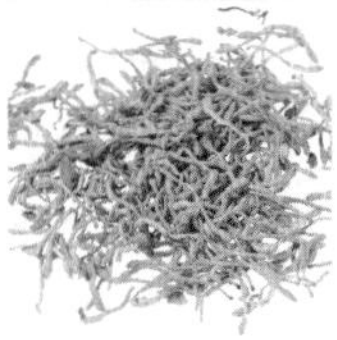

别名 / 忍冬花、金花。

性味 / 性寒，味甘。

功效 / 清热解毒。

主治 / 用于中暑、泻痢、流感、牙周炎。

药材食材 2

野菊花

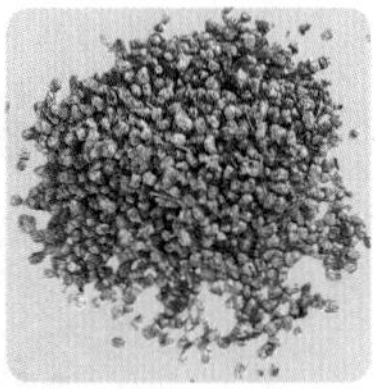

★ 别名

野黄菊花、苦薏、山菊花。

◆ 性味

性微寒，味苦、辛。

▲ 功效

清热解毒、疏风平肝、消肿化瘀、明目。

● 主治

湿疹、皮炎、风热感冒、咽喉肿痛、高血压。

药材食材 3

蒲公英

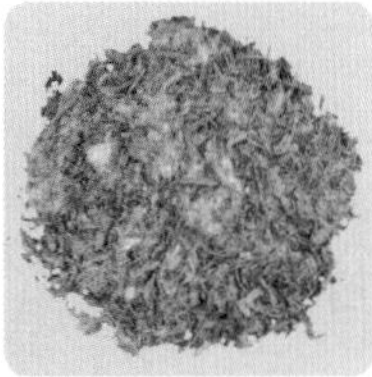

★ 别名

蒲公草、尿床草。

◆ 性味

性寒，味苦、甘。

▲ 功效

清热解毒、消肿散结、利尿利胆。

● 主治

上呼吸道感染、眼结膜炎、高血糖、胃炎、肝炎。

药材食材 4

紫花地丁

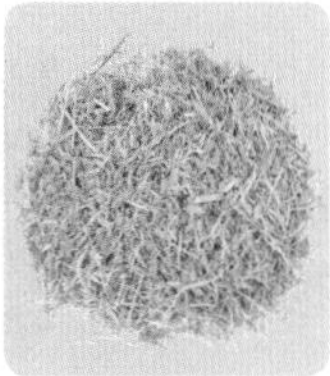

★ 别名

箭头草、独行虎、羊角子。

◆ 性味

性寒，味苦、辛，无毒。

▲ 功效

清热解毒、疏肝消肿、凉血消炎。

● 主治

乳腺炎、眼睛肿痛、咽炎、跌打损伤、毒蛇咬伤。

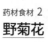

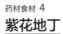

清热止咳茶

疏风清热　止咳化痰

茶疗功效

本茶具有疏风清热、止咳化痰的功效。茶中芦根清热止咳、化痰利尿；甘菊花疏风平肝、清热解毒；霜桑叶、炙枇杷叶疏风清热、降气化痰；黄芩清解肺热；生地黄清热凉血；陈皮、枳壳理气化痰。

饮用宜忌

本茶适宜患有发热恶寒、头痛、咳嗽、咳痰、口渴咽痛者饮用。但患有风寒感冒者不宜饮用。

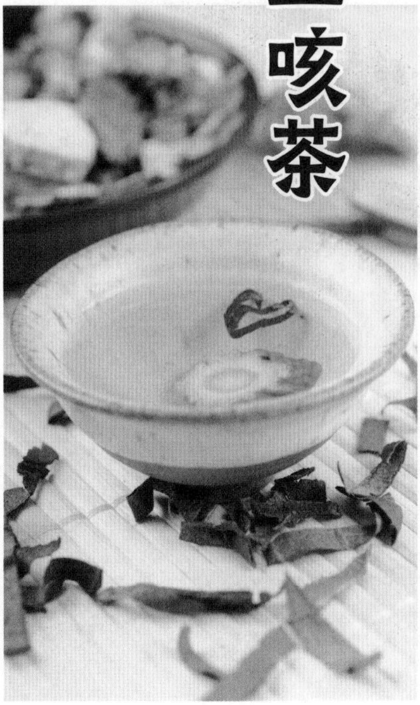

主要材料

A
- 甘菊花…9克
- 霜桑叶…9克
- 炙枇杷叶…9克
- 芦根…10克

B
- 生地黄…5克
- 枳壳…5克
- 陈皮…3克
- 黄芩…3克

做法用法

1. 将甘菊花、霜桑叶、炙枇杷叶、芦根、陈皮、黄芩、生地黄、枳壳研成粗末。
2. 加水煎煮10分钟后，去渣取汁，即可饮用。
3. 每日1剂。

药材食材 1

甘菊花

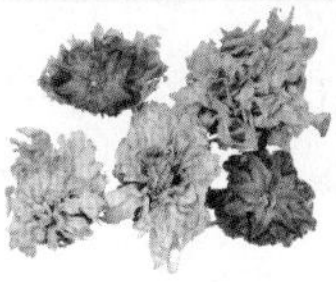

别名／野黄菊花、苦薏 。

性味／性微寒，味苦、辛。

功效／清热解毒。

主治／湿疹、皮炎、风热感冒。

药材食材 2

霜桑叶

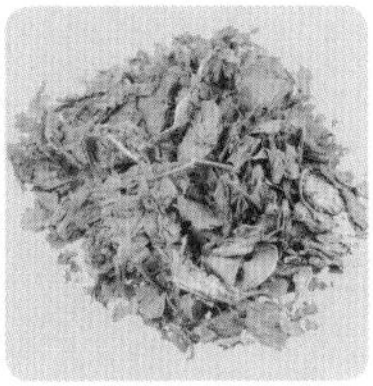

★ 别名

蚕叶、铁扇子、家桑。

◆ 性味

性寒，味苦、甘。

▲ 功效

疏散风热、清肺润燥、平肝明目、温中散寒。

● 主治

风热感冒、肺热燥咳、头晕头痛、目赤昏花。

药材食材 3

炙枇杷叶

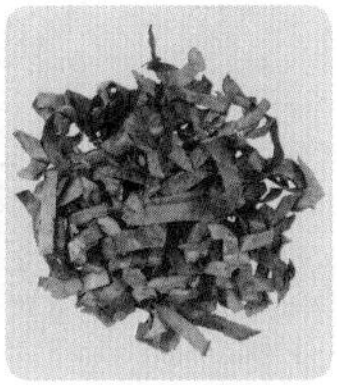

★ 别名

巴叶、杷叶、枇杷叶。

◆ 性味

性凉，味苦。

▲ 功效

止咳化痰、清肺和胃、降逆止呕。

● 主治

肺热痰咳、咳血、肌肤出血、胃热呕逆。

药材食材 4

芦根

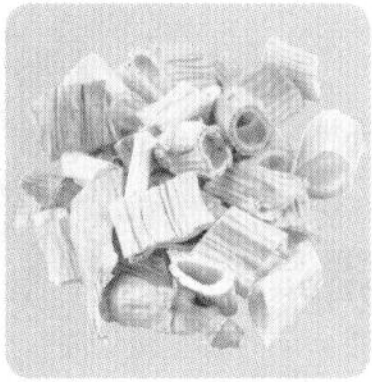

★ 别名

芦茅根、苇根、芦头。

◆ 性味

性寒，味甘。

▲ 功效

清热泻火、生津止渴、除烦、止呕、利尿。

● 主治

热病烦渴、胃热呕哕、肺热咳嗽、膀胱炎。

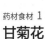

清热理气茶

清热明目 理气和中

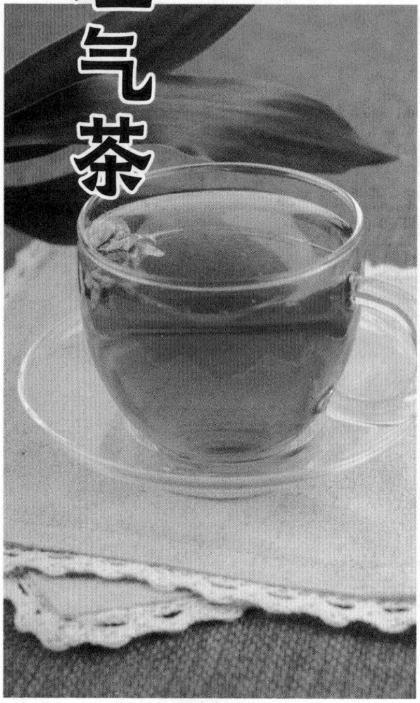

茶疗功效

本茶具有清热明目、理气和中的功效。茶中甘菊花、霜桑叶清热解毒、疏风明目；橘红、炒枳壳、炒谷芽理气化痰、消食和中；芦根清热生津、利尿。

饮用宜忌

本茶适合患有早期高血压、恶心、呕吐等症者饮用。但肝旺脾虚、胸胁满闷、食欲不振、大便不通者不宜饮用。

主要材料

A
甘菊花…9克
霜桑叶…9克
炒谷芽…9克
芦根…10克

B
橘红…5克
炒枳壳…5克

做法用法

1. 将甘菊花、霜桑叶、炒谷芽、芦根、橘红、炒枳壳研为粗末。
2. 加水煎煮后，去渣取汁。
3. 每日1剂，代茶频饮。

药材食材 1
甘菊花

别名／野黄菊花、苦薏 。
性味／性微寒，味苦、辛。
功效／清热解毒。
主治／湿疹、皮炎、风热感冒。

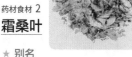

药材食材 2
霜桑叶

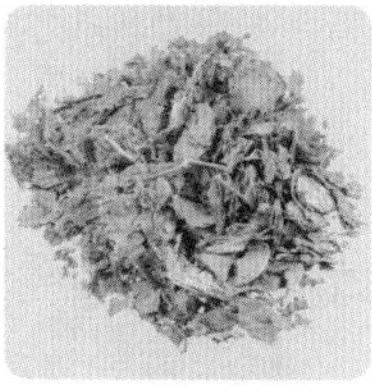

★ 别名
蚕叶、铁扇子、家桑。
◆ 性味
性寒，味苦、甘。
▲ 功效
疏散风热、清肺润燥、平肝明目、温中散寒。
● 主治
风热感冒、肺热燥咳、头晕头痛、目赤昏花。

药材食材 3
炒谷芽

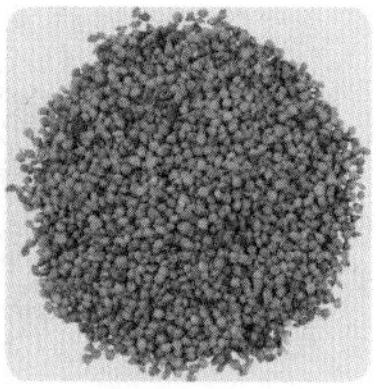

★ 别名
稻芽、谷芽、焦谷芽。
◆ 性味
性温，味甘。
▲ 功效
健脾开胃、消食化积、清热解毒。
● 主治
腹胀、泄泻、食欲不振、脚气、浮肿、口臭。

药材食材 4
芦根

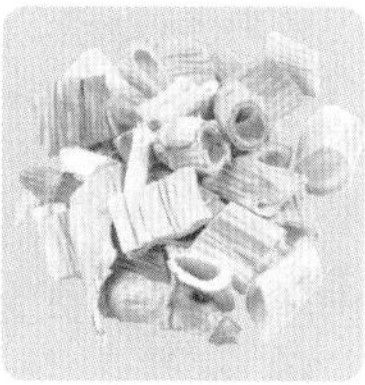

★ 别名
芦茅根、苇根、芦头。
◆ 性味
性寒，味甘。
▲ 功效
清热泻火、生津止渴、除烦、止呕、利尿。
● 主治
热病烦渴、胃热呕吐、肺热咳嗽、膀胱炎。

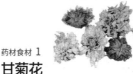

串雅三妙茶

清热解毒 消肿散结

茶疗功效

本茶具有清热解毒、消肿散结的功效。茶中金银花清热解毒、疏散风热；夏枯草清热泻火、散结消肿；蒲公英清热解毒、消肿散结。

饮用宜忌

本茶适宜患有肝火旺盛、淋巴结肿痛等症者饮用。但脾胃虚寒、厌食、便溏者不宜饮用。

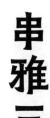

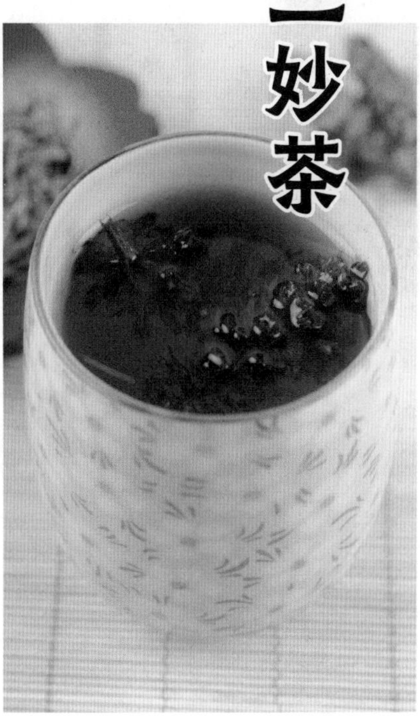

主要材料

A
- 金银花…15克
- 夏枯草…10克

B
- 蒲公英…15克
- 蜂蜜…适量

做法用法

1. 将夏枯草、金银花、蒲公英洗净，晾干。
2. 将药材放入杯中，加水冲泡20分钟后，取汁，加入蜂蜜即可饮用。
3. 每日1剂，15~20天为一疗程。

药材食材 1
夏枯草

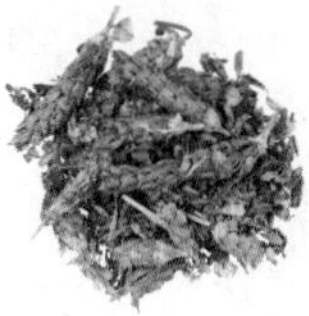

别名 / 麦穗夏枯草。

性味 / 性寒，味苦、辛。

功效 / 清热、散结。

主治 / 头痛、清肝火、降血压。

药材食材 2
金银花

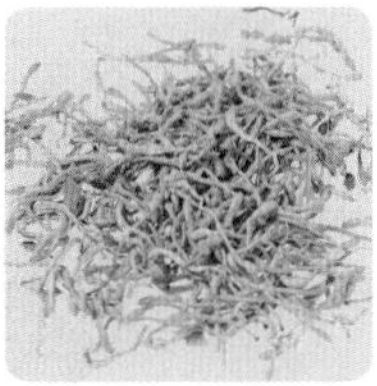

★ 别名

忍冬、忍冬花、金花。

◆ 性味

性寒，味甘。

▲ 功效

清热解毒、抗菌。

● 主治

中暑、泻痢、温病发热、热毒血痢、流感、表皮肿毒、牙周炎。

药材食材 3
蒲公英

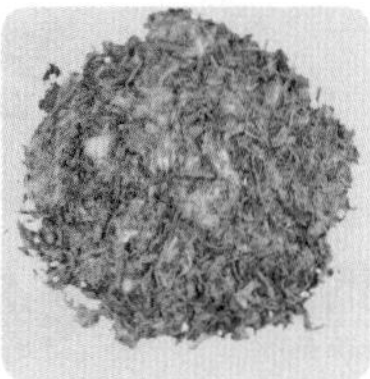

★ 别名

蒲公草、食用蒲公英、尿床草。

◆ 性味

性寒，味苦、甘。

▲ 功效

清热解毒、消肿散结、利尿利胆、平喘止咳。

● 主治

上呼吸道感染、眼结膜炎、高血糖、胃炎、肝炎。

药材食材 4
蜂蜜

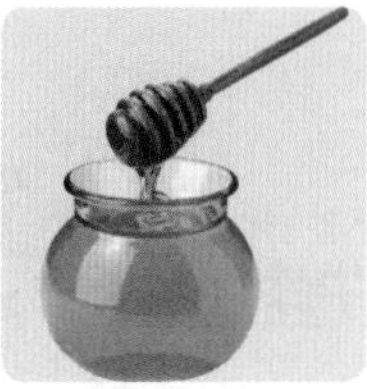

★ 别名

岩蜜、石蜜、石饴。

◆ 性味

性平，味甘。

▲ 功效

保护肝脏、补充体力、消除疲劳、抑菌杀菌。

● 主治

便秘、皮肤暗黄、失眠、贫血、神经系统疾病。

续断散茶

强筋壮骨 祛寒止痛

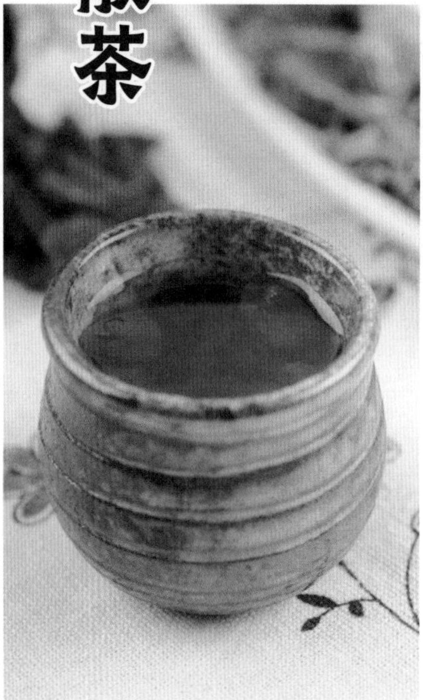

茶疗功效

本茶中续断补益肝肾、强筋健骨；牛膝补肝肾、强筋骨、活血止痛；枸杞子滋补肝肾、强身健体。共奏强筋壮骨、祛寒止痛的功效。

饮用宜忌

本茶适合肝肾亏虚、腰膝酸痛、足软无力者饮用。但脾虚泄泻、月经过多者以及孕妇不宜饮用。

主要材料

A 续断…15克
牛膝…15克

B 枸杞子…5克
蜂蜜…适量

做法用法

1. 将续断、牛膝、枸杞子放入锅中，用水煎煮。
2. 用茶漏滤渣取液，放入适量蜂蜜，即可饮用。
3. 每日1剂，不拘时代茶饮。

药材食材 1
续断

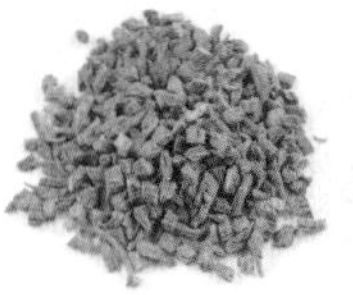

别名／川断、龙豆。

性味／性微温，味苦。

功效／益肾、健骨。

主治／腰背酸痛、肢节痿痹、跌仆损伤。

药材食材 2
牛膝

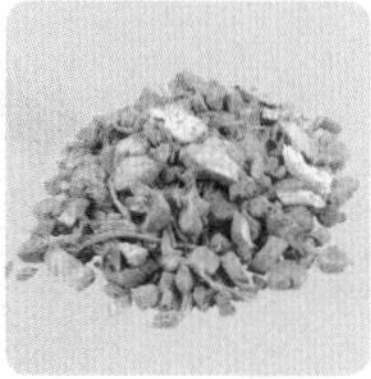

★ 别名
百倍、铁牛膝、杜牛膝。

◆ 性味
性平，味甘、微苦、酸。

▲ 功效
补肝肾、强筋骨、活血通经、利尿通淋。

● 主治
腰膝酸痛、下肢痿软、头痛、眩晕、咽喉肿痛。

药材食材 3
枸杞子

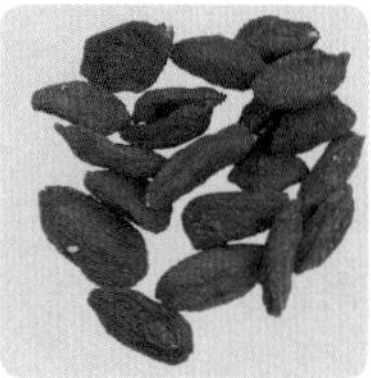

★ 别名
枸杞、苟起子、枸杞红实。

◆ 性味
性平，味甘。

▲ 功效
养肝润肺、滋补肝肾、益精明目、强身健体。

● 主治
虚劳精亏、腰膝酸痛、眩晕耳鸣、咳嗽。

药材食材 4
蜂蜜

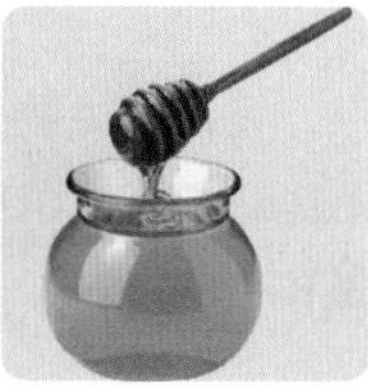

★ 别名
岩蜜、石蜜、石饴。

◆ 性味
性平，味甘。

▲ 功效
保护肝脏、补充体力、消除疲劳、抑菌杀菌。

● 主治
便秘、皮肤暗黄、失眠、贫血、神经系统疾病。

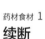

地骨茶

祛风止痛　疏通经络

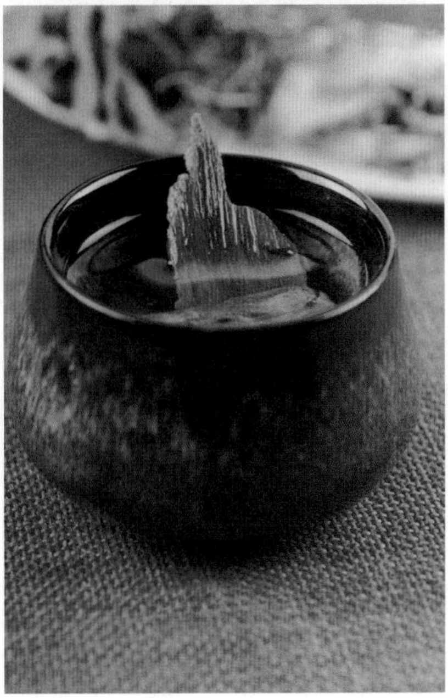

茶疗功效

本茶中地骨皮清热凉血；生石膏清热解毒、解肌止痛，配合荆芥穗祛风解痉、止痛。共奏祛风止痛、疏通经络的功效。

饮用宜忌

本茶适合患有三叉神经痛、血管紧张性头痛、梅尼埃病等症者饮用。但脾胃虚寒、血虚之人及孕妇不宜饮用。

主要材料

A
- 地骨皮…30克
- 生石膏…30克

B
- 荆芥穗…10克
- 蜂蜜…适量

做法用法

1. 将地骨皮、生石膏、荆芥穗共研细末。
2. 用热水冲泡药末，去渣取汁后，加入适量蜂蜜即可。
3. 每日1～2剂。

药材食材 1

地骨皮

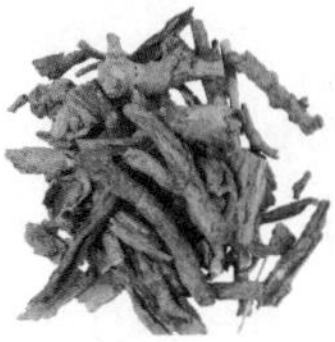

别名／杞根、地骨。

性味／性寒，味苦。

功效／凉血除蒸。

主治／肺热咳喘、高血压、痈肿、恶疮。

药材食材 2

荆芥穗

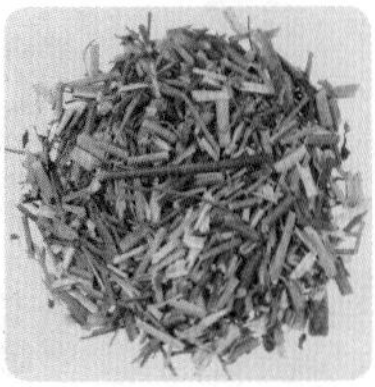

★ 别名

香荆荠、假苏、荆芥。

◆ 性味

性微温，味辛。

▲ 功效

解表散风、解痉止痛。

● 主治

感冒、头痛、麻疹、风疹。

药材食材 3

生石膏

★ 别名

石膏、灰泥、细石。

◆ 性味

性寒，味辛、甘。

▲ 功效

解肌清热、除烦止渴、清热解毒、止渴止痛。

● 主治

口渴咽干、肺热喘急、胃火头痛、牙痛、发斑、发疹。

药材食材 4

蜂蜜

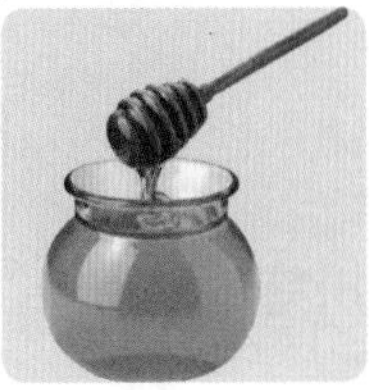

★ 别名

岩蜜、石蜜、石饴。

◆ 性味

性平，味甘。

▲ 功效

保护肝脏、补充体力、消除疲劳、抑菌杀菌。

● 主治

便秘、皮肤暗黄、失眠、贫血、神经系统疾病。

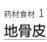

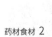

淫羊藿茶

壮阳止痛 祛风除湿

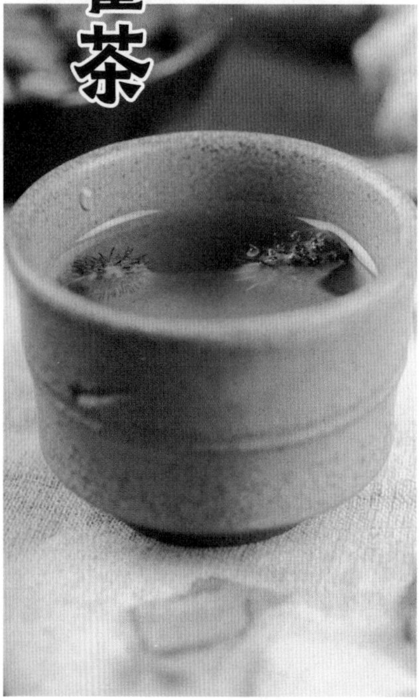

茶疗功效

本茶中淫羊藿补肾壮阳、祛风除湿；川芎行气活血，祛风止痛；枸杞子补肝肾；生姜和胃。共奏壮阳止痛，祛风除湿的功效。

饮用宜忌

本茶适合患有肝肾亏虚、气血运行受阻、腰部酸痛、肢体麻木等症者饮用。但体质虚弱者及孕妇不宜服用。

主要材料

A
淫羊藿…10克
川芎…10克

B
生姜…6克
枸杞子…适量

做法用法

1. 将淫羊藿、川芎研成药末，备用；将生姜切成末。
2. 将药末放入杯中，用水冲泡30分钟后，加入适量枸杞子和生姜末，即可饮用。
3. 每日1剂，分数次饮完。

药材食材 1
淫羊藿

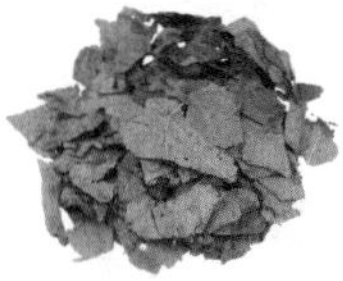

别名／刚前、仙灵脾。
性味／性温，味辛、甘。
功效／补肾壮阳。
主治／阳痿遗精、筋骨痿软、风湿痹痛。

药材食材 2
川芎

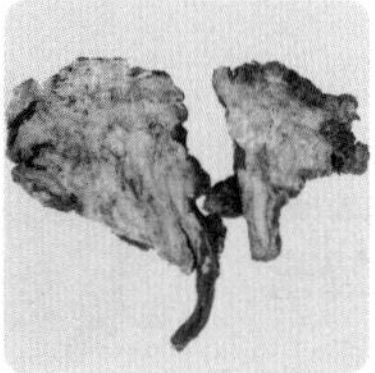

★ 别名
山鞠穷、芎䓖、香果。
◆ 性味
性温，味辛。
▲ 功效
活血行气、祛风止痛。
● 主治
月经不调、头痛眩晕、跌打损伤、风湿痹痛。

药材食材 3
生姜

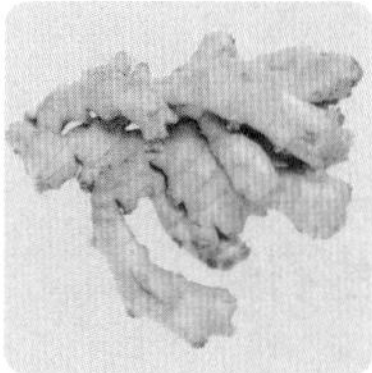

★ 别名
姜。
◆ 性味
性温，味辛。
▲ 功效
开胃止呕、化痰止咳、发汗解表、清热解毒。
● 主治
外感风寒、鼻子不通气、流清涕、腹痛。

药材食材 4
枸杞子

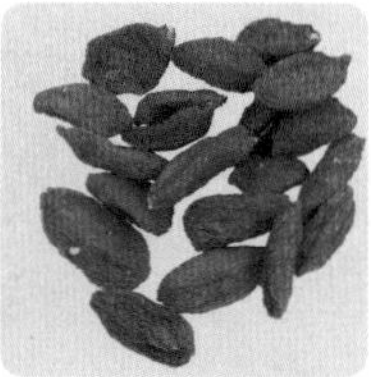

★ 别名
枸杞、苟起子、枸杞红实。
◆ 性味
性平，味甘。
▲ 功效
养肝润肺、滋补肝肾、益精明目、强身健体。
● 主治
腰膝酸痛、眩晕耳鸣、目昏不明、虚劳咳嗽。

防风羌活茶

祛风除湿 散热止痛

茶疗功效

本茶中防风解表除湿、祛风止痛；羌活祛风、燥湿、止痛；酒黄芩清热解毒。共奏祛风除湿、散热止痛的功效。

饮用宜忌

本茶适合患有因风寒引起的头痛、偏头痛、内伤头痛等症者饮用。但患有阴虚血热者不宜服用。

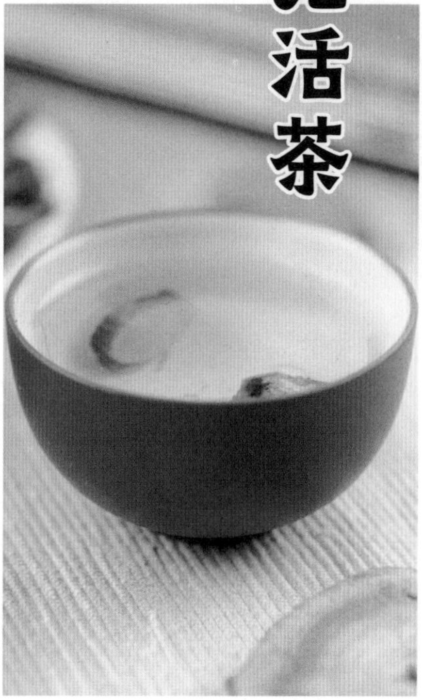

主要材料

A
防风…9克
羌活…9克
酒黄芩…3克

B
炙甘草…9克
蜂蜜…适量

做法用法

1. 将防风、羌活、酒黄芩、炙甘草研成粗末。
2. 将药末置于杯中，用开水冲泡20分钟后，加入适量蜂蜜。
3. 每日1剂，不拘时代茶饮。

药材食材 1

炙甘草

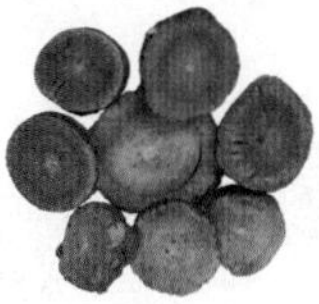

别名／草根、红甘草。

性味／性平，味甘。

功效／补脾和胃。

主治／脾胃虚弱、倦怠乏力、心悸气短。

药材食材 2

防风

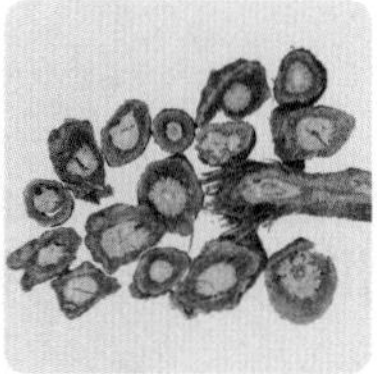

★ 别名

铜芸、百枝、屏风。

◆ 性味

性微温，味辛、甘。

▲ 功效

祛风解表、胜湿止痛、止痉定搐、发散风寒。

● 主治

外感表证、风疹瘙痒、风湿痹痛、破伤风。

药材食材 3

羌活

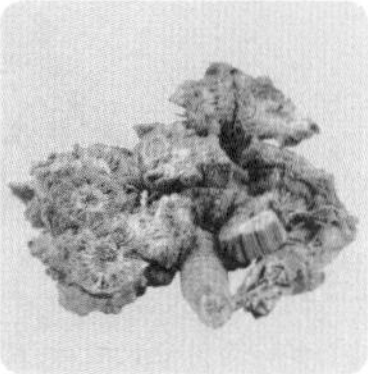

★ 别名

羌青、羌滑、黑药。

◆ 性味

性温，味辛、苦。

▲ 功效

解表、祛风湿、止痛。

● 主治

外感风寒、头痛无汗、浮肿、表皮肿毒。

药材食材 4

酒黄芩

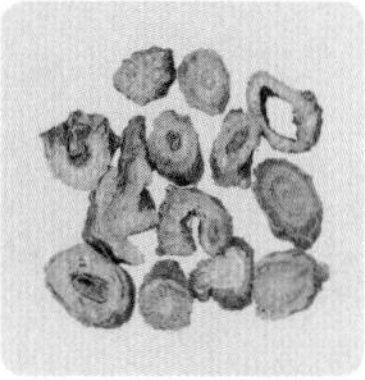

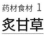

★ 别名

黄芩片。

◆ 性味

性寒，味苦。

▲ 功效

清热燥湿、泻火解毒、止血、安胎。

● 主治

湿热痞满、肺热咳嗽、高热烦渴、胎动不安。

薏仁寄生茶

祛风止痛 舒筋活络

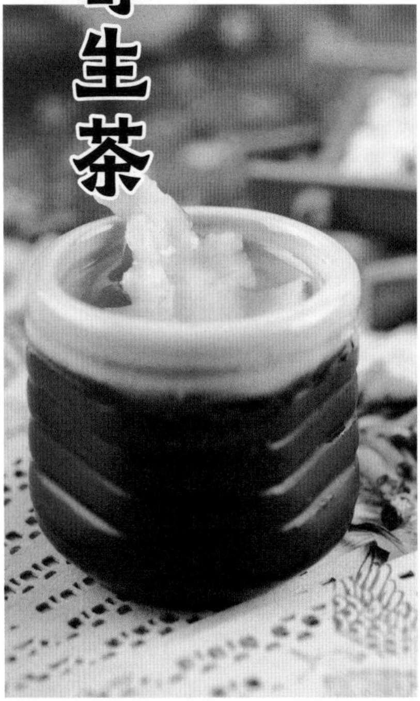

茶疗功效

本茶具有祛风止痛、舒筋活络的功效。茶中薏苡仁健脾利湿、清热、止痛；桑寄生补肝肾、强筋骨、除风湿、通经络；当归活血止痛；川续断补肾强筋、止痛。

饮用宜忌

本茶适宜患有关节疼痛、腰背疼痛者饮用，且可作为类风湿性关节炎、风湿性脊柱炎等病症的辅助治疗饮品，但孕妇不宜饮用。

主要材料

A
薏苡仁…30克
桑寄生…20克
当归…10克

B
川续断…10克
蜂蜜…适量

做法用法

1. 将薏苡仁、桑寄生、当归、川续断研成粗末。
2. 将药末置于杯中，用水冲泡30分钟后，加入蜂蜜即可。
3. 每日1剂，不拘时代茶饮。

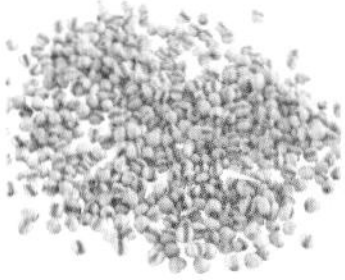

药材食材 1
薏苡仁

别名／薏仁、薏米。
性味／性凉，味甘、淡。
功效／健脾利湿。
主治／水肿、脚气、小便不利。

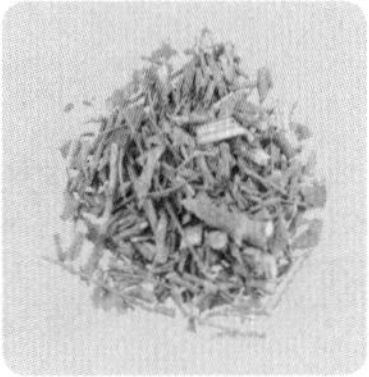

药材食材 2
桑寄生

★ 别名
桃树寄生、广寄生。
◆ 性味
性平，味苦、甘。
▲ 功效
补肝肾、强筋骨、祛风湿、安胎元。
● 主治
风湿痹痛、腰膝酸软、筋骨无力、胎动不安、头晕目眩。

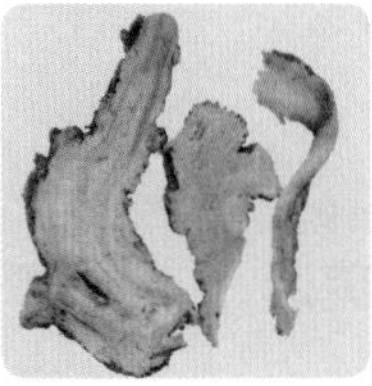

药材食材 3
当归

★ 别名
秦归、云归、西当归。
◆ 性味
性温，味甘、辛。
▲ 功效
美容养颜、清热解毒、补血活血。
● 主治
月经不调、虚寒腹痛、肠燥便秘、跌仆损伤。

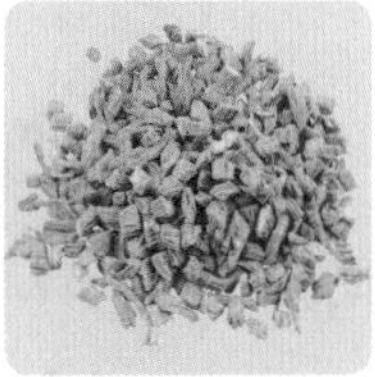

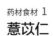

药材食材 4
川续断

★ 别名
川续断然 。
◆ 性味
性微温，味苦，辛。
▲ 功效
强筋骨、续折伤、活血祛瘀。
● 主治
肝肾不足、筋伤骨折、崩漏。

荆芥石膏茶

清利头目
祛风止痛

茶疗功效

本茶具有清利头目、祛风止痛的功效。茶中生石膏解肌清热、除烦止渴；荆芥穗祛风除湿、解痉止痛；碧螺春清热消暑，生津止渴；生姜和胃止呕。

饮用宜忌

本茶适宜患有风热上攻、突发头痛、发热恶风、面红目赤、口渴者饮用。但脾胃虚寒及血虚、阴虚发热者忌服。

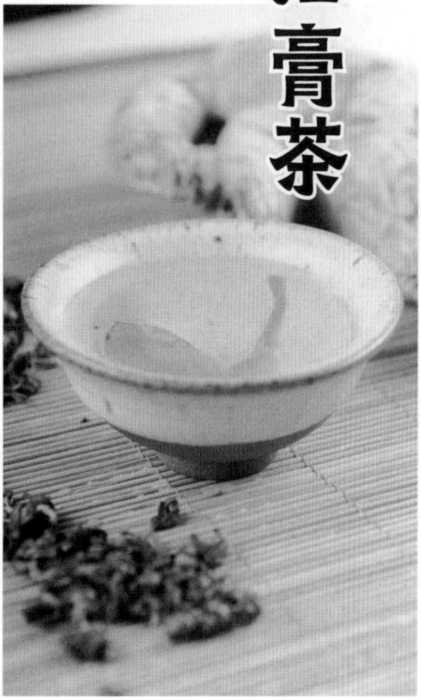

主要材料

A
- 荆芥穗…10克
- 生石膏…30克

B
- 碧螺春…6克
- 生姜…6克
- 蜂蜜…适量

做法用法

1. 将荆芥穗、生石膏共研细末；将生姜切丝。
2. 用水冲泡碧螺春，加入药末、生姜丝，冲泡15分钟后，加入蜂蜜即可饮用。
3. 每日1剂，不拘时代茶饮。

药材食材 1
荆芥穗

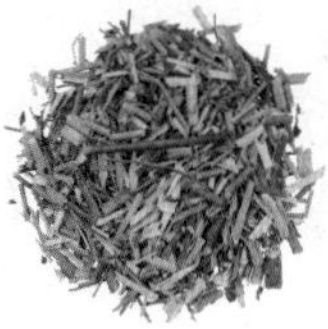

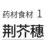

别名 / 香荆荠、假苏。

性味 / 性微温，味辛。

功效 / 解表散风。

主治 / 感冒、头痛、麻疹、风疹。

药材食材 2
生石膏

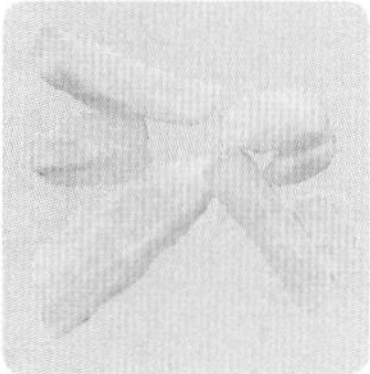

★ 别名
石膏、灰泥、细石。

◆ 性味
性寒，味辛、甘。

▲ 功效
解肌清热、除烦止渴、清热解毒、止渴止痛。

● 主治
口渴咽干、肺热喘急、中暑自汗、胃火头痛、牙痛。

药材食材 3
碧螺春

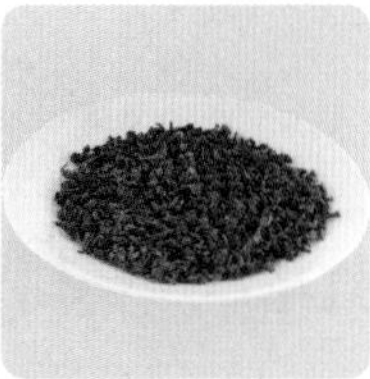

★ 别名
洞庭碧螺春。

◆ 性味
性寒，味苦。

▲ 功效
止渴生津、清热消暑、解毒消食、祛风解表。

● 主治
心血管疾病、失眠、便秘、心绞痛、腹痛。

药材食材 4
生姜

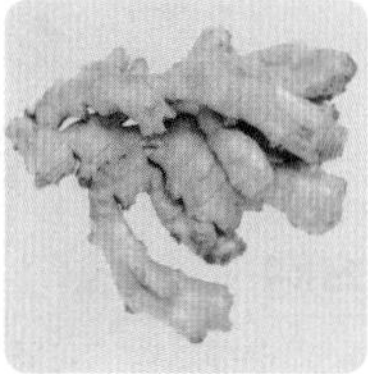

★ 别名
姜。

◆ 性味
性温，味辛。

▲ 功效
开胃止呕、化痰止咳、发汗解表、清热解毒。

● 主治
外感风寒、鼻子不通气、流清涕、腹痛。

侧柏红花茶

祛风活血
消肿止痛

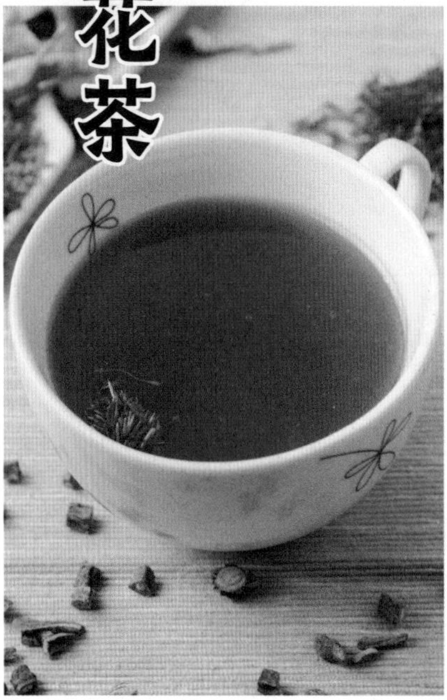

茶疗功效

本茶中侧柏叶凉血止血、祛风湿、散肿毒；红花活血止痛；羌活祛风止痛、通畅血脉；当归养血活血、润燥止痛。共奏祛风活血、消肿止痛的功效。

饮用宜忌

本茶适宜患有关节炎、外伤性关节炎等症者饮用，但阴亏、气虚、尿频者及孕妇均不宜服用。

主要材料

A
侧柏叶…15克
红花…6克
当归…6克
羌活…6克

B
蜂蜜…适量
枸杞子…适量

做法用法

1. 将侧柏叶、当归、红花、羌活研成粗末，备用。
2. 将药末置于杯中，用水冲泡30分钟后，加入适量蜂蜜和枸杞子，即可饮用。
3. 每日1剂。

药材食材 1
侧柏叶

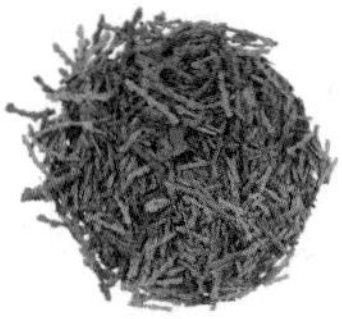

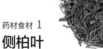

别名 / 柏叶、扁柏叶。

性味 / 性寒，味苦、涩。

功效 / 凉血止血。

主治 / 风湿痹痛、高血压、咳嗽。

药材食材 2
当归

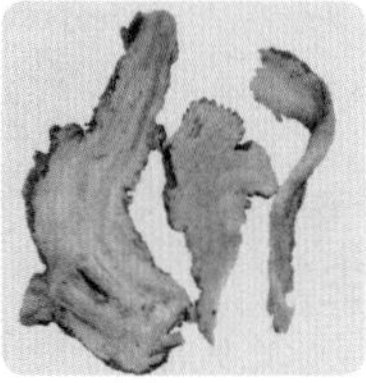

★ 别名
秦归、云归、西当归。

◆ 性味
性温，味甘、辛。

▲ 功效
美容养颜、活血补血、抑菌杀菌。

● 主治
月经不调、闭经痛经、虚寒腹痛、肠燥便秘。

药材食材 3
红花

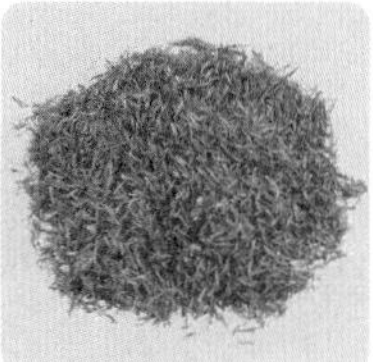

★ 别名
草红、刺红花。

◆ 性味
性温，味辛。

▲ 功效
活血通经、祛瘀止痛、抗氧化。

● 主治
胸痹心痛、跌打瘀肿、关节疼痛、中风瘫痪、斑疹紫暗。

药材食材 4
羌活

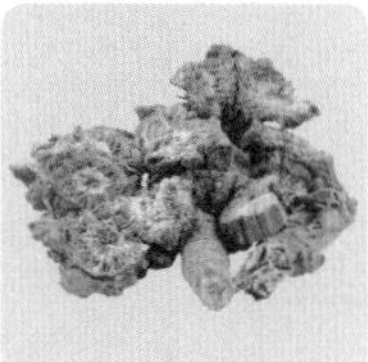

★ 别名
羌青、羌滑、黑药。

◆ 性味
性温，味辛、苦。

▲ 功效
辛温解表、祛风湿、止痛。

● 主治
外感风寒、头痛无汗、风水浮肿、表皮肿毒。

黄芩白芷茶

清热燥湿　祛风止痛

茶疗功效

本茶中黄芩清热燥湿、抗菌、消炎，搭配祛风燥湿、止痛、善治眉棱骨痛的白芷，主要用于缓解各种头痛。共奏清热燥湿、祛风止痛的功效。

饮用宜忌

本茶适宜患有三叉神经痛、湿热上蒸者饮用，且可用于中医辨证属湿热蕴痰的高血压所致的头痛、头晕。但脾胃虚寒者不宜服用。

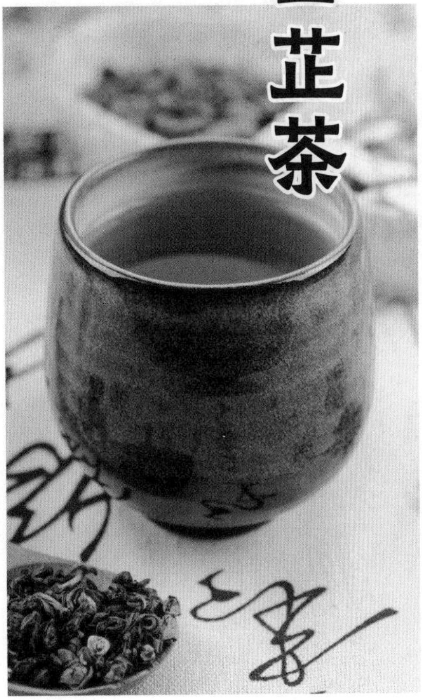

主要材料

A
- 黄芩…10克
- 白芷…10克

B
- 碧螺春…6克
- 蜂蜜…适量

做法用法

1. 将黄芩、白芷研成细末，备用。
2. 将药末置于杯中，加入碧螺春，用热水冲泡10分钟后，加入蜂蜜。
3. 分次代茶饮用，1日内饮完。

药材食材 1

黄芩

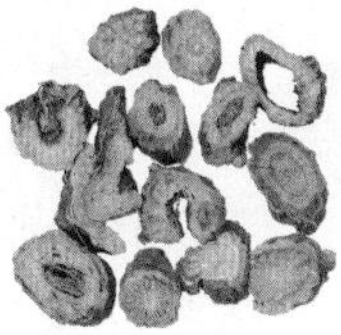

别名 / 山茶根、黄芩茶。

性味 / 性寒，味苦。

功效 / 清热燥湿。

主治 / 中暑、胸闷呕恶、湿热痞满。

药材食材 2

白芷

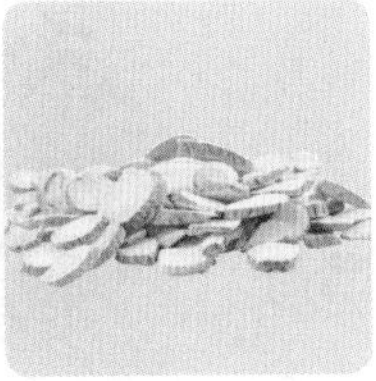

★ 别名

芳香、苻蓠、泽芬。

◆ 性味

性温，味辛。

▲ 功效

祛风湿、活血排脓、生肌止痛、清热抗炎。

● 主治

头痛、牙痛、肠风痔漏、赤白带下、痈疽疮疡。

药材食材 3

碧螺春

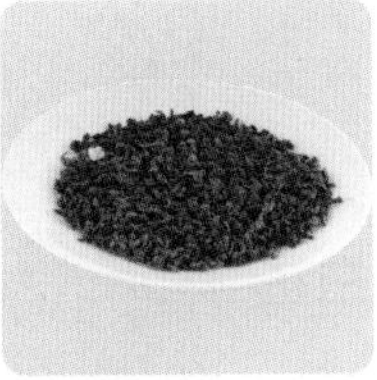

★ 别名

洞庭碧螺春。

◆ 性味

性寒，味苦。

▲ 功效

止渴生津、清热消暑、解毒消食、祛风解表。

● 主治

心血管疾病、失眠、便秘、心绞痛、腹痛。

药材食材 4

蜂蜜

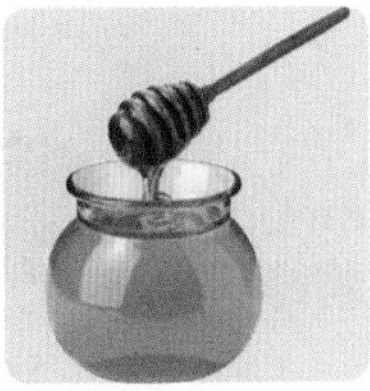

★ 别名

岩蜜、石蜜、石饴。

◆ 性味

性平，味甘。

▲ 功效

保护肝脏、补充体力、消除疲劳、抑菌杀菌。

● 主治

便秘、皮肤暗黄、失眠、贫血、神经系统疾病。

茶调散茶

疏风散寒 活血止痛

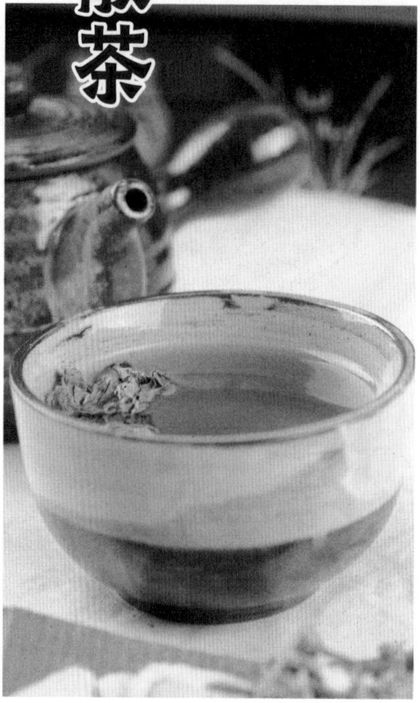

茶疗功效

本茶具有疏风散寒、活血止痛的功效。茶中川芎行气开郁、活血止痛；白芷祛风散寒、通窍止痛；薄荷清利头目。

饮用宜忌

本茶适宜患有偏正头痛、头昏目胀、感冒风邪、鼻塞声重者饮用，但患有胃溃疡者需餐后饮用。

主要材料

A
川芎…10克
白芷…10克
碧螺春…6克

B
薄荷…9克
蜂蜜…适量

做法用法

1. 将川芎、白芷、薄荷研成粗末，备用。
2. 将药末及碧螺春置于杯中，用水冲泡10分钟后，加入适量蜂蜜，即可饮用。
3. 每日1剂。

药材食材 1
川芎

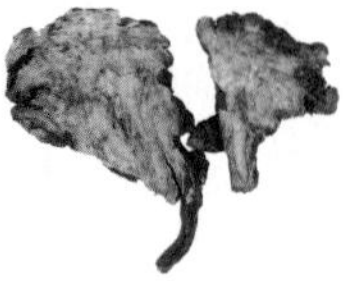

别名／山鞠穷、芎䓖。
性味／性温，味辛。
功效／祛风活血。
主治／月经不调、胸胁疼痛。

药材食材 2
碧螺春

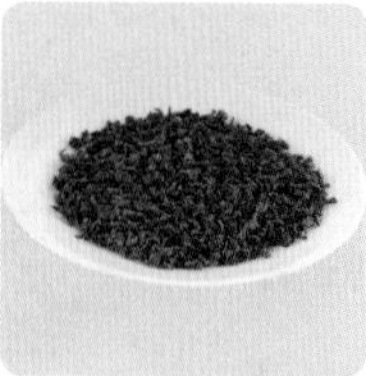

★ 别名
洞庭碧螺春。
◆ 性味
性寒，味苦。
▲ 功效
止渴生津、清热消暑、解毒消食、祛风解表。
● 主治
心血管疾病、失眠、便秘、心绞痛、腹痛。

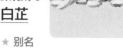

药材食材 3
白芷

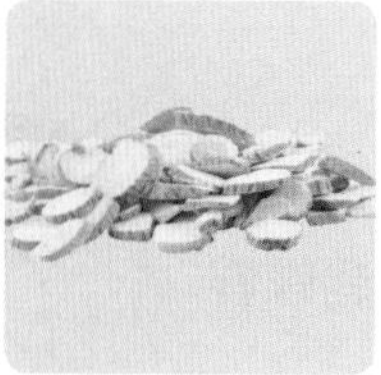

★ 别名
芳香、苻蓠、泽芬。
◆ 性味
性温，味辛。
▲ 功效
祛风散寒、通窍止痛、消肿排脓。
● 主治
头痛、牙痛、肠风痔漏、痈疽疮疡。

药材食材 4
薄荷

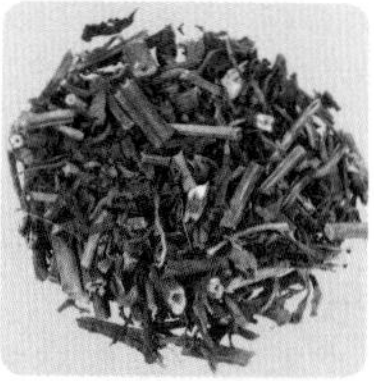

★ 别名
野薄荷、夜息香、南薄荷。
◆ 性味
性凉，味辛。
▲ 功效
疏散风热、清利头目、利咽、透疹、疏肝行气。
● 主治
头痛、咽喉肿痛、胸胁胀闷、口疮、目赤。

芝麻白术茶

祛风燥湿 养血舒筋

茶疗功效

本茶中芝麻补肝肾、润五脏；白术健脾益气、燥湿除痹；威灵仙祛风湿、通经络。共奏祛风燥湿、养血舒筋的功效。

饮用宜忌

本茶适宜患有脾肾亏虚、腰痛、四肢酸软、麻木者饮用。但脾虚便溏者不宜饮用。

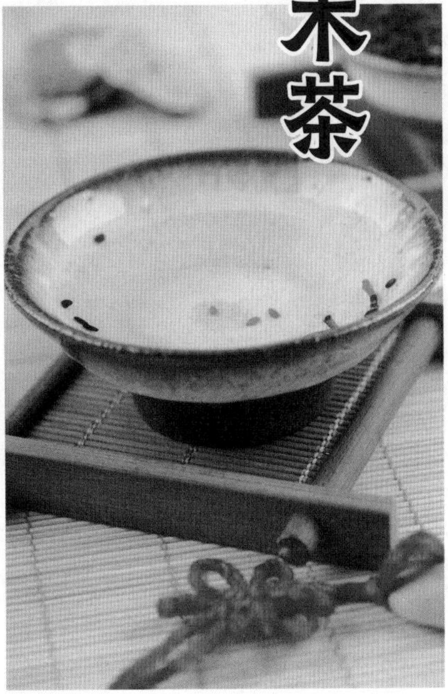

主要材料

A 芝麻…100克
白术…100克

B 威灵仙…20克
蜂蜜…适量

做法用法

1. 将芝麻、白术、威灵仙研成粗末，备用。
2. 每次选25克药末置于杯中，用水冲泡15分钟后，加入适量蜂蜜，即可饮用。
3. 每日1剂，不拘时代茶饮。

药材食材 1
芝麻

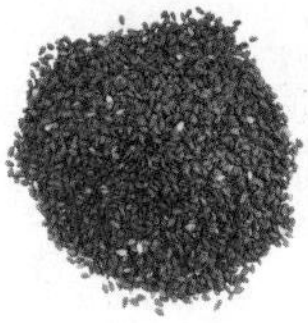

别名／土胡麻、黑芝麻。

性味／性温，味苦。

功效／补血明目。

主治／治疗头晕耳鸣、高血压、高血脂。

药材食材 2
白术

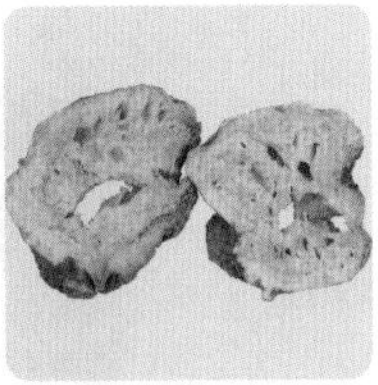

★ 别名

于术、冬术、冬白术。

◆ 性味

性温，味苦、甘。

▲ 功效

健脾益气、燥湿利水、止汗、安胎。

● 主治

脾虚食少、腹胀泄泻、痰饮眩悸、水肿、胎动不安。

药材食材 3
威灵仙

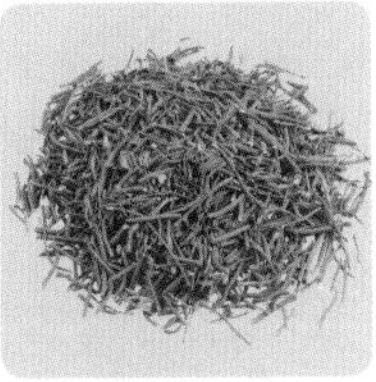

★ 别名

铁脚威灵仙、百条根。

◆ 性味

性温，味辛。

▲ 功效

祛风除湿、通络止痛、消痰水、调节血脂。

● 主治

痛风顽痹、风湿痹痛、肢体麻木、腰膝冷痛、筋脉拘挛。

药材食材 4
蜂蜜

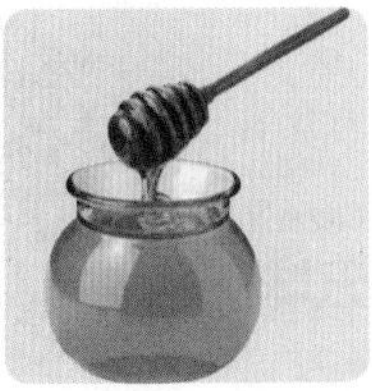

★ 别名

岩蜜、石蜜、石饴。

◆ 性味

性平，味甘。

▲ 功效

保护肝脏、补充体力、消除疲劳、抑菌杀菌。

● 主治

便秘、皮肤暗黄、失眠、贫血、神经系统疾病。

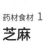

杞子五味茶

敛汗止汗 养阴生精

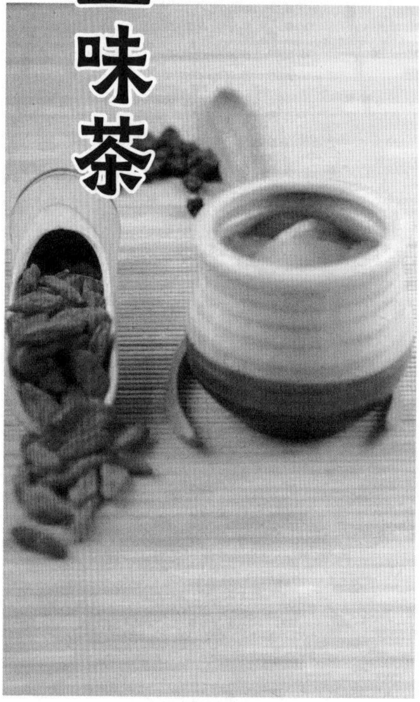

茶疗功效

本茶是一款固精正气茶；具有敛汗止汗、养阴生精的功效。茶中枸杞子养肝润肺、滋补肝肾；五味子益气生津、收敛止汗。

饮用宜忌

本茶适宜睡眠不安、记忆力减退等症者饮用，可作为慢性肝病、肺结核、糖尿病等症的辅助饮品。

主要材料

A
枸杞子…20克
五味子…9克

B
生姜…6克
蜂蜜…适量

做法用法

1. 将五味子研成粗末；生姜切丝，备用。
2. 将五味子末、生姜丝、枸杞子一同放入杯中，用沸水冲泡 15 分钟后，加入适量蜂蜜，即可饮用。
3. 每日1剂，不拘时代茶饮。

药材食材 1
枸杞子

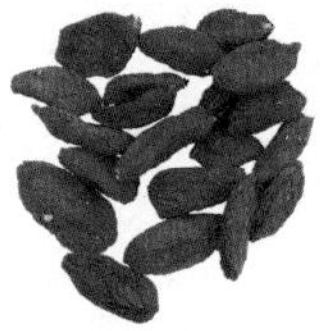

别名／枸杞、苟起子。
性味／性平，味甘。
功效／滋补肝肾。
主治／虚劳精亏、腰膝酸痛、眩晕耳鸣。

药材食材 2
五味子

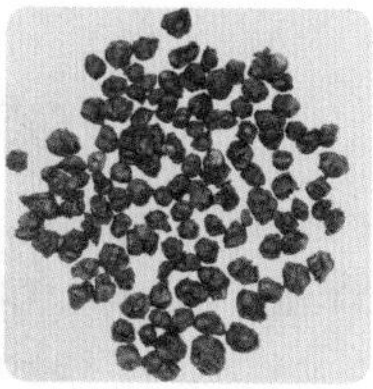

★ 别名
山花椒、秤砣子、面藤。
◆ 性味
性温，味酸、甘。
▲ 功效
收敛固涩、益气生津、补肾健脾、安心安神。
● 主治
久嗽虚喘、久泻不止、内热消渴、心悸失眠。

药材食材 3
生姜

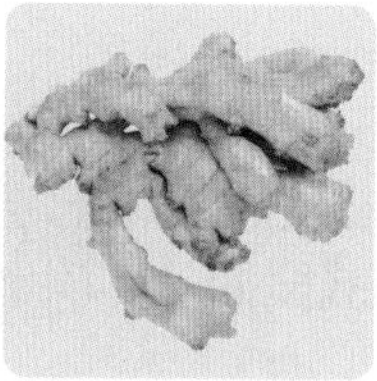

★ 别名
姜。
◆ 性味
性温，味辛。
▲ 功效
开胃止呕、化痰止咳、发汗解表、清热解毒。
● 主治
外感风寒、鼻子不通气、流清涕、腹痛。

药材食材 4
蜂蜜

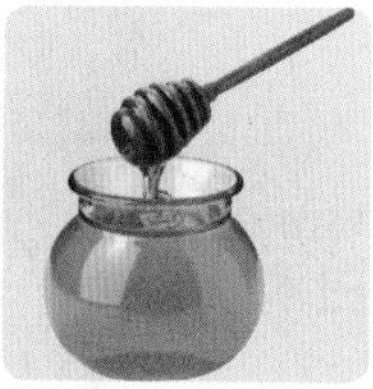

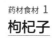

★ 别名
岩蜜、石蜜、石饴。
◆ 性味
性平，味甘。
▲ 功效
保护肝脏、补充体力、消除疲劳、抑菌杀菌。
● 主治
便秘、皮肤暗黄、失眠、贫血、神经系统疾病。

柏叶茶

凉血止血　涩肠止痢

主要材料

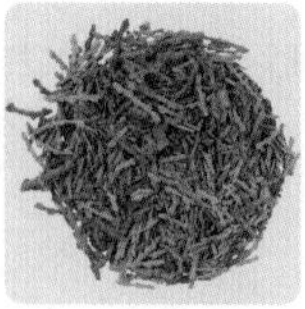

药材食材
侧柏叶

A
侧柏叶…10克
枸杞子…6克

B
生姜…5克
蜂蜜…适量

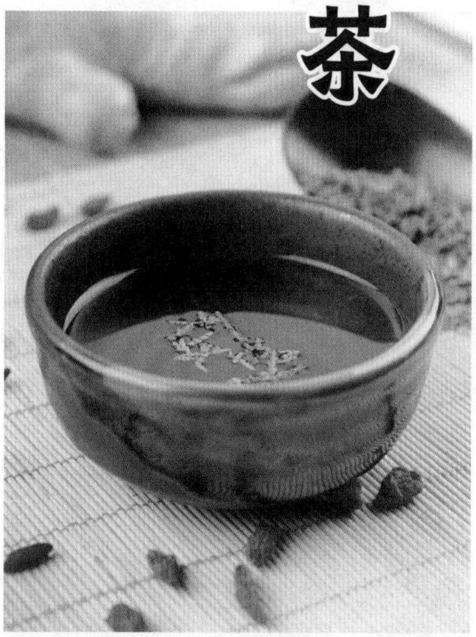

做法用法

1. 侧柏叶洗净，切碎，研末；生姜切丝。
2. 将侧柏叶末、生姜丝、枸杞子放入杯中，用热水冲泡10分钟后，加入适量蜂蜜，即可饮用。
3. 每日1剂，不拘时代茶饮。

茶疗功效

本茶具有凉血止血、涩肠止痢的功效。茶中侧柏叶凉血止血、涩肠止痢；枸杞子滋补肝肾、益精明目；生姜温中止呕、散寒解表。

金樱子茶

固精缩尿　涩肠止泻

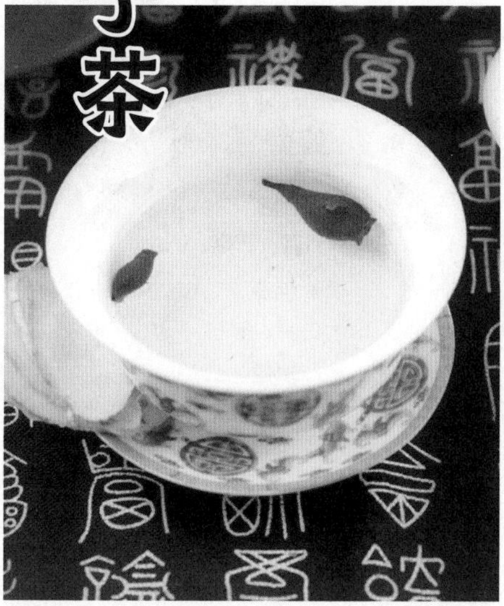

主要材料

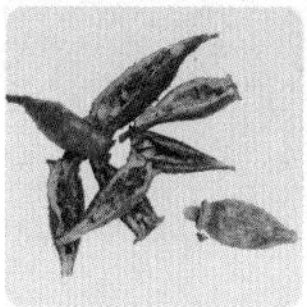

药材食材
金樱子

A
金樱子…10克
生姜…6克

B
枸杞子…5克
蜂蜜…适量

做法用法

1. 金樱子，去净子毛，捣碎，研末；生姜切丝。
2. 将金樱子末、姜丝、枸杞子放入杯中，用沸水冲泡15分钟，加入适量蜂蜜，即可饮用。
3. 每日1剂，代茶频饮。

茶疗功效

本茶中金樱子固精缩尿，涩肠止泻；枸杞子滋补肝肾、益精明目；生姜温中和胃。共奏固精缩尿、涩肠止泻的功效。

陈艾叶茶

温中理气 除湿止痢

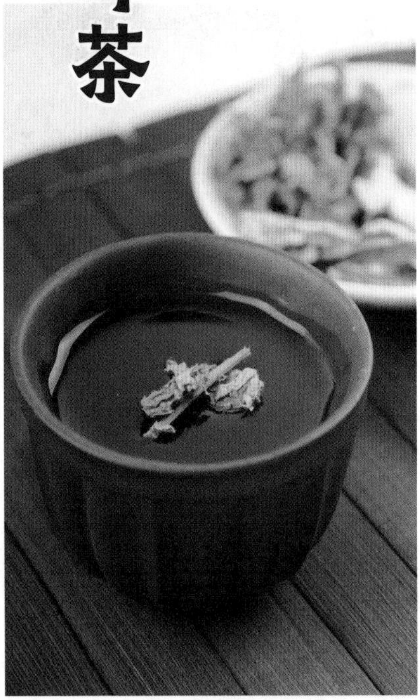

茶疗功效

本茶具有温中理气、除湿止痢的功效，其中陈艾叶有散寒止痛的作用，配陈皮、生姜可健脾理气、开胃和中。

饮用宜忌

本茶适宜大便次数增多、腹部冷痛、喜温喜按、小便清长、舌淡苔白等症者饮用。

主要材料

A
陈艾叶…10克
陈皮…10克

B
生姜…6克
蜂蜜…适量

做法用法

1.将陈艾叶、陈皮研成粗末；生姜切丝。
2. 将药末、生姜丝放入杯中，用沸水冲泡15分钟后，加入适量蜂蜜，即可饮用。
3. 每日1~2剂。

药材食材 1
陈艾叶

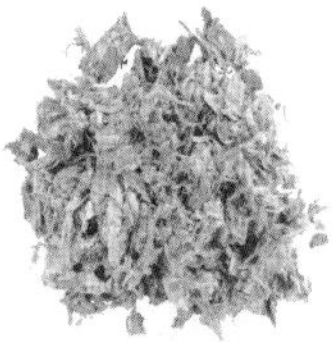

别名 / 艾蒿、杜艾叶。
性味 / 性温，味辛、苦。
功效 / 散寒止痛。
主治 / 少腹冷痛、经寒不调、宫冷不孕。

药材食材 2
陈皮

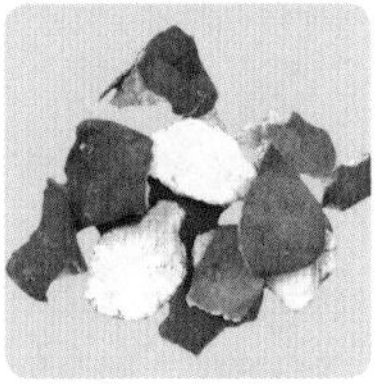

★ 别名
橘皮、黄橘皮。
◆ 性味
性温，味辛、苦。
▲ 功效
理气健脾、调中燥湿、化痰。
● 主治
消化不良、湿浊阻中所致胸闷腹胀、纳呆便溏。

药材食材 3
生姜

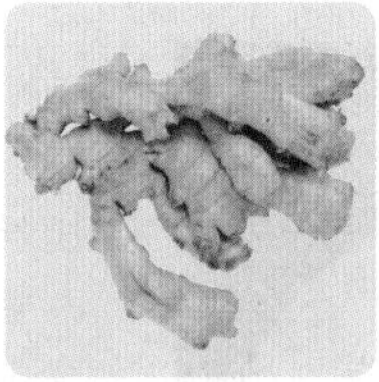

★ 别名
姜。
◆ 性味
性温，味辛。
▲ 功效
开胃止呕、化痰止咳、发汗解表、清热解毒。
● 主治
外感风寒、流清涕、腹痛、头痛发烧。

药材食材 4
蜂蜜

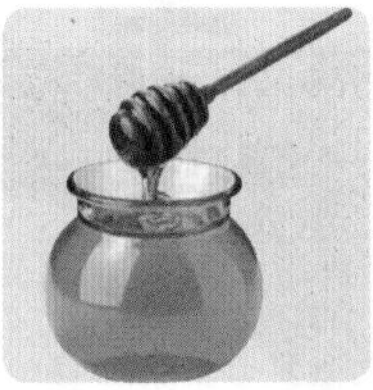

★ 别名
岩蜜、石蜜、石饴。
◆ 性味
性平，味甘。
▲ 功效
保护肝脏、补充体力、消除疲劳、抑菌杀菌。
● 主治
便秘、皮肤暗黄、失眠、贫血、神经系统疾病。

生脉饮

益气生津　固表止汗

茶疗功效

本茶中人参大补元气、补脾益肺；麦门冬养阴生津、清心除烦；五味子益气生津、固表止汗。共奏益气生津、固表止汗的功效。

饮用宜忌

本茶适宜体倦气短、口渴多汗、脉虚弱、久咳气弱、口渴自汗者饮用，但患有急性感染性疾病者不宜饮用。

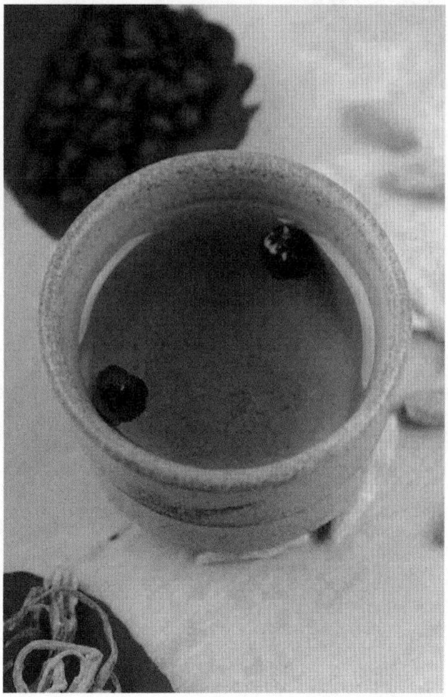

主要材料

A
- 人参…5克
- 麦门冬…15克
- 五味子…10克

B
- 枸杞子…适量

做法用法

1. 将麦门冬、五味子研成粗末；人参切片。
2. 将人参片、麦门冬及五味子药末、枸杞子放入杯中，用沸水冲泡10分钟，即可饮用。
3. 每日1剂，不拘时代茶饮。

药材食材 1

人参

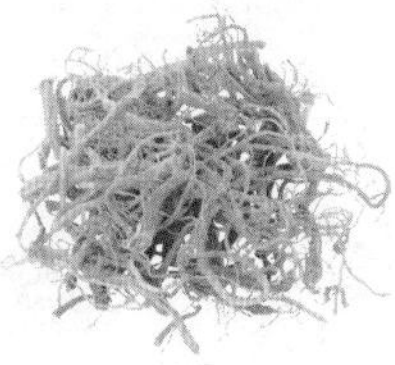

别名 / 山参、园参。

性味 / 性平，味甘、微苦。

功效 / 大补元气。

主治 / 劳伤虚损、厌食、倦怠。

药材食材 2

麦门冬

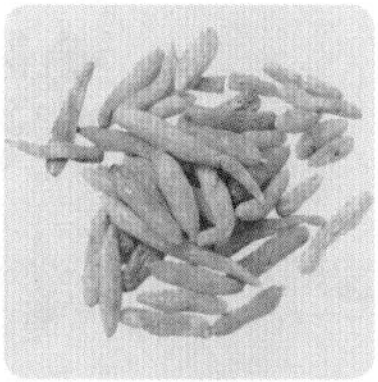

★ 别名

麦冬、不死药。

◆ 性味

性寒，味甘、微苦。

▲ 功效

滋阴润肺、益胃生津、清心除烦、止渴止咳。

● 主治

肺燥干咳、阴虚劳嗽、津伤口渴、心烦失眠。

药材食材 3

五味子

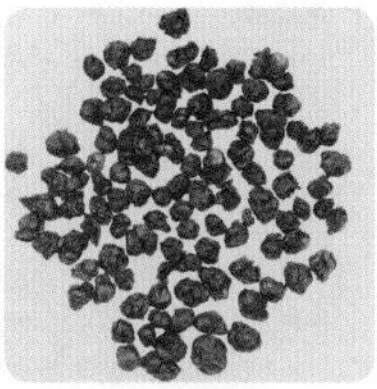

★ 别名

山花椒、秤砣子、面藤。

◆ 性味

性温，味酸、甘。

▲ 功效

收敛固涩、益气生津、补肾健脾、安心宁神。

● 主治

久嗽虚喘、久泻不止、自汗、盗汗。

药材食材 4

蜂蜜

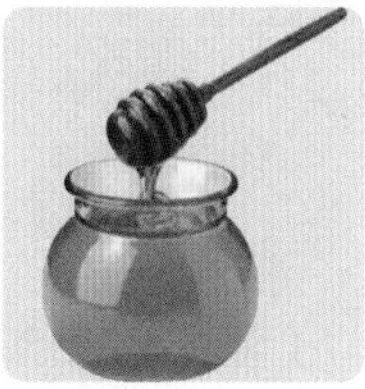

★ 别名

岩蜜、石蜜、石饴。

◆ 性味

性平，味甘。

▲ 功效

保护肝脏、补充体力、消除疲劳、抑菌杀菌。

● 主治

便秘、皮肤暗黄、失眠、贫血、神经系统疾病。

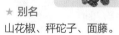

石榴皮茶

固涩止带 止泻止痢

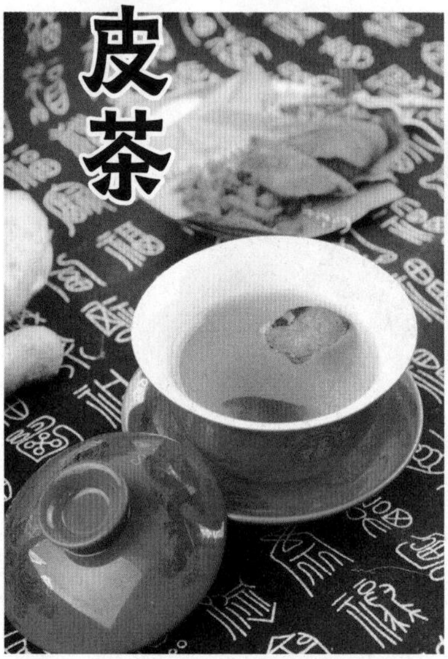

主要材料

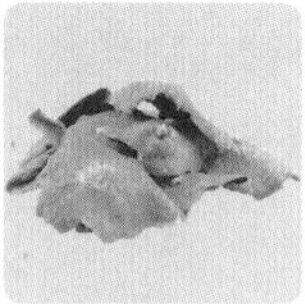

药材食材
石榴皮

A 石榴皮…30克 生姜…6克
B 枸杞子…5克 蜂蜜…适量

做法用法

1. 将石榴皮研成粗末；生姜切丝。
2. 将石榴皮末、生姜丝、枸杞子放入杯中，用沸水冲泡20分钟后，加入适量蜂蜜即可饮用。
3. 每日1剂，不拘时代茶饮。

茶疗功效

本茶中石榴皮可收敛止涩，临床常用于久泻久痢、脱肛下血及崩中带下；生姜温中和胃；枸杞子补益肝肾。共奏固涩止带、止泻止痢的功效。

香菇茶

补胃健脾 增进食欲

主要材料

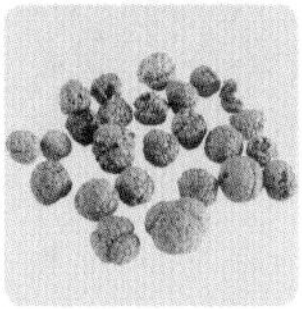

药材食材
草豆蔻

A 香菇…5克 草豆蔻…5克
B 茶叶…3克 蜂蜜…适量

做法用法

1. 将香菇、草豆蔻、茶叶置杯中。
2. 用沸水冲泡10分钟后，加入适量蜂蜜，即可饮用。
3. 每日1剂，不拘时代茶饮。

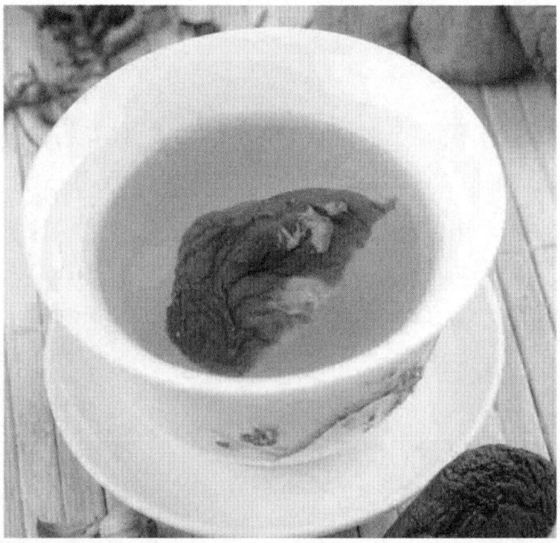

茶疗功效

本茶具有补胃健脾、增进食欲的功效。茶中香菇香气沁人、开胃消食、增加食欲；草豆蔻化湿消痞、行气温中、开胃消食。

碧螺春甘草茶

润燥通便

益气生津

茶疗功效

本茶具有润燥通便、益气生津的功效。茶中碧螺春止渴生津、祛风解表；甘草补脾益气；枸杞子养肝明目；蜂蜜保护肝脏、消除疲劳。

饮用宜忌

本茶适宜心烦、口渴、便秘、腹痛者饮用。但大便溏薄者不宜饮用。

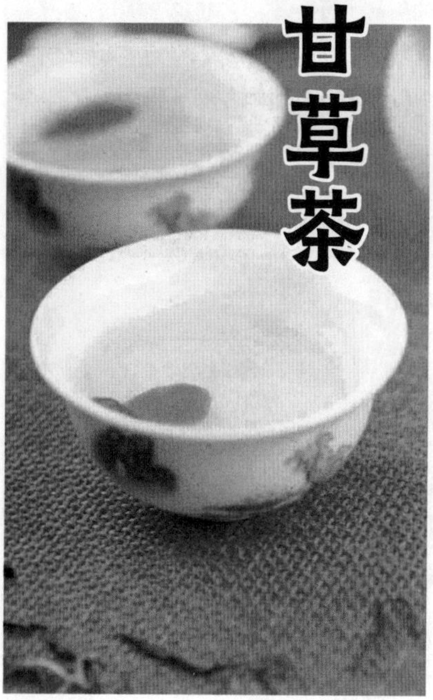

主要材料

A
- 碧螺春…3克
- 甘草…5克

B
- 枸杞子…3克
- 蜂蜜…适量

做法用法

1. 将碧螺春、枸杞子、甘草放入锅中。
2. 倒入沸水，冲泡10分钟后，加入适量蜂蜜即可饮用。
3. 每日1剂，分2次温服。

药材食材 1

碧螺春

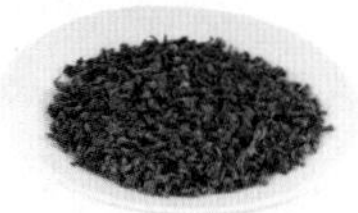

别名 / 洞庭碧螺春。

性味 / 性寒，味苦。

功效 / 止渴生津。

主治 / 心血管疾病、失眠、便秘、心绞痛。

药材食材 2

甘草

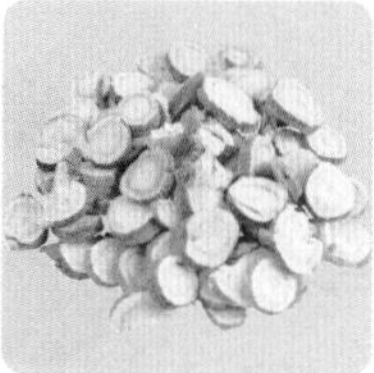

★ 别名

粉甘草、甘草梢、甜根子。

◆ 性味

性平，味甘。

▲ 功效

补脾益气、清热解毒、祛痰止咳、调和诸药。

● 主治

脾胃虚弱、倦怠乏力、心悸气短、咳嗽痰多。

药材食材 3

枸杞子

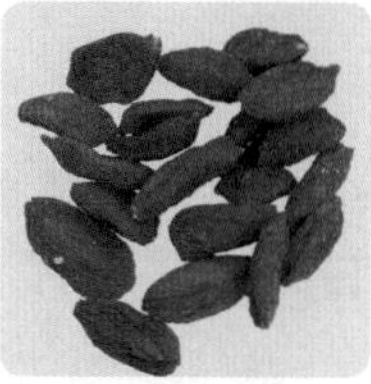

★ 别名

生枸杞、苟起子。

◆ 性味

性平，味甘。

▲ 功效

养肝润肺、滋补肝肾、益精明目、强身健体。

● 主治

虚劳精亏、腰膝酸痛、眩晕耳鸣、贫血。

药材食材 4

蜂蜜

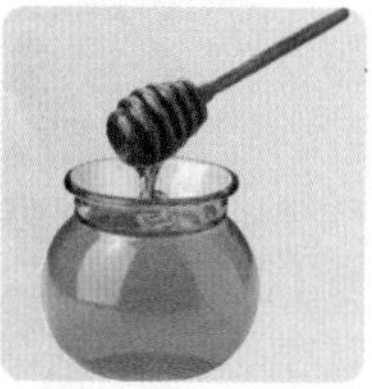

★ 别名

岩蜜、石蜜、石饴。

◆ 性味

性平，味甘。

▲ 功效

保护肝脏、补充体力、消除疲劳、抑菌杀菌。

● 主治

便秘、皮肤暗黄、失眠、贫血、神经系统疾病。

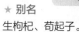

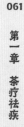

灯心草茶

清热降火 利尿通淋

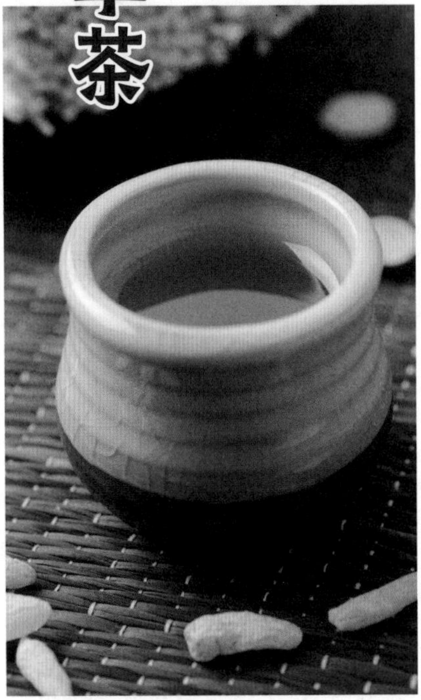

茶疗功效

本茶是一款利尿消肿茶，茶中灯心草清热降火、通利小便；麦门冬养阴生津、清心除烦；甘草益气补中、清热解毒。共奏清热降火、利尿通淋的功效。

饮用宜忌

本茶适宜患有尿道感染、尿道结石、膀胱炎、失眠、口舌生疮者饮用。但小便清长者不宜服用。

主要材料

A
灯心草…10克
麦门冬…5克

B
甘草…2克
蜂蜜…适量

做法用法

1. 将灯心草、麦门冬、甘草研成粗末。
2. 将药末放入杯中，用热水冲泡15分钟后，加入适量的蜂蜜，即可饮用。
3. 每日1剂，代茶温饮。

药材食材 1

灯心草

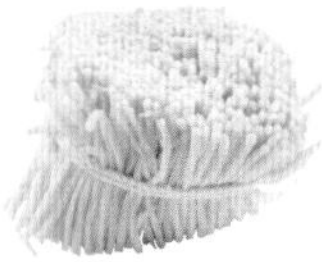

别名 / 蔺草、龙须草。

性味 / 性微寒，味甘、淡。

功效 / 清热利水。

主治 / 淋病、水肿、心烦不寐。

药材食材 2

麦门冬

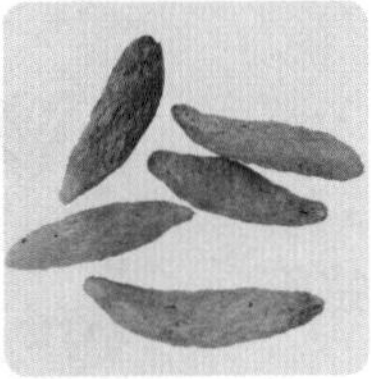

★ 别名

麦冬、不死药。

◆ 性味

性寒，味甘、微苦。

▲ 功效

滋阴润肺、益胃生津、清心除烦、止咳止渴。

● 主治

肺燥干咳、阴虚劳嗽、津伤口渴、心烦失眠。

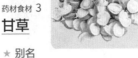

药材食材 3

甘草

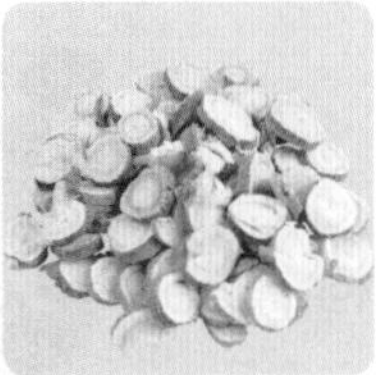

★ 别名

粉甘草、甘草梢、甜根子。

◆ 性味

性平，味甘。

▲ 功效

补脾益气、清热解毒、祛痰止咳、缓急止痛。

● 主治

脾胃虚弱、倦怠乏力、咳嗽痰多、痈肿疮毒。

药材食材 4

蜂蜜

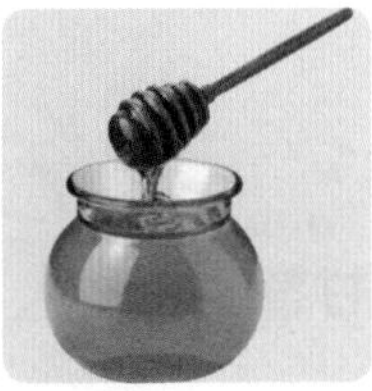

★ 别名

岩蜜、石蜜、石饴。

◆ 性味

性平，味甘。

▲ 功效

保护肝脏、补充体力、消除疲劳、抑菌杀菌。

● 主治

便秘、皮肤暗黄、失眠、贫血、神经系统疾病。

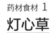

小麦茶

清热通淋　润燥生津

主要材料

药材食材
小麦

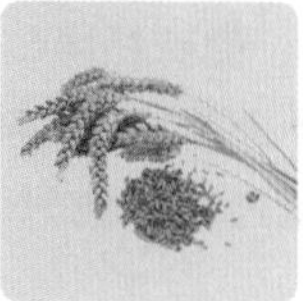

A 小麦…50克
通草…9克

B 枸杞子…5克
蜂蜜…适量

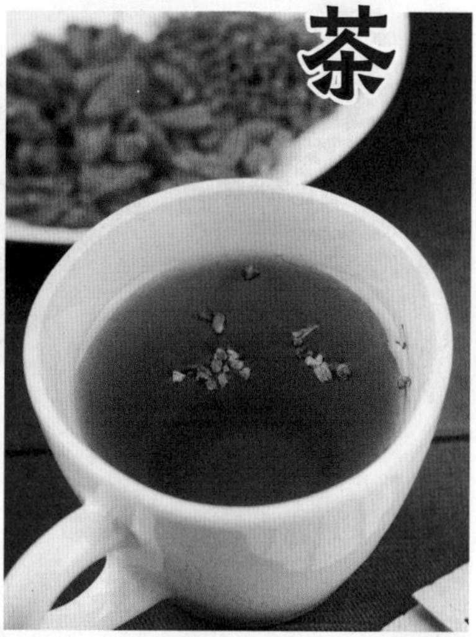

做法用法

1. 将小麦先煮沸，备用。
2. 放入通草、枸杞子，用小火煮成浓汁后，去渣取汁，加入适量蜂蜜，即可饮用。
3. 每日1剂。

茶疗功效

本茶中小麦养心神、益肾气、敛虚汗；通草清降利水。小麦和通草合用，共奏清热通淋、润燥生津的功效。

桑白皮茶

利水消肿　泻肺平喘

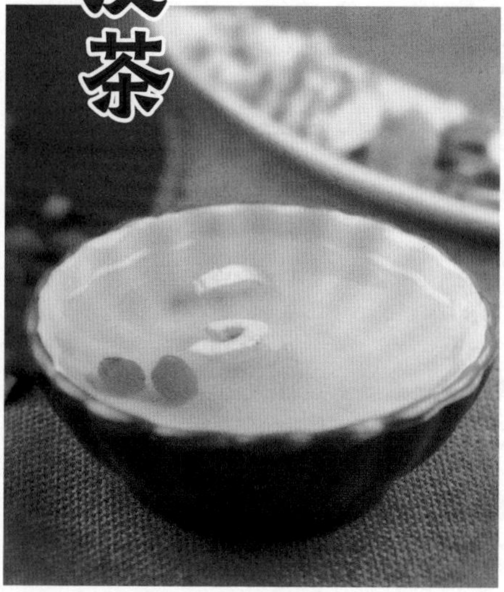

主要材料

药材食材
桑白皮

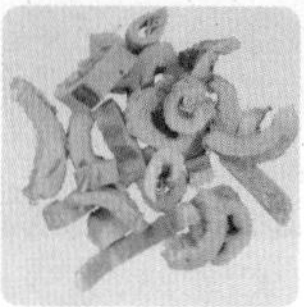

A 桑白皮…30克
枸杞子…5克

B 甘草…5克
蜂蜜…适量

做法用法

1. 将桑白皮去皮，洗净，切成细块；甘草研成粗末。
2. 将桑白皮块、甘草末、枸杞子放入杯中，用沸水冲泡15分钟后，加入适量蜂蜜，即可饮用。
3. 每日1剂，代茶频饮。

茶疗功效

本茶具有利水消肿、泻肺平喘的功效。茶中桑白皮清肺平喘、利尿消肿，枸杞子滋补肝肾、益精明目。

苓桂浮萍茶

疏风解表
利水消肿

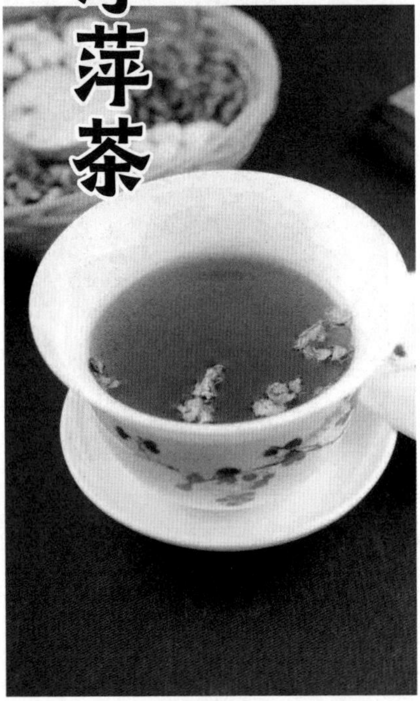

茶疗功效

本茶中茯苓利水渗湿、健脾补中；桂枝解肌通阳；浮萍发汗祛风、利水消肿；杏仁宣肺止咳平喘；甘草清热解毒、缓和诸药。共奏疏风解表、利水消肿的功效。

饮用宜忌

本茶不适宜患有慢性水肿者饮用。

主要材料

A
茯苓…15克
桂枝…6克
浮萍…10克
杏仁…6克

B
甘草…6克
蜂蜜…适量

做法用法

1. 将茯苓、桂枝、浮萍、杏仁、甘草研成粗末。
2. 将药末放入杯中，用沸水冲泡15分钟后，加入适量蜂蜜，即可饮用。
3. 每日1剂，代茶饮用。

药材食材 1
茯苓

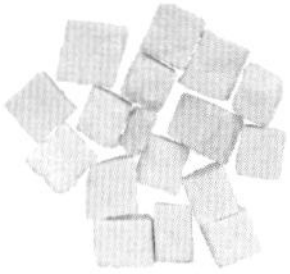

别名 / 云苓、松苓。

性味 / 性平，味甘。

功效 / 渗湿利水。

主治 / 小便不利、水肿胀满、痰饮咳逆。

药材食材 2
桂枝

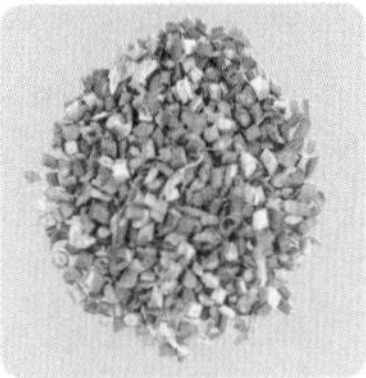

★ 别名
桂枝尖。

◆ 性味
性温，味辛、甘。

▲ 功效
发汗解肌、温经通脉、助阳化气、散寒止痛。

● 主治
血塞经闭、水肿、烦热、盗汗、头痛、腹痛、惊厥。

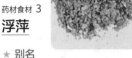

药材食材 3
浮萍

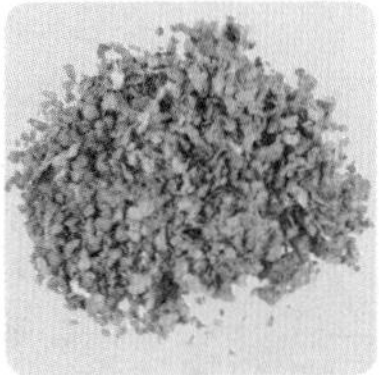

★ 别名
水萍、水花、藻。

◆ 性味
性寒，味辛。

▲ 功效
发汗祛风、清热解毒、止痒除烦。

● 主治
斑疹不透、风热瘾疹、皮肤瘙痒、水肿、闭经。

药材食材 4
杏仁

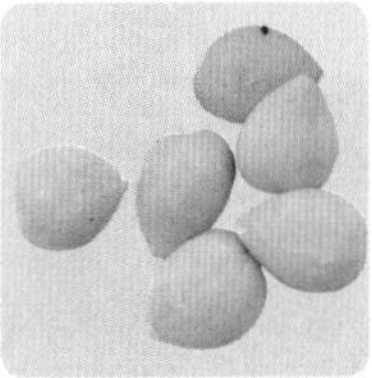

★ 别名
杏核仁、杏子、木落子。

◆ 性味
性温，味苦。

▲ 功效
宣肺止咳、降气平喘、润肠通便、杀虫解毒。

● 主治
咳嗽、喘促胸满、喉痹咽痛、肠燥便秘、虫毒疮疡。

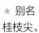

车前子叶茶

清热降压 利水利尿

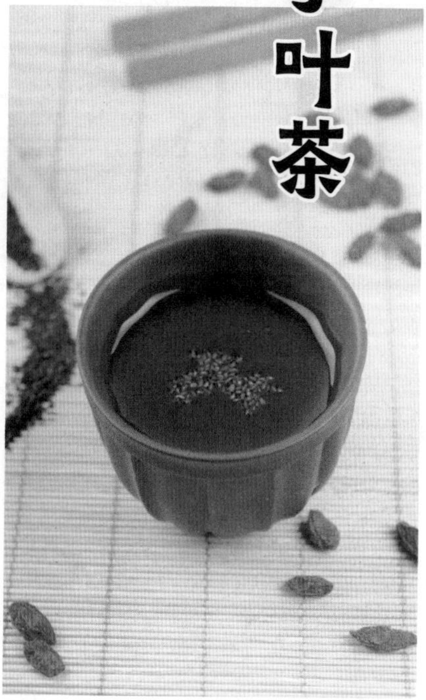

茶疗功效

本茶中车前子、车前叶有清热、利水利尿的作用，枸杞子滋补肝肾、益精明目。共奏清热降压、利水利尿的功效。

饮用宜忌

本茶适宜患有高血压、慢性肾炎水肿、尿路感染引起的小便淋沥涩痛、肝火旺盛引起的眼睛肿痛者饮用，但脾胃虚寒者不宜饮用。

主要材料

A
车前子…10克
车前叶…30克

B
枸杞子…5克
蜂蜜…适量

做法用法

1. 将车前子、车前叶研成粗末，备用。
2. 将药末加水冲泡，去渣取汁后，加入适量的蜂蜜和枸杞子，即可饮用。
3. 每日1剂，不拘时代茶饮。

药材食材 1
车前子

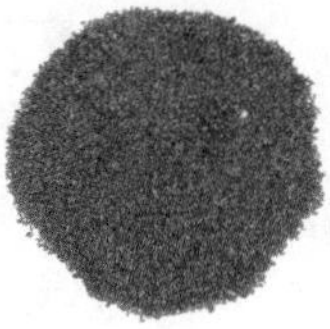

别名 / 车前实、虾蟆衣子。
性味 / 性微寒，味甘、淡。
功效 / 清热利尿。
主治 / 小便不利、淋浊带下、水肿胀满。

药材食材 2
车前叶

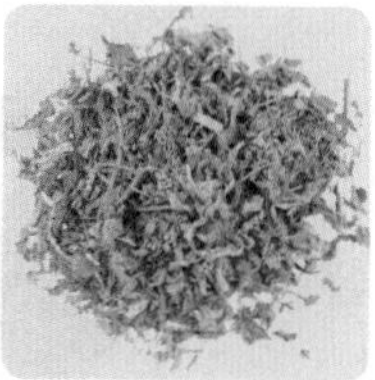

★ 别名
车前菜、牛甜菜、田菠菜。

◆ 性味
性寒，味甘。

▲ 功效
清热利尿、清肝明目、祛痰止咳、渗湿止泻。

● 主治
暑热泄泻、怕光流泪、视物昏花、眼睛肿痛。

药材食材 3
枸杞子

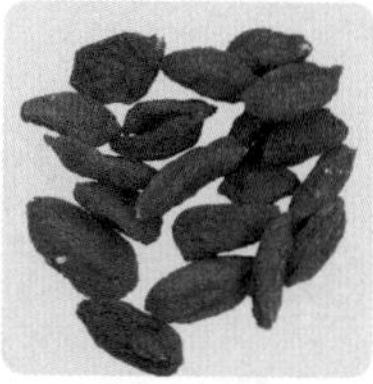

★ 别名
枸杞、苟起子、枸杞红实。

◆ 性味
性平，味甘。

▲ 功效
养肝润肺、滋补肝肾、益精明目、强身健体。

● 主治
腰膝酸痛、眩晕耳鸣、血虚萎黄、内热消渴。

药材食材 4
蜂蜜

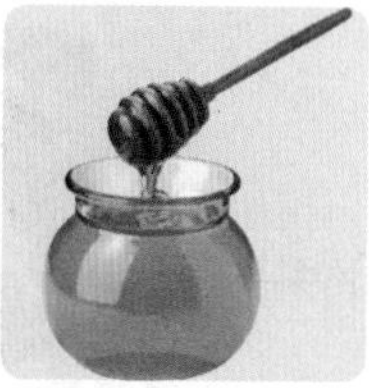

★ 别名
岩蜜、石蜜、石饴。

◆ 性味
性平，味甘。

▲ 功效
保护肝脏、补充体力、消除疲劳、抑菌杀菌。

● 主治
便秘、皮肤暗黄、失眠、贫血、神经系统疾病。

桑叶茶

祛风解表 清热明目

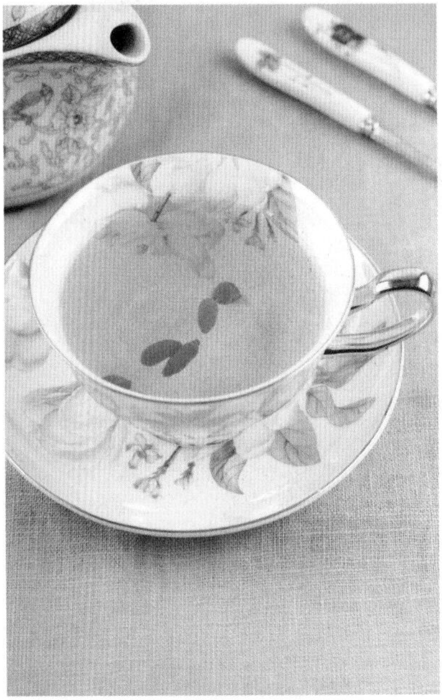

茶疗功效

本茶是一款解表祛暑茶，具有祛风解表、清热明目的功效。茶中桑叶清肺润燥、疏风解表，枸杞子养肝、补肾、明目。

饮用宜忌

本茶适合患有咳嗽少痰、咽痛等症者饮用。但对于风寒感冒引起的咳嗽、咳痰清稀者不宜服用。

主要材料

A
桑叶…10克
枸杞子…5克

B
蜂蜜…适量
甘草…适量

做法用法

1. 将桑叶洗净，切碎，加入蜂蜜、枸杞子、甘草和水，拌匀。
2. 置锅中用小火炒至不粘手为度，取出放凉。
3. 每次取10克，加水煎数分钟，取汁即可。
4. 每日1~2剂，代茶频饮。

药材食材 1
桑叶

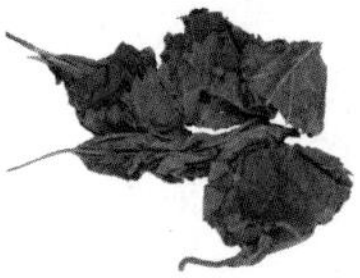

别名 / 家桑、荆桑。
性味 / 性寒，味甘、苦。
功效 / 清肺润燥。
主治 / 急性结膜炎、肺热燥热。

药材食材 2
枸杞子

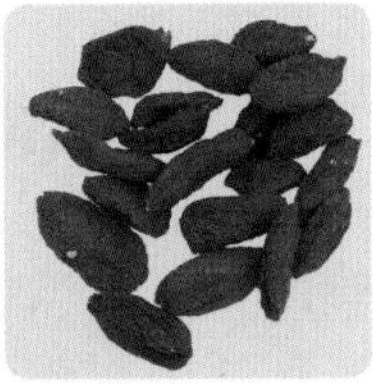

★ 别名
枸杞、苟起子、枸杞红实。
◆ 性味
性平，味甘。
▲ 功效
养肝润肺、滋补肝肾、益精明目、强身健体。
● 主治
虚劳精亏、腰膝酸痛、眩晕耳鸣、目昏不明、虚劳咳嗽。

药材食材 3
甘草

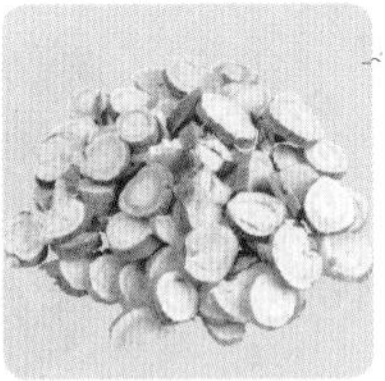

★ 别名
粉甘草、甘草梢、甜根子。
◆ 性味
性平，味甘。
▲ 功效
补脾益气、清热解毒、祛痰止咳、缓急止痛。
● 主治
脾胃虚弱、倦怠乏力、心悸气短、咳嗽痰多。

药材食材 4
蜂蜜

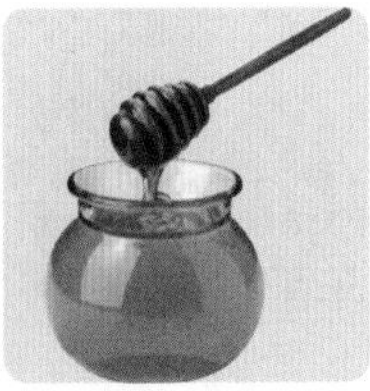

★ 别名
岩蜜、石蜜、石饴。
◆ 性味
性平，味甘。
▲ 功效
保护肝脏、补充体力、消除疲劳、抑菌杀菌。
● 主治
便秘、皮肤暗黄、失眠、贫血、神经系统疾病。

香苏茶

理气解表 温胃和中

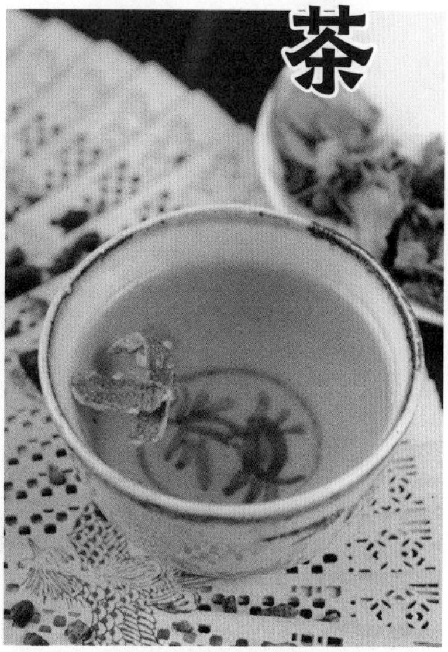

主要材料

药材食材
制香附

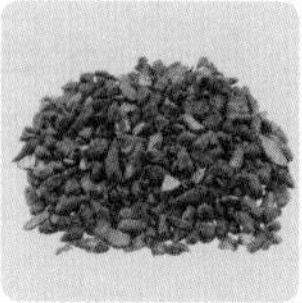

A
- 制香附…10克
- 紫苏叶…10克
- 陈皮…10克

B
- 炙甘草…6克
- 蜂蜜…适量

做法用法

1. 将制香附、紫苏叶、陈皮、炙甘草研成粗末。
2. 将药末放入杯中，用沸水冲泡10分钟后，加入蜂蜜，即可饮用。
3. 频频饮用，1日内饮尽。

茶疗功效

本茶具有理气解表、温胃和中的功效。茶中制香附疏肝理气和中；紫苏叶性温，散寒发表；陈皮理气化痰、调中和胃；甘草益气和中。

清暑金香茶

清热解暑 润肺止咳

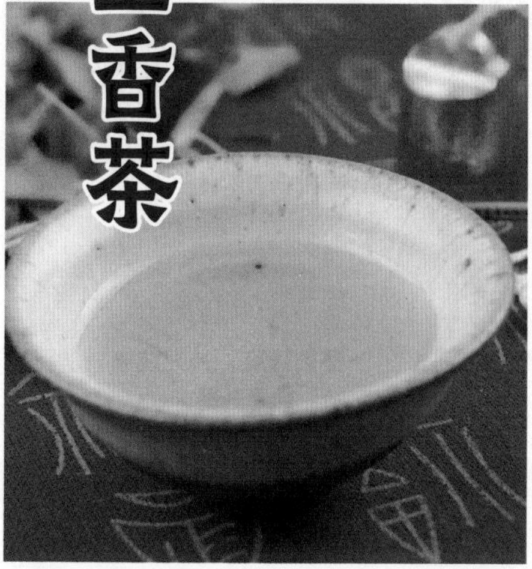

主要材料

药材食材
淡竹叶

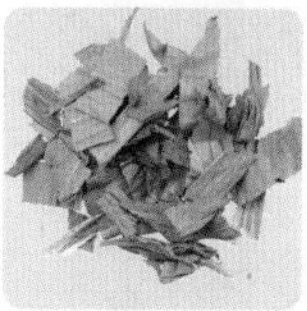

A
- 金银花…6克
- 香薷…3克
- 淡竹叶…5克
- 杏仁…3克

B
- 绿茶…1克
- 蜂蜜…适量

做法用法

1. 将金银花、香薷、淡竹叶、杏仁、绿茶放入碗中。
2. 用沸水冲泡10分钟后，加入蜂蜜即可。
3. 每日1剂，不拘时频频温服。

茶疗功效

本茶中金银花清热解毒、疏散风热；香薷发汗解暑、行水散湿；淡竹叶清心泻火；杏仁宣肺止咳、润肠通便。共奏清热解暑、润肺止咳的功效。

蜜芷茶

祛风解表 解痉止痛

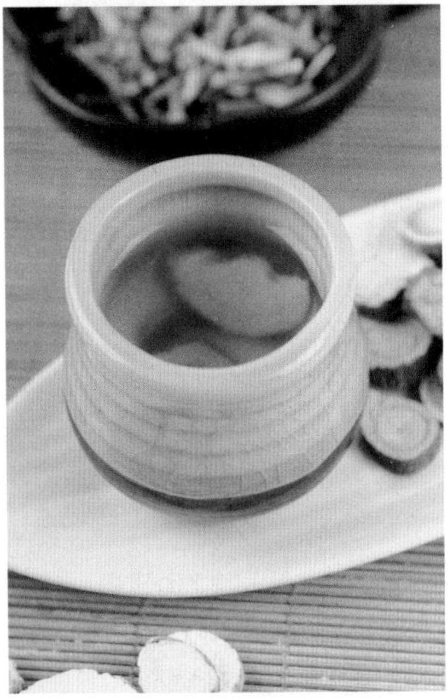

茶疗功效

本茶中白芷解表止痛；荆芥用于缓解因伤风头痛而引起的不适。共奏祛风解表、解痉止痛的功效。

饮用宜忌

本茶适宜患有风寒感冒、头痛者饮用。但风热感冒或素有阴虚血热者不宜饮用。

主要材料

A
白芷…10克
荆芥…10克

B
甘草…6克
蜂蜜…适量
绿茶…适量

做法用法

1. 将白芷、荆芥研末分包，每包约13克。
2. 与绿茶共置杯中，用沸水冲泡15分钟。
3. 加入适量蜂蜜及甘草，混合后温饮，每日饮用2～3剂。

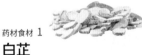

药材食材 1
白芷

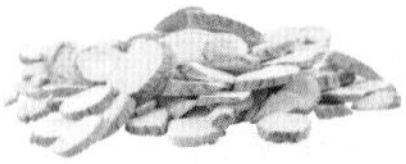

别名／芳香、苻蓠。
性味／性温，味辛。
功效／活血排脓。
主治／头痛、牙痛、肠风痔漏。

药材食材 2
荆芥

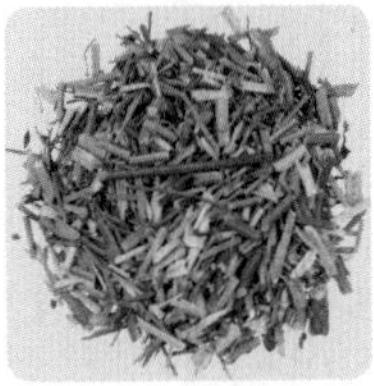

★ 别名
香荆荠、线荠、假苏。
◆ 性味
性微温，味甘、微苦。
▲ 功效
解表散风、透疹、消疮、止血。
● 主治
用于治疗感冒、麻疹透发不畅、便血、鼻中出血。

药材食材 3
甘草

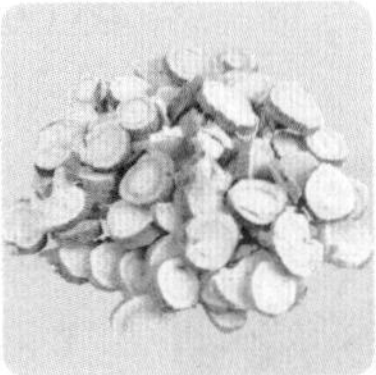

★ 别名
粉甘草、甘草梢、甜根子。
◆ 性味
性平，味甘。
▲ 功效
补脾益气、清热解毒、祛痰止咳、缓急止痛。
● 主治
用于脾胃虚弱、倦怠乏力、心悸气短、咳嗽痰多、腹痛。

药材食材 4
蜂蜜

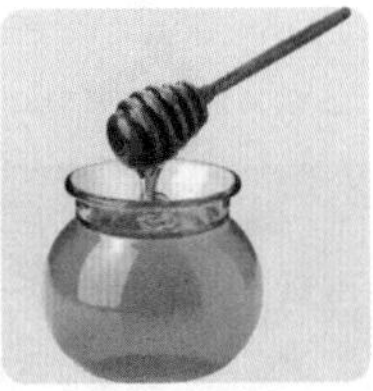

★ 别名
岩蜜、石蜜、石饴。
◆ 性味
性平，味甘。
▲ 功效
保护肝脏、补充体力、消除疲劳、抑菌杀菌。
● 主治
便秘、皮肤暗黄、失眠、贫血、神经系统疾病。

薄荷茶

辛凉解表
疏散风热

茶疗功效

本茶中薄荷疏散风热、辛凉解表；麻黄宣肺平喘；党参益气补虚。共奏辛凉解表，疏散风热的功效。

饮用宜忌

本茶适宜患有风热感冒、头痛、咽喉肿痛、咳嗽不爽者饮用。但风寒感冒、无汗者不宜饮服。

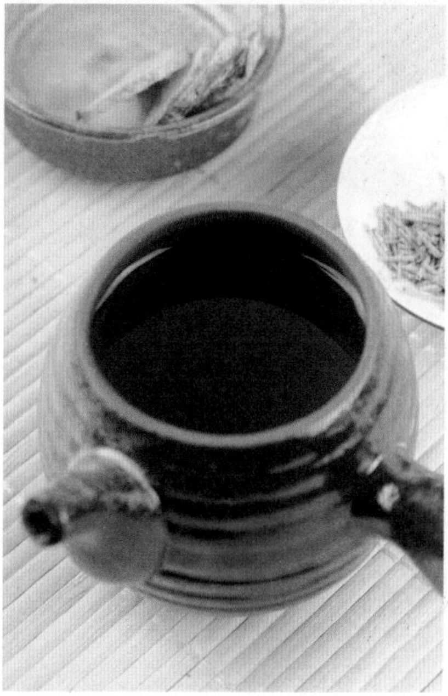

主要材料

A 薄荷…15克
麻黄…2克
党参…10克

B 生姜…2片
蜂蜜…适量

做法用法

1. 将薄荷、党参、麻黄、生姜研为粗末。
2. 将药末用水煎煮后，去渣取汁，加入适量蜂蜜即可。
3. 每日1剂，不拘时代茶饮。

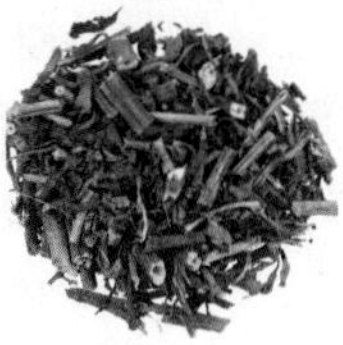

药材食材 1
薄荷

别名 / 野薄荷、南薄荷。
性味 / 性凉，味辛。
功效 / 疏散风热。
主治 / 头痛、目赤、牙痛、咽喉肿痛。

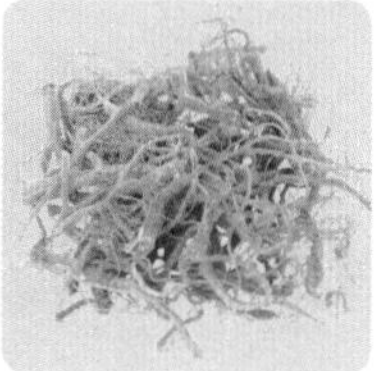

药材食材 2
党参

★ 别名
东党、台党。
◆ 性味
性平，味甘。
▲ 功效
健脾益肺、生津养血。
● 主治
脾肺气虚、食少倦怠、气血不足、内热消渴。

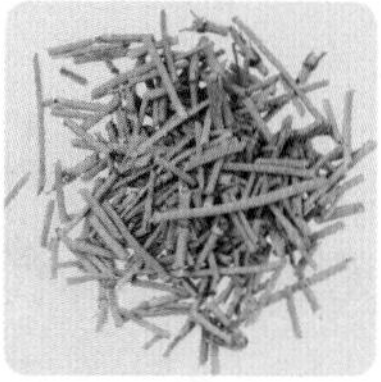

药材食材 3
麻黄

★ 别名
龙沙、狗骨、卑相。
◆ 性味
性温，味辛、微苦。
▲ 功效
发汗散寒、宣肺平喘、利水消肿。
● 主治
风寒感冒、胸闷喘咳、浮肿、痰多。

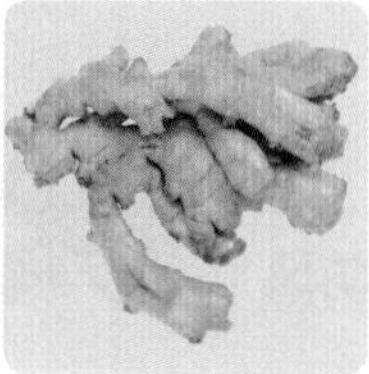

药材食材 4
生姜

★ 别名
姜。
◆ 性味
性温，味辛。
▲ 功效
开胃止呕、化痰止咳、发汗解表、清热解毒。
● 主治
外感风寒、鼻子不通气、流清涕、腹痛。

荆防败毒茶

发汗解表
祛风止痛

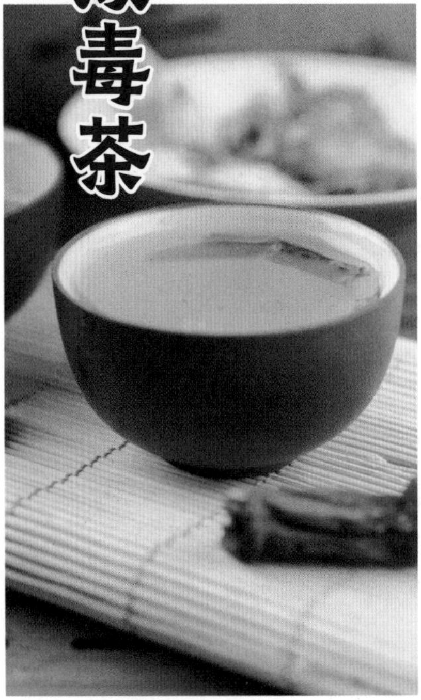

茶疗功效

本茶中荆芥发汗解表，与防风相配可缓解因风寒感冒等症引起的不适；羌活、独活辛温发表、祛风止痛；生姜、薄荷解表和中。共奏发汗解表、祛风止痛的功效。

饮用宜忌

本茶适宜患有恶寒发热、头痛颈强、肢体疼痛、无汗症者饮用。但患有风热感冒、咽喉疼痛、发热烦渴、体质虚弱、胃寒者不宜服用。

主要材料

A
荆芥…9克
防风…9克
羌活…6克
独活…6克

B
生姜…3片
薄荷…3克

做法用法

1. 将荆芥、防风、羌活、独活、薄荷研为粗末。
2. 将药末和生姜置于杯中，用沸水冲泡15~20分钟，即可饮用。
3. 频频饮用，于1日内饮尽。

药材食材 1
荆芥

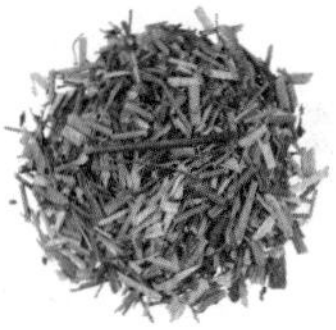

别名／香荆荠、线荠。
性味／性微温，味甘。
功效／解表散风。
主治／感冒、麻疹透发不畅、便血。

药材食材 2
防风

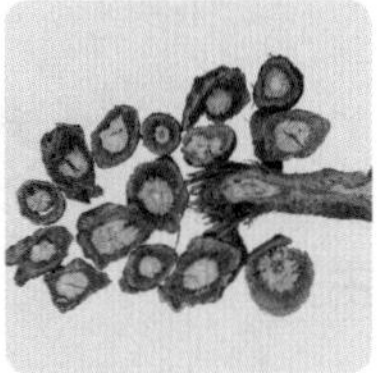

★ 别名
铜芸、百枝、屏风。
◆ 性味
性微温，味辛、甘。
▲ 功效
祛风解表、胜湿止痛、止痉定搐、发散风寒。
● 主治
风疹瘙痒、风湿痹痛、破伤风、头痛、身痛。

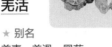

药材食材 3
羌活

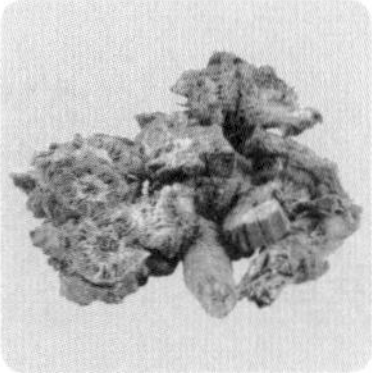

★ 别名
羌青、羌滑、黑药。
◆ 性味
性温，味辛、苦。
▲ 功效
解表、祛风湿、止痛。
● 主治
外感风寒、头痛无汗、风水浮肿、疮疡肿毒。

药材食材 4
生姜

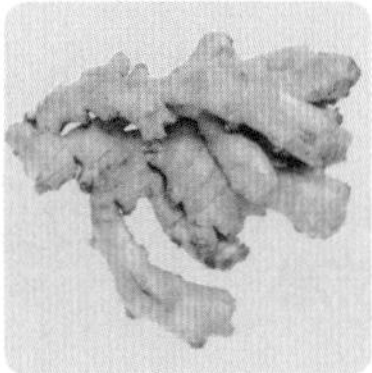

★ 别名
姜。
◆ 性味
性温，味辛。
▲ 功效
开胃止呕、化痰止咳、发汗解表、清热解毒。
● 主治
外感风寒、鼻子不通气、流清涕、腹痛。

姜杏茶

发散风寒 止咳祛痰

主要材料

药材食材

杏仁

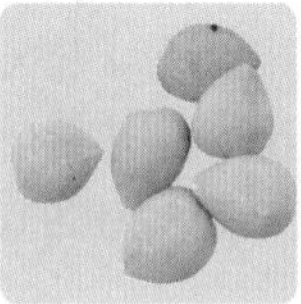

A 生姜…9克 杏仁…9克

B 盐…5克 甘草…5克

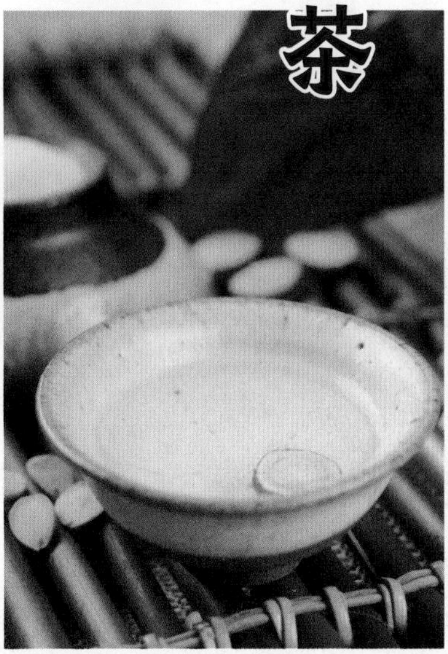

做法用法

1. 将杏仁泡洗后去皮尖，捣碎；将甘草研成末，然后炒一下。
2. 生姜去皮与盐一起捣碎，将以上四物一起拌匀，用沸水冲泡即可。
3. 每日1~2剂，不拘时代茶频饮。

茶疗功效

本茶中生姜发散风寒、温肺止咳，杏仁发散风寒，止咳平喘；甘草止咳化痰，共奏发散风寒，止咳祛痰的功效。

五叶芦根茶

芳香化浊 清肺和胃

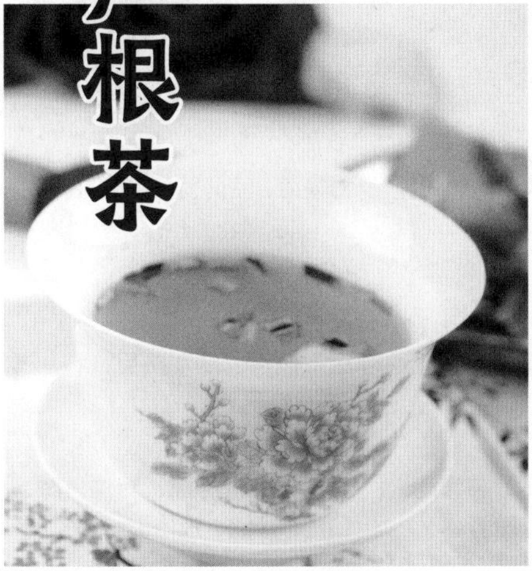

主要材料

药材食材

佩兰叶

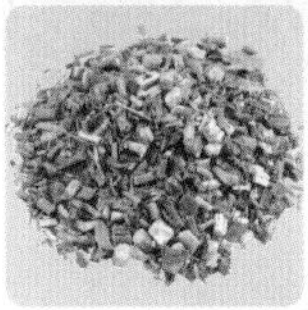

A 藿香叶…9克 佩兰叶…9克 枇杷叶…9克 鲜荷叶…9克 薄荷叶…6克 鲜芦根…15克

B 蜂蜜…适量 枸杞子…适量

做法用法

1. 将材料A中诸药材捣碎，纳入保温瓶中。
2. 用沸水冲泡15分钟后，加入适量蜂蜜及枸杞子，即可饮用。
3. 每日1剂，不拘时代茶饮。

茶疗功效

本茶具有芳香化蚀、清肺和胃的功效。茶中藿香叶、佩兰叶、鲜荷叶可宣泄中焦湿邪；枇杷叶和胃降气、清热止咳；薄荷叶宣表而托邪外出；鲜芦根养阴生津、润喉利咽。

银翘散茶

辛凉透表 清热解毒

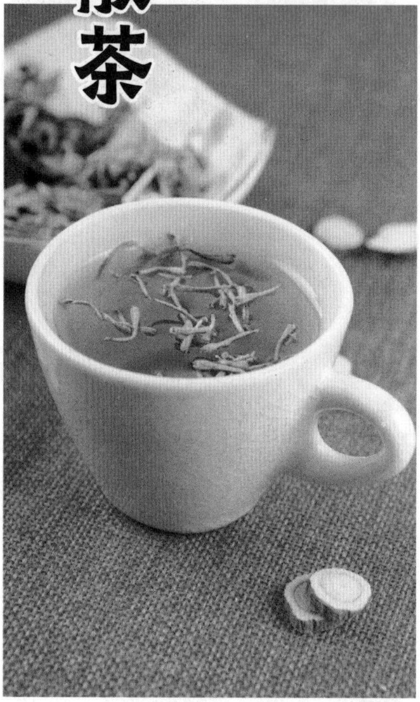

茶疗功效

本茶中金银花、连翘清热解毒、疏风解表；薄荷辛凉解表；桔梗、甘草可缓解因热毒郁肺而引起的咽喉不适。共奏辛凉透表、清热解毒的功效。

饮用宜忌

本茶适宜患有风寒、无汗或有汗不多、头痛口渴、咳嗽咽痛等症者饮用。但风寒表证者不宜服用。

主要材料

A
金银花…10克
连翘…10克
桔梗…10克

B
甘草…6克
薄荷…6克

做法用法

1. 将金银花、连翘、桔梗、甘草、薄荷研为粗末。
2. 将药材放入杯中，用沸水冲泡10分钟即可。
3. 频频饮用，于1日内饮尽。

药材食材 1
金银花

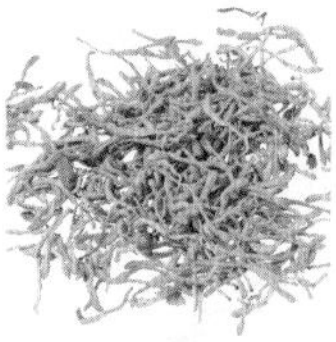

别名 / 忍冬、忍冬花。

性味 / 性寒，味甘。

功效 / 清热解毒。

主治 / 中暑、泻痢、流感、疮疖。

药材食材 2
连翘

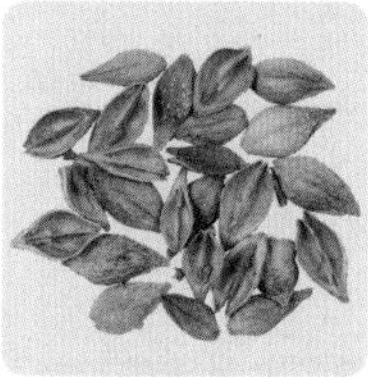

★ 别名
黄花条、连壳、青翘。

◆ 性味
性寒，味苦、微辛。

▲ 功效
清热解毒、散结消肿、平喘止咳。

● 主治
热病初起、风热感冒、咽喉肿痛、急性肾炎、斑疹。

药材食材 3
桔梗

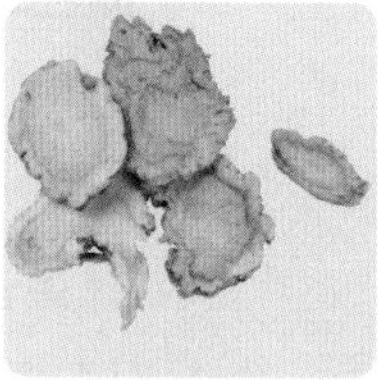

★ 别名
包袱花、铃铛花、僧帽花。

◆ 性味
性微温，味苦、辛。

▲ 功效
宣肺祛痰、利咽、排脓、补血养气、调和五脏。

● 主治
咳嗽痰多、咽喉肿痛、肺痈吐脓、胸满胁痛、小便癃闭。

药材食材 4
薄荷

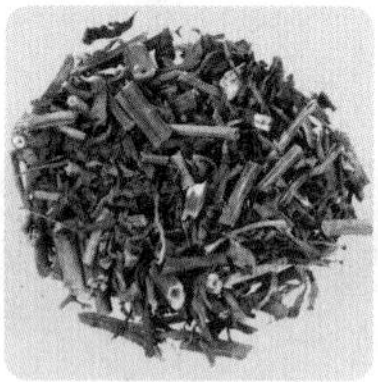

★ 别名
野薄荷、南薄荷、水薄荷。

◆ 性味
性凉，味辛。

▲ 功效
疏散风热、清利头目、利咽透疹、疏肝行气。

● 主治
头痛、咽喉肿痛、食滞气胀、口疮、牙痛、疮疥。

桑菊饮

祛风清热
宣肺止咳

茶疗功效

本茶中桑叶祛风清热、凉血明目；菊花疏风清热、解毒明目；连翘、薄荷清热解毒；杏仁止咳化痰；甘草调和诸药。共奏祛风清热、宣肺止咳的功效。

饮用宜忌

本茶适宜患有外感风热，头痛咽痛、鼻塞咳嗽、全身酸痛、口干微渴等症者饮用。但患有风寒感冒者不宜饮用。

主要材料

A
桑叶…10克
菊花…10克
连翘…6克
杏仁…6克

B
甘草…3克
薄荷…3克

做法用法

1. 将杏仁、连翘、桑叶、甘草、薄荷研为粗末。
2. 将药末与菊花放入杯中，用沸水冲泡15分钟。
3. 每日1剂，代茶频饮。

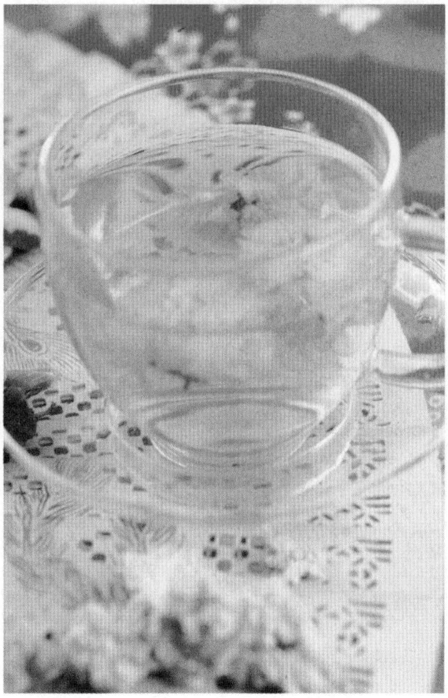

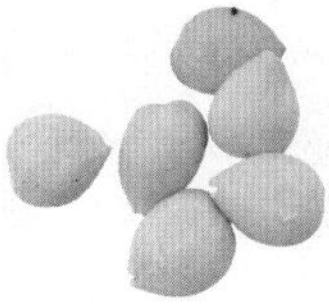

药材食材 1

杏仁

别名 / 杏核仁、杏子。

性味 / 性温，味苦。

功效 / 宣肺止咳。

主治 / 咳嗽、喘促胸满、肠燥便秘。

药材食材 2

连翘

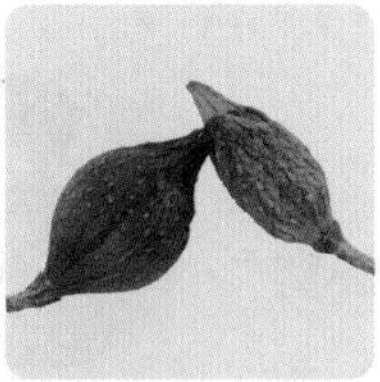

★ 别名

黄花条、连壳、青翘。

◆ 性味

性寒，味苦、微辛。

▲ 功效

清热解毒、散结消肿、平喘止咳。

● 主治

热病初起、风热感冒、咽喉肿痛、急性肾炎。

药材食材 3

桑叶

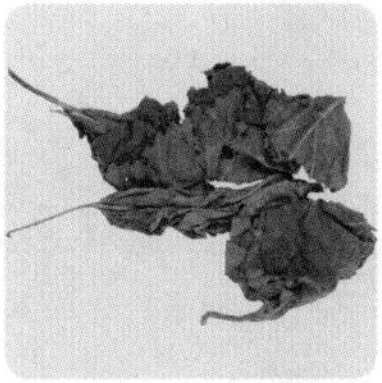

★ 别名

家桑、荆桑、黄桑。

◆ 性味

性寒，味甘、苦。

▲ 功效

疏散风热、清肺润燥、清肝明目、凉血止血。

● 主治

肝阴不足、视物昏花、肺热燥咳、干咳少痰。

药材食材 4

菊花

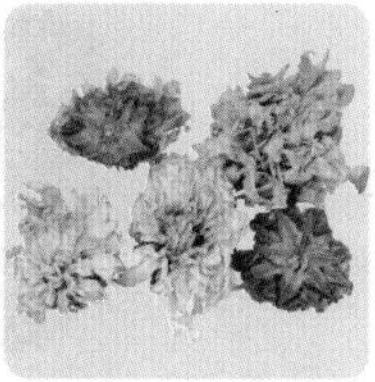

★ 别名

黄花、九花、女华。

◆ 性味

性微寒，味辛、甘、苦。

▲ 功效

散风清热、平肝明目、止咳化痰、补血止血。

● 主治

风热感冒、头痛眩晕、目赤肿痛、眼目昏花。

兰草茶

化湿和中 解暑清热

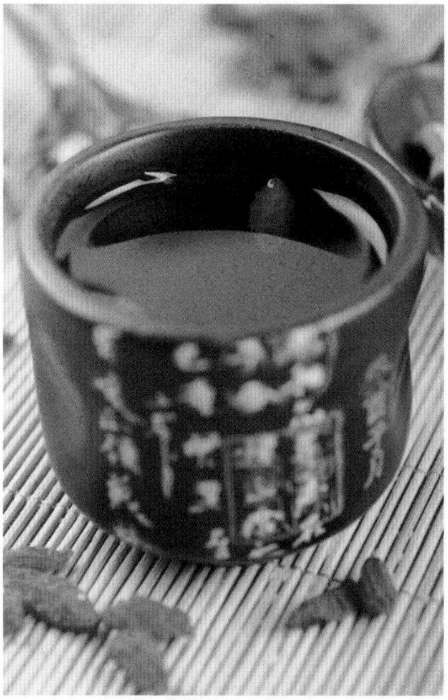

茶疗功效

本茶具有化湿和中，解暑清热的功效。茶中佩兰芳香化湿；甘草清热和中；枸杞子滋补肝肾；蜂蜜消除疲劳。

饮用宜忌

本茶适宜舌苔白腻者、口淡口甜者饮用。夏季解暑最好使用鲜佩兰，且剂量可适当增减。

主要材料

A 佩兰…15克
甘草…5克

B 枸杞子…3克
蜂蜜…适量

做法用法

1. 将佩兰、甘草洗净，切碎。
2. 加水煎煮，去渣取汁后，加适量蜂蜜及枸杞子即可饮用。
3. 每日1剂，不拘时代茶饮。

药材食材 1
佩兰

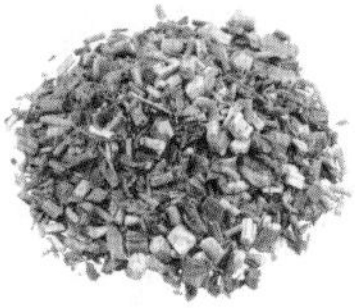

别名／佩兰叶、鲜佩兰。
性味／性平，味辛。
功效／芳香化湿。
主治／湿浊中阻、脘痞呕恶、口中甜腻。

药材食材 2
枸杞子

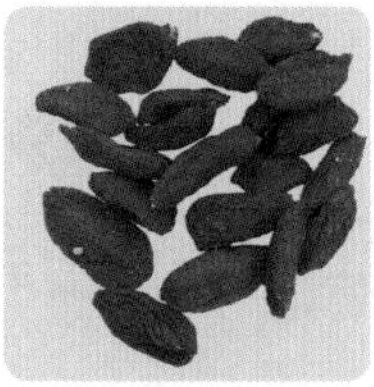

★ 别名
枸杞、苟起子、枸杞红实。
◆ 性味
性平，味甘。
▲ 功效
养肝润肺、滋补肝肾、益精明目、强身健体。
● 主治
虚劳精亏、腰膝酸痛、眩晕耳鸣、目昏不明、虚劳咳嗽。

药材食材 3
甘草

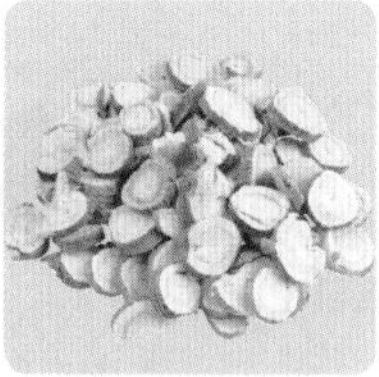

★ 别名
粉甘草、甘草梢、甜根子。
◆ 性味
性平，味甘。
▲ 功效
补脾益气、清热解毒、祛痰止咳、缓急止痛。
● 主治
脾胃虚弱、倦怠乏力、心悸气短、咳嗽痰多。

药材食材 4
蜂蜜

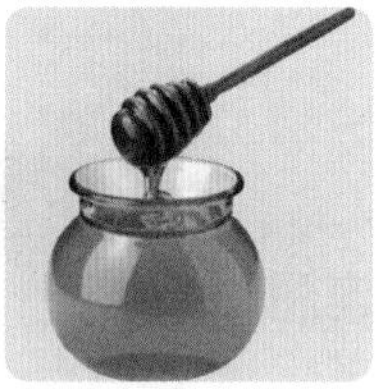

★ 别名
岩蜜、石蜜、石饴。
◆ 性味
性平，味甘。
▲ 功效
保护肝脏、补充体力、消除疲劳、抑菌杀菌。
● 主治
便秘、皮肤暗黄、失眠、贫血、神经系统疾病。

紫苏叶茶

发汗解表 止咳祛痰

茶疗功效

茶中紫苏叶解表散寒、行气宽中；甘草清热解毒、止咳化痰；枸杞子养肝润肺、滋补肝肾。共奏发汗解表、止咳祛痰的功效。

饮用宜忌

本茶适宜风寒感冒初起，症见发热、恶寒、无汗、头痛者饮用。但高热有汗者不宜饮用。

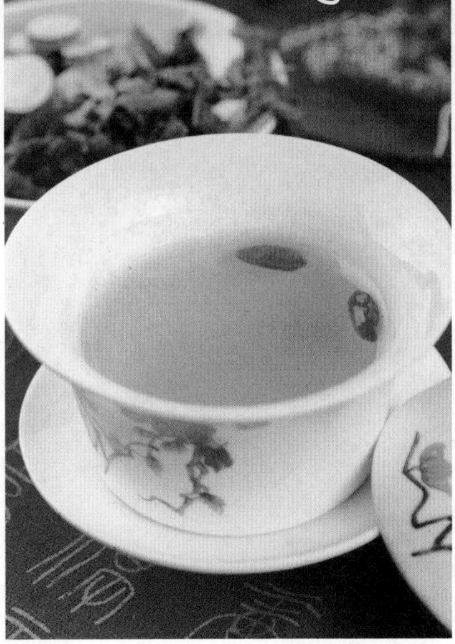

主要材料

A
- 紫苏叶…10克
- 甘草…5克

B
- 枸杞子…3克
- 蜂蜜…适量

做法用法

1. 将紫苏叶甘草捣碎，置于杯中。
2. 用沸水冲泡15分钟后，加入适量蜂蜜及枸杞子。
3. 每日1剂，频频温饮。

药材食材 1

紫苏叶

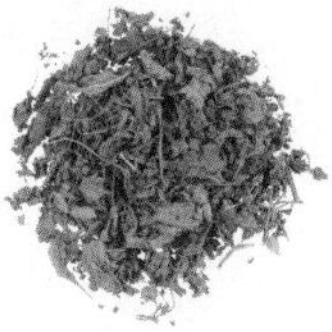

别名／苏叶、九层塔叶。

性味／性微温，味辛。

功效／散寒解表。

主治／外感风寒、恶寒发热、头痛无汗。

药材食材 2

甘草

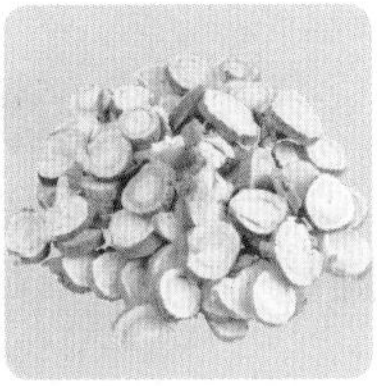

★ 别名

粉甘草、甘草梢、甜根子。

◆ 性味

性平，味甘。

▲ 功效

补脾益气、清热解毒、祛痰止咳、缓急止痛。

● 主治

脾胃虚弱、倦怠乏力、心悸气短、咳嗽痰多。

药材食材 3

枸杞子

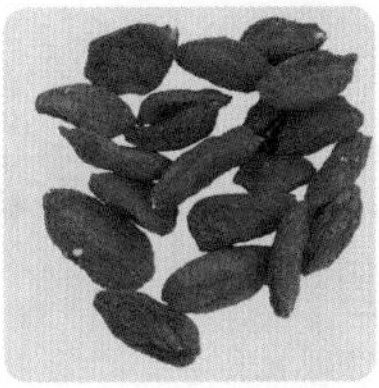

★ 别名

枸杞、苟起子、枸杞红实。

◆ 性味

性平，味甘。

▲ 功效

养肝润肺、滋补肝肾、益精明目、强身健体。

● 主治

虚劳精亏、腰膝酸痛、眩晕耳鸣、目昏不明。

药材食材 4

蜂蜜

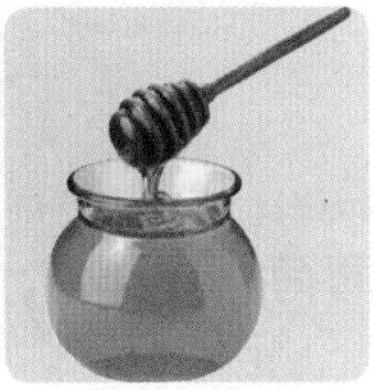

★ 别名

岩蜜、石蜜、石饴。

◆ 性味

性平，味甘。

▲ 功效

保护肝脏、补充体力、消除疲劳、抑菌杀菌。

● 主治

便秘、皮肤暗黄、失眠、贫血、神经系统疾病。

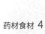

滑石薄荷茶

祛暑利湿
疏风解表

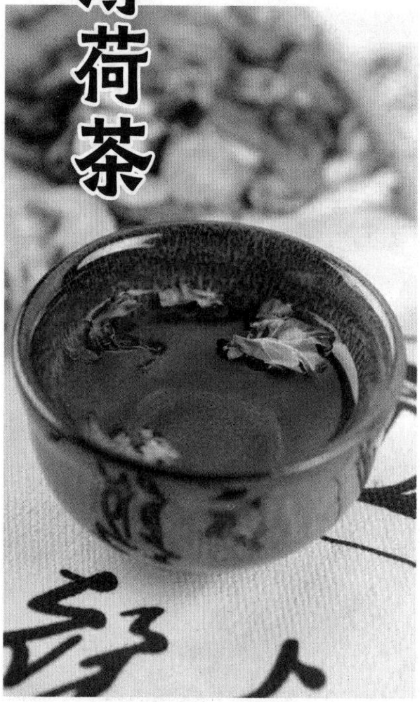

茶疗功效

本茶中滑石清热解暑、利尿通淋，与甘草配伍可清热、渗湿、利尿；薄荷疏散风热、辛凉解表。共奏祛暑利湿、疏风解表的功效。

饮用宜忌

本茶适合患有暑病夹湿、微恶风寒、头痛目胀、小便不利者饮用。但阴虚发热、口渴者不宜服用。

主要材料

A
滑石…18克
薄荷…9克

B
甘草…3克
蜂蜜…适量

做法用法

1. 将滑石、薄荷、甘草置于杯中，冲入沸水。
2. 盖闷15分钟后，去渣后加入适量蜂蜜即可。
3. 每日1剂，不拘时代茶饮。

药材食材 1
滑石

别名／画石、液石。
性味／性寒，味甘、淡。
功效／利尿通淋。
主治／尿热涩痛、暑湿烦渴、湿热水泻。

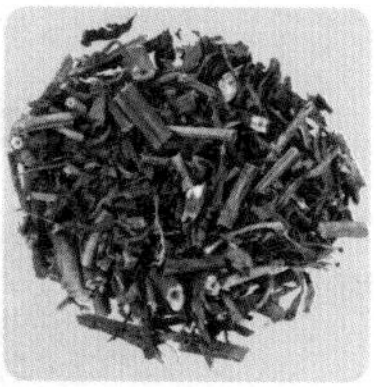

药材食材 2
薄荷

★ 别名
野薄荷、南薄荷、水薄荷。

◆ 性味
性凉，味辛。

▲ 功效
疏散风热、清利头目、利咽透疹、疏肝行气。

● 主治
头痛、咽喉肿痛、食滞气胀、口疮、牙痛。

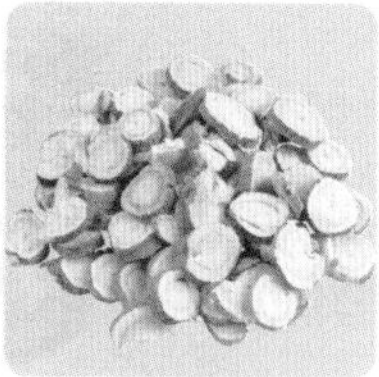

药材食材 3
甘草

★ 别名
粉甘草、甘草梢、甜根子。

◆ 性味
性平，味甘。

▲ 功效
补脾益气、清热解毒、祛痰止咳、缓急止痛。

● 主治
脾胃虚弱、倦怠乏力、心悸气短、咳嗽痰多。

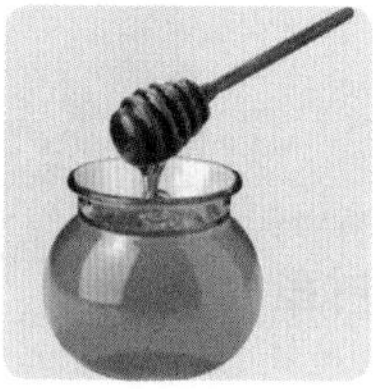

药材食材 4
蜂蜜

★ 别名
岩蜜、石蜜、石饴。

◆ 性味
性平，味甘。

▲ 功效
保护肝脏、补充体力、消除疲劳、抑菌杀菌。

● 主治
便秘、皮肤暗黄、失眠、贫血、神经系统疾病。

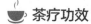

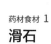

青蒿茶

清暑益气
退热解毒

茶疗功效

本茶中青蒿清暑化湿、退热截疟；甘草补中益气、清热解毒。共奏清暑益气、退热解毒的功效。

饮用宜忌

本茶不宜脾胃虚寒、大便溏泄、感冒发热及女性经期者饮用。

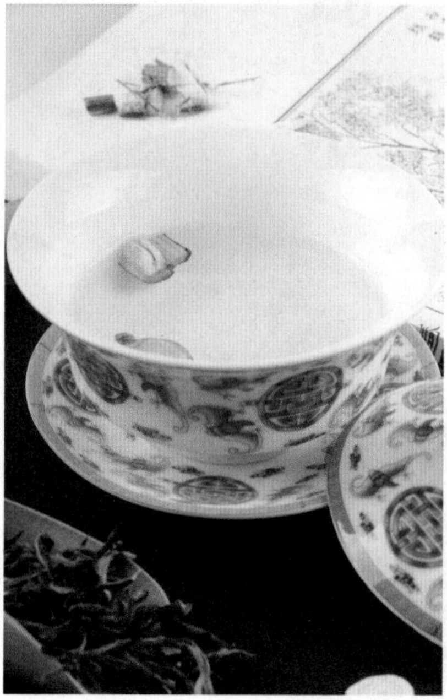

主要材料

A
青蒿…15克
甘草…5克

B
碧螺春…2克
蜂蜜…适量

做法用法

1. 将青蒿、甘草、碧螺春放入杯中。
2. 用沸水冲泡15分钟后，加入适量蜂蜜。
3. 每日1剂，不拘时代茶饮。

药材食材 1
青蒿

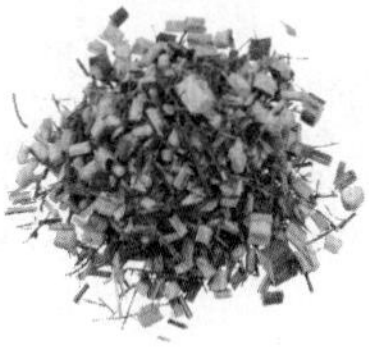

别名 / 草蒿、茵陈蒿。

性味 / 性寒，味苦、辛。

功效 / 清热解暑。

主治 / 暑邪发热、阴虚发热、疟疾寒热。

药材食材 2
碧螺春

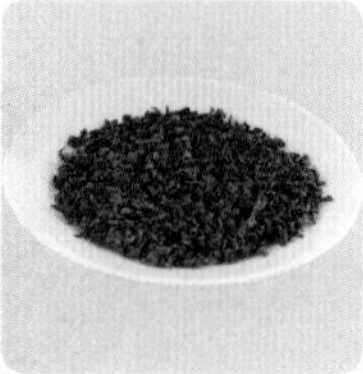

★ 别名

洞庭碧螺春。

◆ 性味

性寒，味苦。

▲ 功效

止渴生津、清热消暑、解毒消食、祛风解表。

● 主治

心血管疾病、失眠、便秘、心绞痛、腹痛。

药材食材 3
甘草

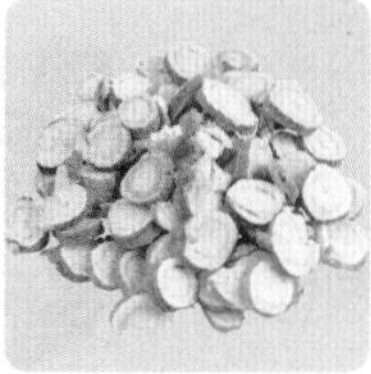

★ 别名

粉甘草、甘草梢、甜根子。

◆ 性味

性平，味甘。

▲ 功效

补脾益气、清热解毒、祛痰止咳、缓急止痛。

● 主治

脾胃虚弱、倦怠乏力、心悸气短、咳嗽痰多。

药材食材 4
蜂蜜

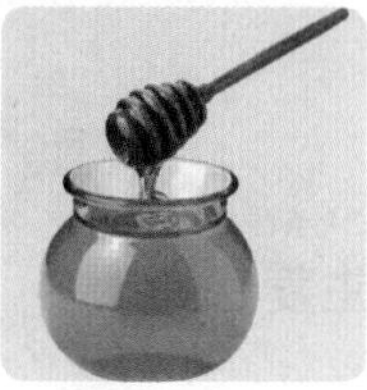

★ 别名

岩蜜、石蜜、石饴。

◆ 性味

性平，味甘。

▲ 功效

保护肝脏、补充体力、消除疲劳、抑菌杀菌。

● 主治

便秘、皮肤暗黄、失眠、贫血、神经系统疾病。

姜蜜苏叶茶

发汗解表 温中和胃

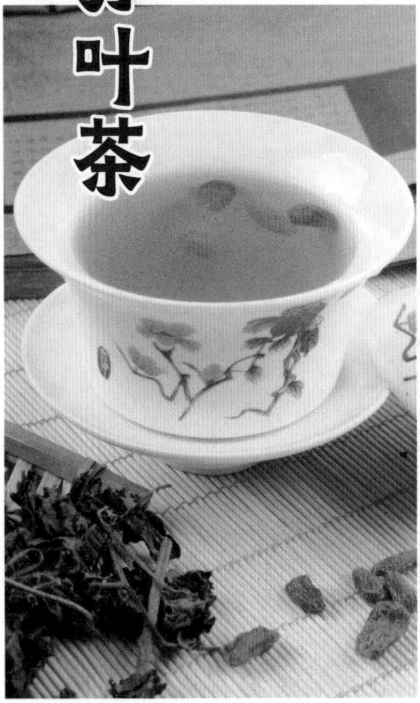

茶疗功效

本茶具有发汗解表、温中和胃的功效。茶中紫苏叶发汗解表、化湿和中；生姜解表温中、和胃化痰；枸杞子滋补肝肾、益精明目。

饮用宜忌

本茶适宜患有风寒感冒、头痛咳嗽、腹胀胃痛者饮用。但患有风热感冒者不宜饮用。

主要材料

A
- 紫苏叶…6克
- 生姜…5克

B
- 枸杞子…3克
- 蜂蜜…适量

做法用法

1. 将生姜洗净，切丝；将紫苏叶洗去尘垢。
2. 将紫苏叶、生姜丝放入杯中，用沸水冲泡10分钟后，加入适量的蜂蜜及枸杞子，即可饮用。
3. 每日1剂，不拘时代茶饮。

药材食材 1

紫苏叶

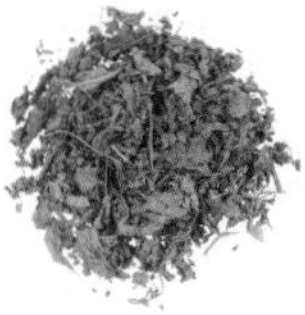

别名／苏叶、九层塔叶。

性味／性微温，味辛。

功效／行气宽中。

主治／恶寒发热、头痛无汗、咳嗽。

药材食材 2

生姜

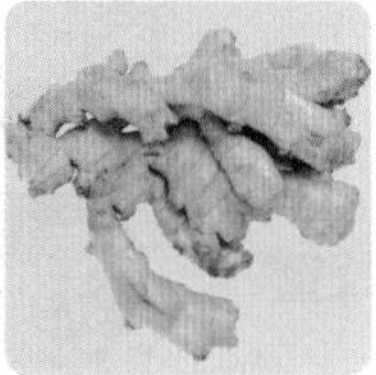

★ 别名

姜。

◆ 性味

性温，味辛。

▲ 功效

开胃止呕、化痰止咳、发汗解表、清热解毒。

● 主治

外感风寒、鼻子不通气、流清涕、腹痛。

药材食材 3

枸杞子

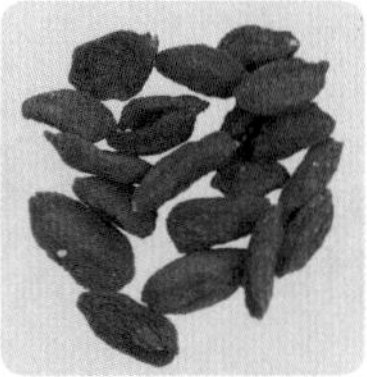

★ 别名

枸杞、苟起子、枸杞红实。

◆ 性味

性平，味甘。

▲ 功效

养肝润肺、滋补肝肾、益精明目、强身健体。

● 主治

虚劳精亏、腰膝酸痛、眩晕耳鸣、咳嗽。

药材食材 4

蜂蜜

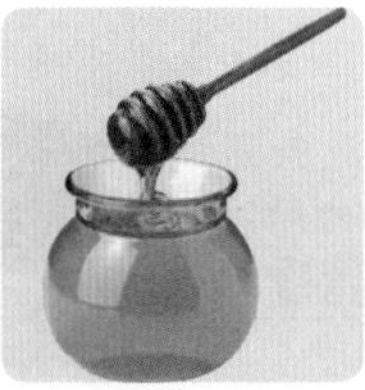

★ 别名

岩蜜、石蜜、石饴。

◆ 性味

性平，味甘。

▲ 功效

保护肝脏、补充体力、消除疲劳、抑菌杀菌。

● 主治

便秘、皮肤暗黄、失眠、贫血、神经系统疾病。

新加藿香茶

祛暑解表　清热化湿

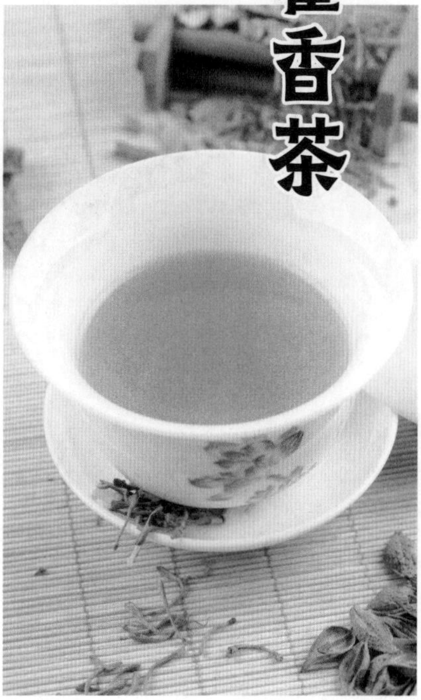

茶疗功效

本茶具有祛暑解表、清热化湿的功效。茶中藿香发汗解暑；厚朴燥湿宽中；白扁豆化湿和中；金银花、连翘发汗解表、清热解毒。

饮用宜忌

本茶适宜患有暑季感冒、周身酸痛、发热恶寒、心烦口渴者饮用。但中暑而无感冒症状者不宜饮用。

主要材料

A
- 藿香…9克
- 厚朴…6克
- 金银花…9克
- 连翘…9克

B
- 白扁豆…5克
- 蜂蜜…适量

做法用法

1. 将藿香、厚朴、金银花、连翘、白扁豆捣碎。
2. 将药末放入杯中，用热水冲泡15分钟后，加入适量蜂蜜，即可饮用。
3. 每日1剂，不拘时代茶饮。

药材食材 1

藿香

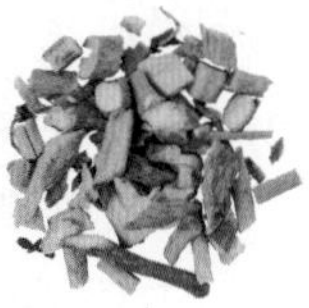

别名 / 兜娄婆香。

性味 / 性温，味辛。

功效 / 止呕消嗳。

主治 / 湿阻脾胃、脘腹胀满、湿温初起、脚气。

药材食材 2

厚朴

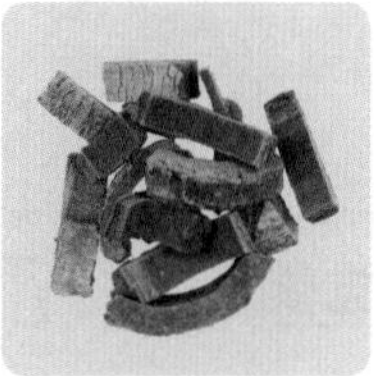

★ 别名

厚皮、重皮、赤朴。

◆ 性味

性温，味苦、辛。

▲ 功效

行气消积、燥湿除满、降逆平喘、止泻止吐。

● 主治

腹胀便秘、脘痞吐泻、痰壅气逆、胸满喘咳。

药材食材 3

金银花

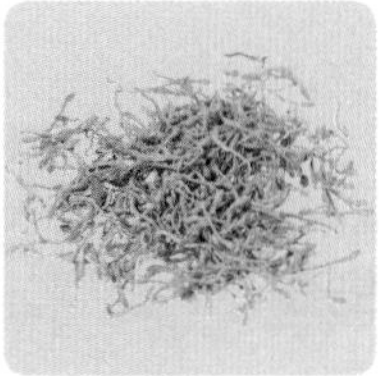

★ 别名

忍冬、忍冬花、金花。

◆ 性味

性寒，味甘。

▲ 功效

清热解毒、抗菌。

● 主治

暑热症、泻痢、温病发热、热毒血痢、流感、皮肤肿毒。

药材食材 4

连翘

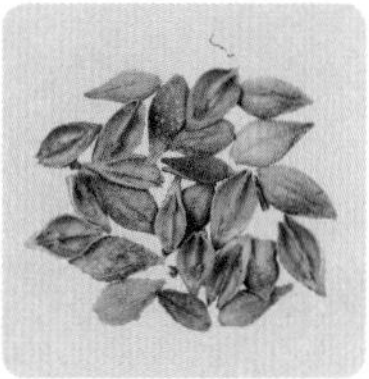

★ 别名

黄花条、连壳、青翘。

◆ 性味

性寒，味苦、微辛。

▲ 功效

清热解毒、散结消肿、平喘止咳。

● 主治

热病初起、风热感冒、咽喉肿痛、斑疹。

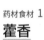

补中益气茶

补中益气
升阳止泻

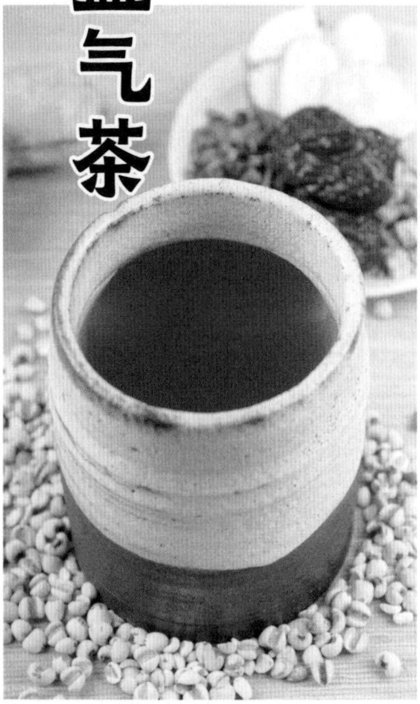

茶疗功效

本茶是一款调理气血茶，具有补中益气、升阳止泻的功效。茶中黄芪搭配党参补脾益气；生姜和中止呕；薏苡仁健脾渗湿；当归养血活血。

饮用宜忌

本茶适宜体倦肢软、少气懒言、面色苍白、大便稀溏者饮用。阴虚发热、盗汗以及内热炽盛、面红目赤者不宜饮用。

主要材料

A
黄芪…10克
党参…10克
薏仁…25克

B
生姜…6克
当归…6克

做法用法

1. 将薏仁、生姜洗净，备用。
2. 将薏仁、当归、黄芪、党参研成粗末；生姜切丝。
3. 将药末与生姜丝放入杯中，用热水冲泡10分钟，即可饮用。
4. 每日1剂。

药材食材 1
薏仁

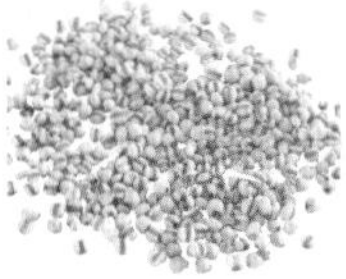

别名 / 薏苡仁、苡仁。
性味 / 性凉，味甘、淡。
功效 / 健脾渗湿。
主治 / 水肿、脚气、小便不利。

药材食材 2
黄芪

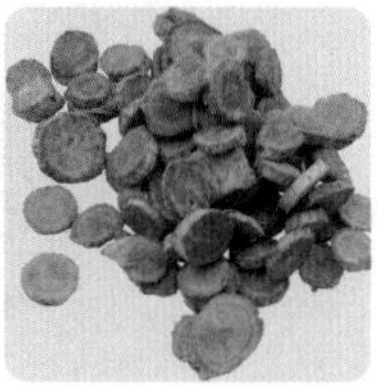

★ 别名
棉芪、绵芪、绵黄芪。
◆ 性味
性微温，味甘。
▲ 功效
敛汗固脱、托疮生肌、利水消肿、益气固表。
● 主治
气虚乏力、中气下陷、便血崩漏、浮肿。

药材食材 3
生姜

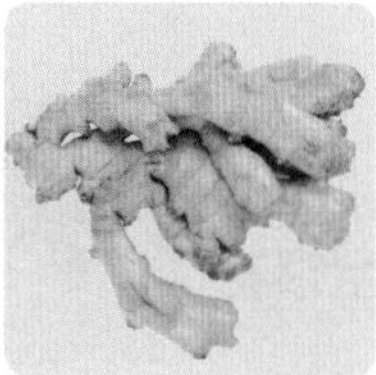

★ 别名
姜。
◆ 性味
性温，味辛。
▲ 功效
开胃止呕、化痰止咳、发汗解表、清热解毒。
● 主治
外感风寒、鼻子不通气、流清涕、腹痛。

药材食材 4
党参

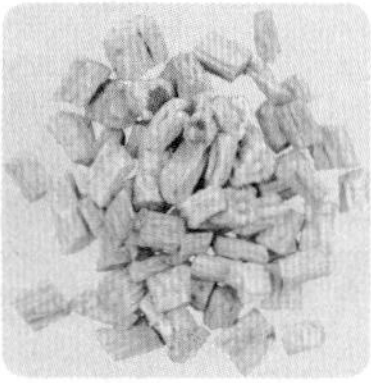

★ 别名
防党参、黄参。
◆ 性味
性平，味甘、微酸。
▲ 功效
补中益气、健脾益肺、生津止渴、调节血脂。
● 主治
脾肺虚弱、气短心悸、食少便溏、内热消渴。

人参大枣茶

补血益气 健脾和胃

茶疗功效

本茶具有补血益气、健脾和胃的功效。茶中人参大补元气、补脾益肺；大枣补脾和胃、益气生津、调气养血。

饮用宜忌

本茶适宜大失血后体质虚弱者饮用，也可作为慢性肝炎、贫血等慢性疾病的辅助食疗饮品。但脾胃湿热、舌苔黄腻者不宜饮用。

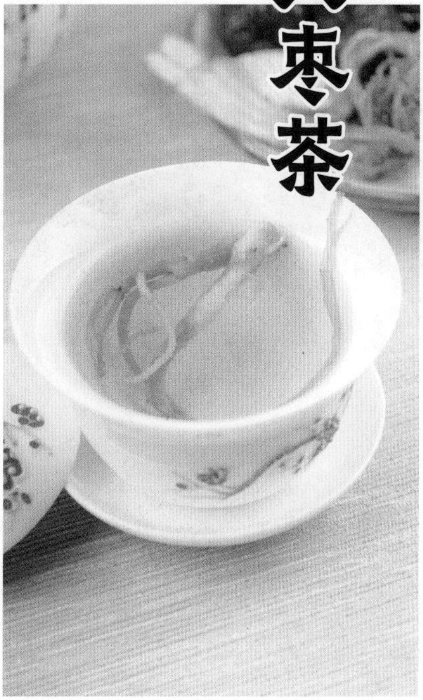

主要材料

A
大枣…10枚
人参…3克

B
生姜…5克
蜂蜜…适量

做法用法

1. 将人参切成薄片；大枣去核；生姜切丝。
2. 将人参片、大枣、姜丝放入杯中，用沸水冲泡15分钟后，加入适量蜂蜜，即可饮用。
3. 每日1剂，代茶频饮。

药材食材 1

人参

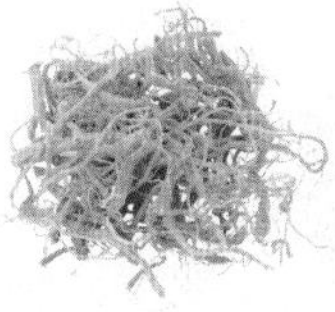

别名 / 山参、园参。

性味 / 性平，味甘、微苦。

功效 / 大补元气。

主治 / 劳伤虚损、厌食、倦怠。

药材食材 2

大枣

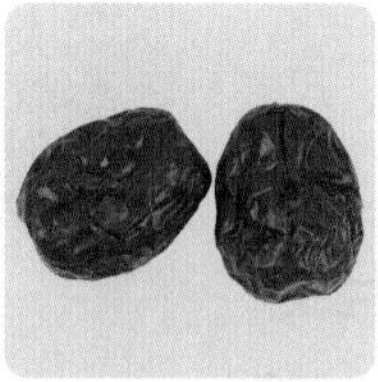

★ 别名

干枣、红枣。

◆ 性味

性温，味甘。

▲ 功效

补中益气、养血安神、缓和药性、滋阴养颜。

● 主治

女性躁郁症、哭泣不安、心神不宁、脾胃虚弱、腹泻。

药材食材 3

生姜

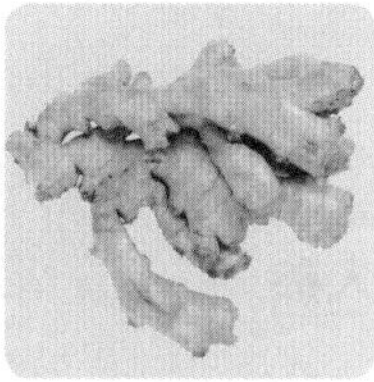

★ 别名

姜。

◆ 性味

性温，味辛。

▲ 功效

开胃止呕、化痰止咳、发汗解表、清热解毒。

● 主治

外感风寒、鼻子不通气、流清涕、腹痛。

药材食材 4

蜂蜜

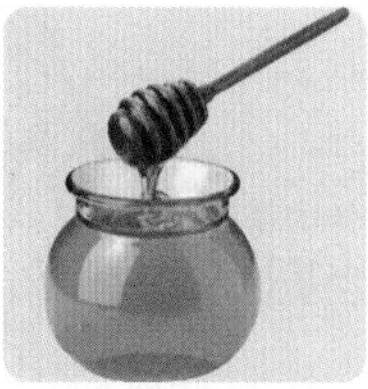

★ 别名

岩蜜、石蜜、石饴。

◆ 性味

性平，味甘。

▲ 功效

保护肝脏、补充体力、消除疲劳、抑菌杀菌。

● 主治

便秘、皮肤暗黄、失眠、贫血、神经系统疾病。

五福饮茶

补血益气 滋养五脏

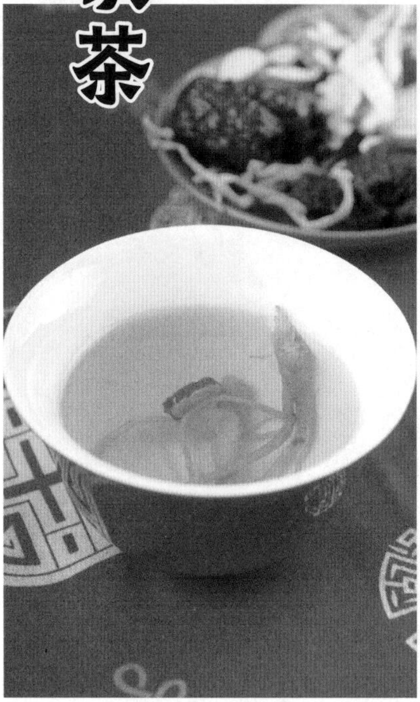

茶疗功效

本茶具有补血益气、滋养五脏的功效。茶中熟地黄补益肝肾；当归养血补血；人参大补元气、安神益智；白术健脾益气；甘草补气和中。

饮用宜忌

本茶适宜五脏亏损、面色萎黄、神疲气短、懒言、心悸健忘、食欲不振者饮用。体质虚弱者不宜饮用。

主要材料

A
熟地黄…9克
当归…9克
人参…3克
白术…6克

B
甘草…5克
生姜…5克

做法用法

1. 将熟地黄、当归、人参、白术、甘草研成粗末。
2. 将生姜切丝，与药末一同放入杯中，用沸水冲泡20分钟后，取汁即可。
3. 每日1剂，不拘时代茶饮。

药材食材 1
熟地黄

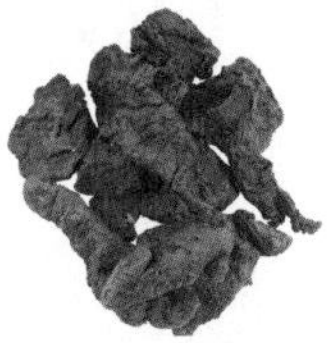

别名／地黄。
性味／性温，味甘。
功效／补血滋润。
主治／血虚萎黄、眩晕心悸、月经不调。

药材食材 2
当归

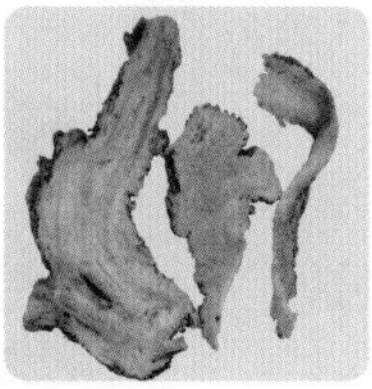

★ 别名
秦归、云归、西当归。
◆ 性味
性温，味甘、辛。
▲ 功效
延缓衰老、美容养颜、补血活血、清热解毒。
● 主治
血虚萎黄、眩晕心悸、月经不调、虚寒腹痛。

药材食材 3
人参

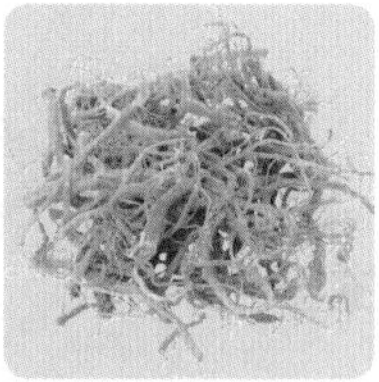

★ 别名
山参、园参、人衔。
◆ 性味
性平，味甘、微苦。
▲ 功效
大补元气、复脉固脱、补脾益肺、生津止渴。
● 主治
劳伤虚损、倦怠、反胃吐食、大便滑泄、虚咳喘促。

药材食材 4
白术

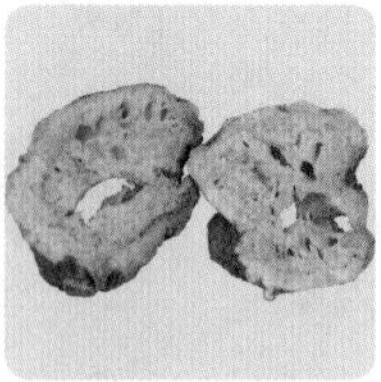

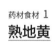

★ 别名
于术、冬术、冬白术。
◆ 性味
性温，味苦、甘。
▲ 功效
健脾益气、燥湿利水、止汗、安胎。
● 主治
脾虚食少、腹胀泄泻、痰饮眩悸、水肿、胎动不安。

开郁香附茶

理气开郁　调经止痛

主要材料

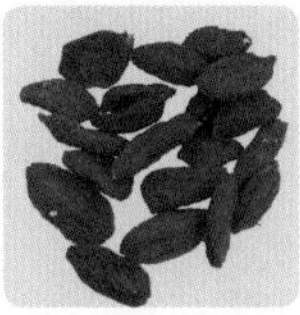

药材食材
枸杞子

A 香附…10克
枸杞子…5克
甘草…5克

B 生姜…3克
蜂蜜…适量

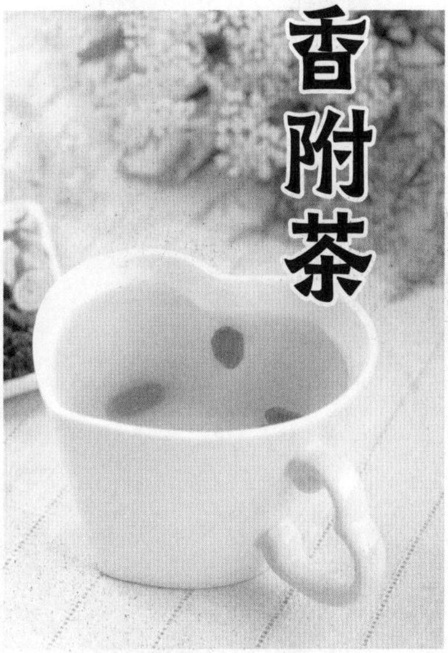

做法用法

1. 香附经醋炒后，研成粗末；生姜切丝。
2. 将香附末、枸杞子、甘草、生姜丝一同放入杯中，用沸水冲泡15分钟后，加入适量的蜂蜜，即可饮用。
3. 每日1～2剂，不拘时代茶饮。

茶疗功效

本茶中香附理气开郁、调经止痛，是妇科调经止痛的良药；枸杞子补肝肾养血。共奏理气开郁、调经止痛的功效。

香附川芎茶

理气止痛　疏肝解郁

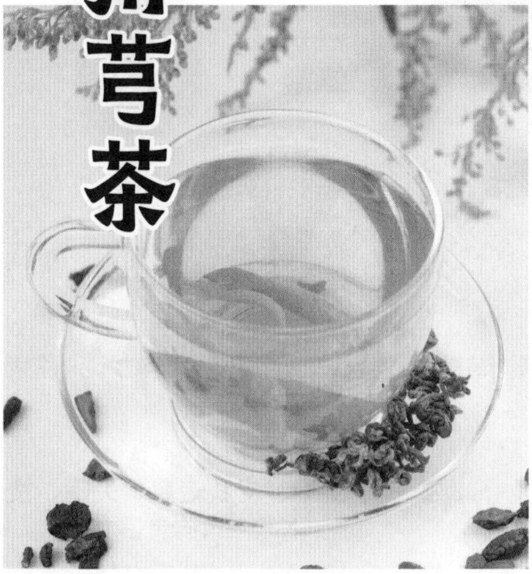

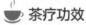

主要材料

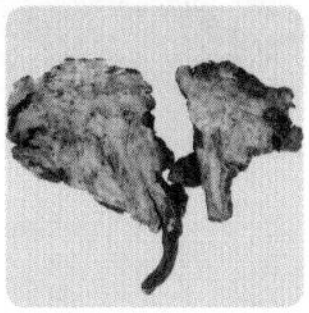

药材食材
川芎

A 香附…10克
川芎…6克

B 茶叶…6克
蜂蜜…适量

做法用法

1. 将香附、川芎研成粗末。
2. 将药末放入杯中，用沸水冲泡10分钟后，去渣取汁，再用药汁冲泡茶叶，最后加入蜂蜜，即可饮用。
3. 每日1～2剂，不拘时代茶饮。

茶疗功效

本茶中香附理气解郁、调经止痛；川芎行气开郁、活血止痛。共奏理气止痛、疏肝解郁的功效。

玉灵膏茶

滋补气血 安神益智

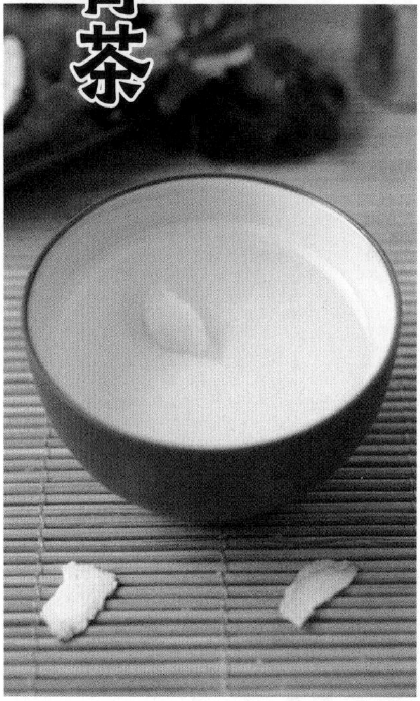

茶疗功效

本茶中龙眼补益心脾、安神益智；西洋参益气养阴、生津止渴；枸杞子滋补肝肾。共奏滋补气血、安神益智的功效。

饮用宜忌

本茶适宜年迈体弱、神疲体倦、心悸怔忡、食欲不振者饮用。但虚火旺盛者不宜饮用。

主要材料

A
- 龙眼…30克
- 西洋参…3克

B
- 枸杞子…5克
- 蜂蜜…适量

做法用法

1. 将龙眼、西洋参、枸杞子置于杯中。
2. 用沸水冲泡20分钟后，加入适量蜂蜜，即可饮用。
3. 每日1剂，不拘时代茶饮。

药材食材 1

龙眼

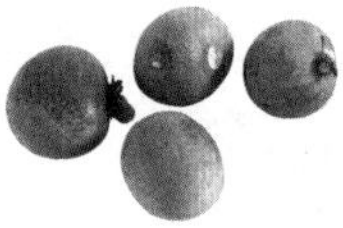

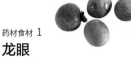

别名 / 桂圆、益智。

性味 / 性平，味甘、淡。

功效 / 补益心脾。

主治 / 感冒、疟疾、疔肿、痔疮。

药材食材 2

西洋参

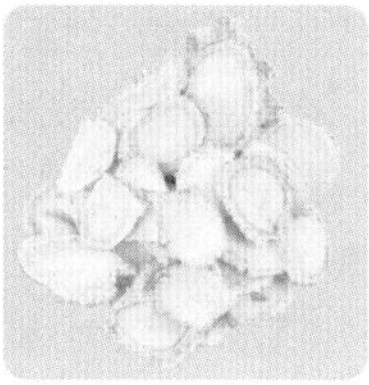

★ 别名

广东人参、花旗参。

◆ 性味

性寒，味甘、微苦。

▲ 功效

滋阴润肺、益胃生津、清心除烦、调节血脂。

● 主治

气虚阴亏、咳喘痰血、虚热烦倦、口燥咽干。

药材食材 3

枸杞子

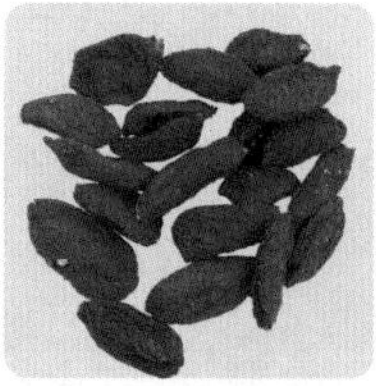

★ 别名

枸杞、苟起子、枸杞红实。

◆ 性味

性平，味甘。

▲ 功效

养肝润肺、滋补肝肾、益精明目、强身健体。

● 主治

腰膝酸痛、眩晕耳鸣、血虚萎黄、内热消渴。

药材食材 4

蜂蜜

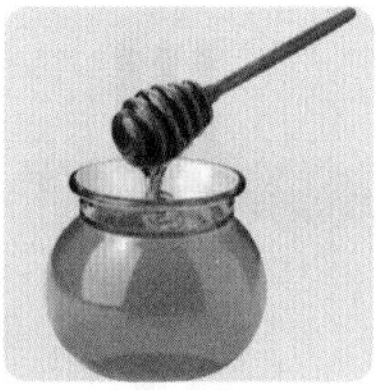

★ 别名

岩蜜、石蜜、石饴。

◆ 性味

性平，味甘。

▲ 功效

保护肝脏、补充体力、消除疲劳、抑菌杀菌。

● 主治

便秘、皮肤暗黄、失眠、贫血、神经系统疾病。

人参固本茶

益气养阴 扶正固本

茶疗功效

本茶具有益气养阴、扶正固本的功效。茶中人参大补元气；天门冬、麦门冬补肺生津；生地黄养阴生津、清热凉血。

饮用宜忌

本茶适宜津血不足、体瘦乏力、皮肤干燥、面色不华、精神不振、时有咽燥者饮用。咳喘有火气者不宜服用。

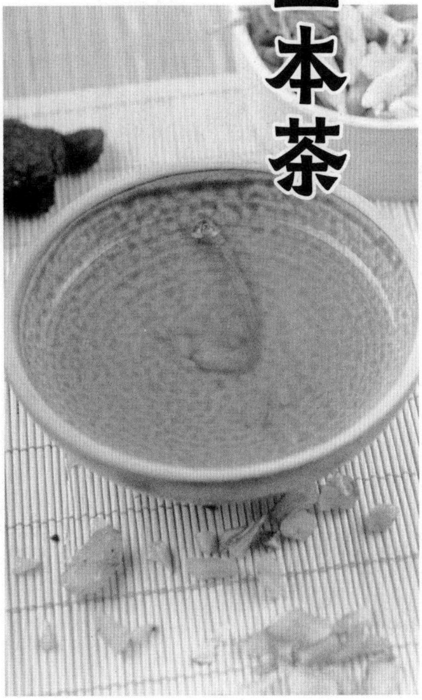

主要材料

A
- 人参…3克
- 天门冬…12克
- 麦门冬…12克
- 生地黄…12克

B
- 蜂蜜…适量

做法用法

1. 将天门冬、麦门冬、生地黄研成粗末；人参切片。
2. 将药末和人参片放入杯中，用沸水冲泡20分钟后，加入适量蜂蜜即可饮用。
3. 每日1剂，代茶频服。

药材食材 1

人参

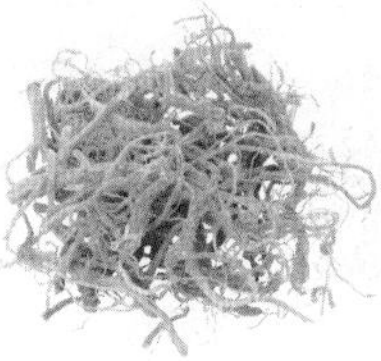

别名／山参、园参。

性味／性平，味甘、微苦。

功效／大补元气。

主治／劳伤虚损、厌食、倦怠。

药材食材 2

天门冬

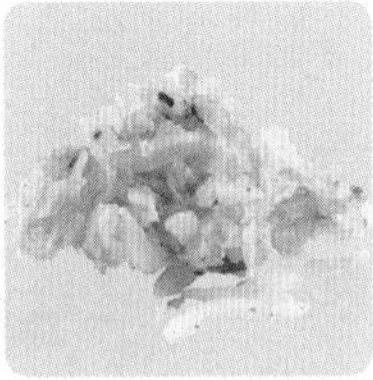

★ 别名

天冬、三百棒、丝冬。

◆ 性味

性平，味苦。

▲ 功效

养阴清热、润燥生津、止咳润喉、美容养颜。

● 主治

肺结核、支气管炎、白喉、百日咳、口燥咽干。

药材食材 3

麦门冬

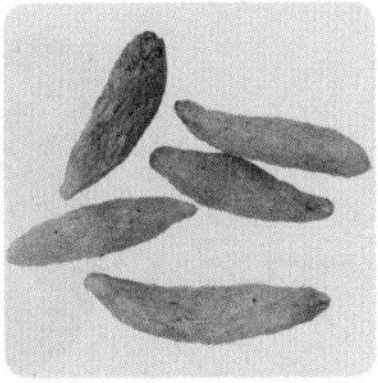

★ 别名

麦冬、不死药。

◆ 性味

性寒，味甘、微苦。

▲ 功效

滋阴润肺、益胃生津、清心除烦、止咳止渴。

● 主治

肺燥干咳、阴虚劳嗽、津伤口渴、心烦失眠。

药材食材 4

生地黄

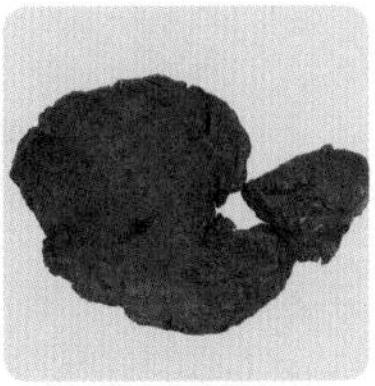

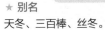

★ 别名

地髓、原生地、干生地。

◆ 性味

性凉，味甘、苦。

▲ 功效

清热生津、滋阴养血、生津润燥。

● 主治

阴虚发热、消渴、吐血、表皮出血、血崩、月经不调。

红蓝花茶

活血化瘀　调血和血

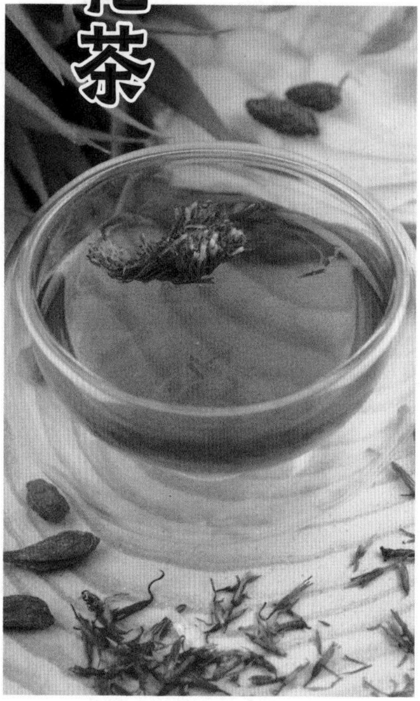

茶疗功效

本茶具有活血化瘀、调血和血的功效。茶中红花活血通经、化瘀止痛；生姜温中止呕、散寒止痛；枸杞子养肝润肺、滋补肝肾；黄酒活血祛寒、通经止痛。

饮用宜忌

本茶适宜产后腹中刺痛、恶露不尽、胎衣不下、痛经者饮用。但血虚者不宜饮用。

主要材料

A
- 红花…10克
- 生姜…6克

B
- 枸杞子…5克
- 黄酒…1克

做法用法

1. 将生姜切丝，与枸杞子、红花一同放入杯中。
2. 用沸水冲泡10分钟后，兑入黄酒即可饮用。
3. 每日1剂，不拘时代茶饮。

药材食材 1

红花

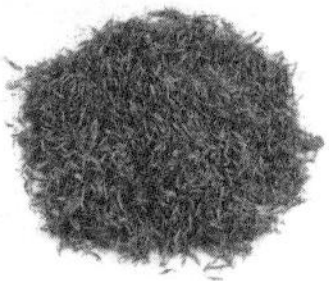

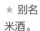

别名／草红、刺红花。

性味／性温，味辛。

功效／活血通经。

主治／经闭痛经、恶露不尽。

药材食材 2

生姜

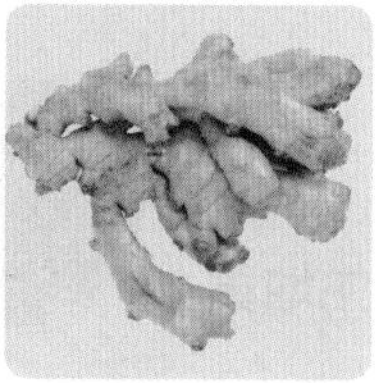

★ 别名

姜。

◆ 性味

性温，味辛。

▲ 功效

开胃止呕、化痰止咳、发汗解表、清热解毒。

● 主治

外感风寒、鼻子不通气、流清涕、腹痛。

药材食材 3

枸杞子

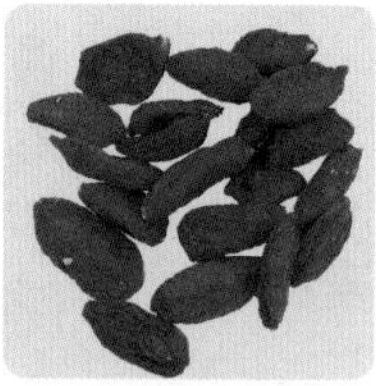

★ 别名

枸杞、苟起子、枸杞红实。

◆ 性味

性平，味甘。

▲ 功效

养肝润肺、滋补肝肾、益精明目、强身健体。

● 主治

腰膝酸痛、眩晕耳鸣、血虚萎黄、内热消渴。

药材食材 4

黄酒

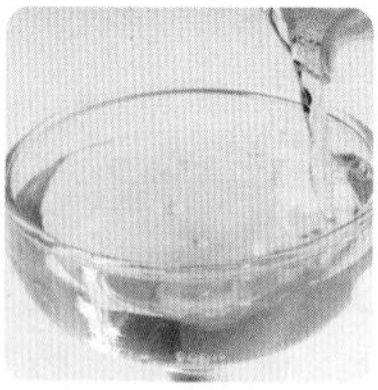

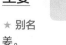

★ 别名

米酒。

◆ 性味

性温，味甘、辛。

▲ 功效

补血养颜、活血祛寒、通经活络、抵御寒冷。

● 主治

寒冷刺激、感冒。

玫瑰花茶

疏肝和胃 活血止痛

茶疗功效

本茶具有疏肝和胃、活血止痛的功效。茶中玫瑰花行气活血、调经止痛；枸杞子养肝补肾、补血明目。益母草活血化瘀、调经止痛。

饮用宜忌

本茶适宜胃脘胀痛、月经不调、消化不良者饮用，但口渴、舌红少苔者不宜饮用。因其性温，阴虚严重者不宜饮用。

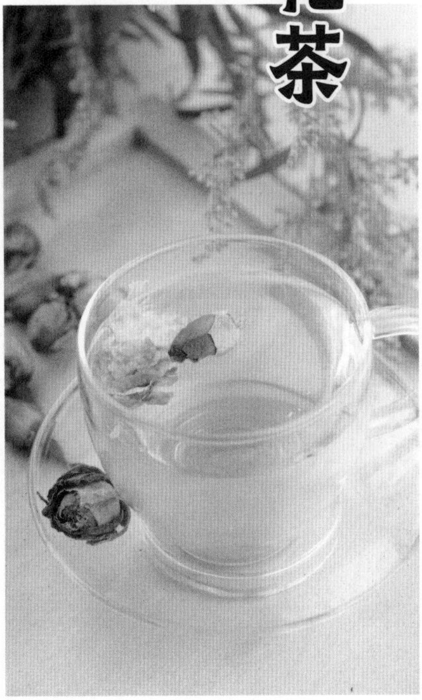

主要材料

A
- 玫瑰花…6克
- 枸杞子…6克
- 益母草…6克

B
- 生姜…6克
- 蜂蜜…适量

做法用法

1. 将生姜切丝；益母草研成粗末，备用。
2. 将枸杞子、玫瑰花、生姜丝、药末放入杯中，用沸水冲泡10分钟后，加入适量蜂蜜，即可饮用。
3. 每日2~3剂。

药材食材 1

枸杞子

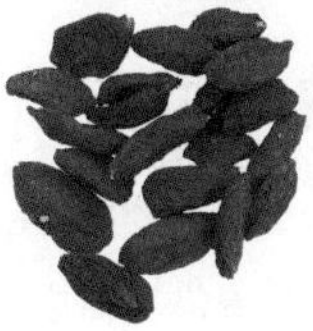

别名 / 枸杞、苟起子。

性味 / 性平，味甘。

功效 / 养肝补肾。

主治 / 虚劳精亏、腰膝酸痛、眩晕耳鸣。

药材食材 2

益母草

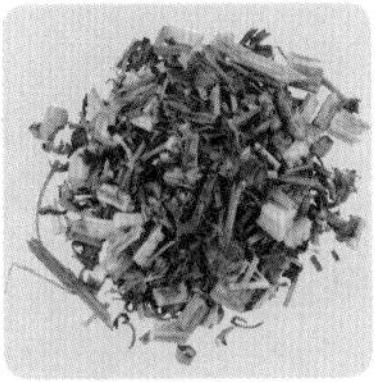

★ 别名

益母、茺蔚、坤草。

◆ 性味

性凉，味辛、苦。

▲ 功效

补血活血、调经消水、清热解毒。

● 主治

月经不调、胎漏难产、产后血晕、瘀血腹痛。

药材食材 3

玫瑰花

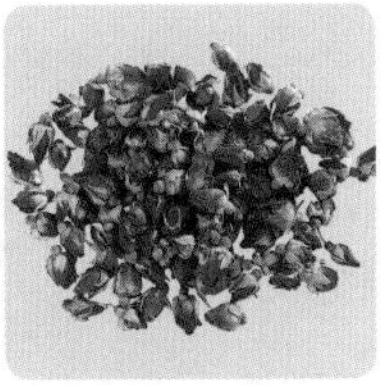

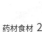

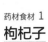

★ 别名

徘徊花、刺客、穿心玫瑰。

◆ 性味

性温，味甘、微苦。

▲ 功效

行气解郁、补血活血、止痛调经。

● 主治

肝胃气痛、新久风痹、吐血咯血、月经不调。

药材食材 4

生姜

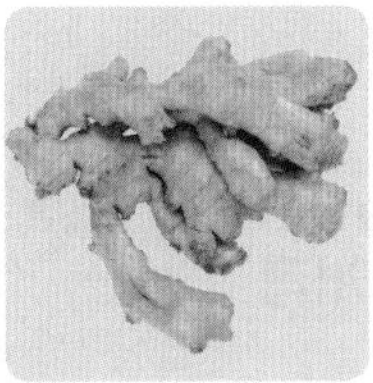

★ 别名

姜。

◆ 性味

性温，味辛。

▲ 功效

开胃止呕、化痰止咳、发汗解表、清热解毒。

● 主治

外感风寒、鼻子不通气、流清涕、腹痛。

生化茶

活血化瘀 温经止痛

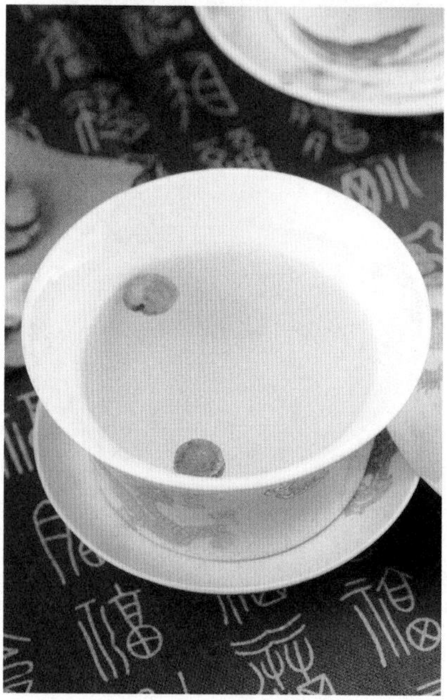

茶疗功效

本茶具有活血化瘀、温经止痛的功效。茶中当归补血活血、祛瘀止痛；川芎活血行气；炮姜温经止痛；桃仁活血化瘀；甘草缓急止痛。

饮用宜忌

本茶适宜小腹冷痛、痛经、月经不畅者饮用。但产后发热而瘀滞者不宜饮用。

主要材料

A
- 当归…20克
- 川芎…10克
- 桃仁…6克

B
- 炮姜…2克
- 甘草…2克
- 蜂蜜…适量

做法用法

1. 将当归、川芎、桃仁、甘草研成粗末；炮姜切丝。
2. 将姜丝和药末同放入杯中，用热水冲泡15分钟后，加入适量蜂蜜，即可饮用。
3. 每日1剂，不拘时代茶饮。

药材食材 1

当归

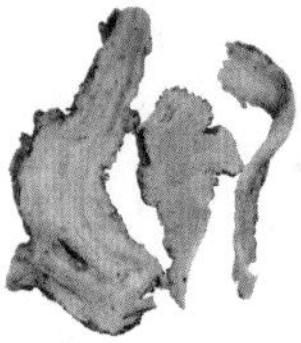

别名 / 秦归、云归。

性味 / 性温，味甘、辛。

功效 / 补血活血、延缓衰老、调经止痛、润肠通便。

主治 / 血虚萎黄、眩晕心悸、月经不调、虚寒腹痛。

药材食材 2

川芎

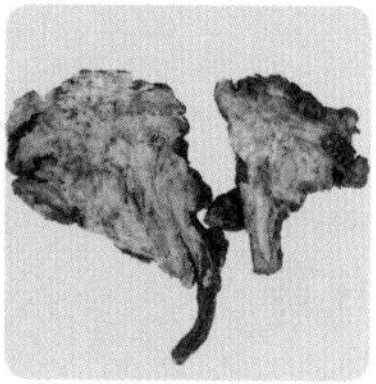

★ 别名

山鞠穷、芎劳、香果。

◆ 性味

性温，味辛。

▲ 功效

活血行气、祛风止痛、解郁通达。

● 主治

月经不调、癥瘕肿块、胸胁疼痛、头痛眩晕。

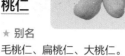

药材食材 3

桃仁

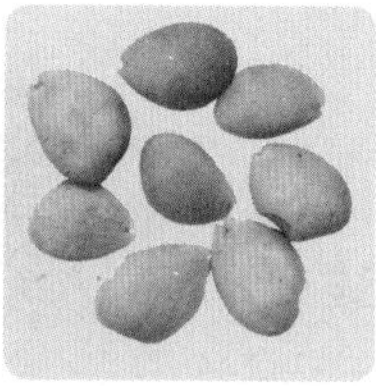

★ 别名

毛桃仁、扁桃仁、大桃仁。

◆ 性味

性平，味苦、甘。

▲ 功效

活血祛瘀、润肠通便、止咳平喘、调节血脂。

● 主治

闭经、痛经、跌仆损伤、肠燥便秘。

药材食材 4

炮姜

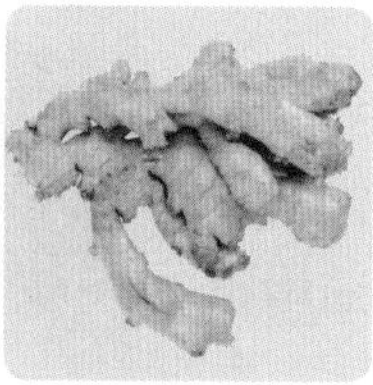

★ 别名

老姜。

◆ 性味

性热，味辛。

▲ 功效

温经止血、温中止痛。

● 主治

宫寒腹痛、恶露不尽。

补血茶

补血和血
滋阴调经

茶疗功效

本茶中黄芪、当归同用，可益气补血。熟地黄养血滋阴、补精益髓。共奏补血和血、滋阴调经的功效。

饮用宜忌

本茶适宜月经不调、面色萎黄、心悸头晕者饮用。但脾胃虚弱、食少便溏者不宜饮用。

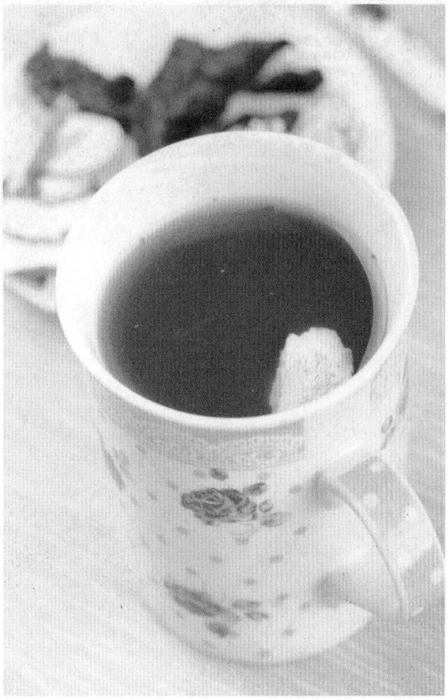

主要材料

A
黄芪…30克
熟地黄…12克
当归…6克

B
蜂蜜…适量

做法用法

1. 将当归、黄芪、熟地黄研成粗末，备用。
2. 将药末放入杯中，用沸水冲泡20分钟后，加入适量蜂蜜，即可饮用。
3. 每日1剂。

药材食材 1
当归

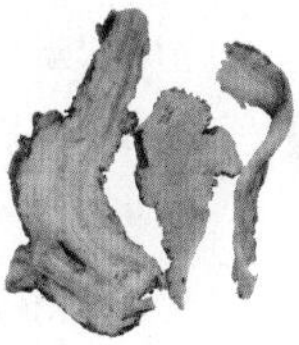

别名 / 秦归、云归。

性味 / 性温，味甘、辛。

功效 / 抗缺氧、补血活血、调经止痛、润肠通便。

主治 / 血虚萎黄、眩晕心悸、月经不调、虚寒腹痛。

药材食材 2
黄芪

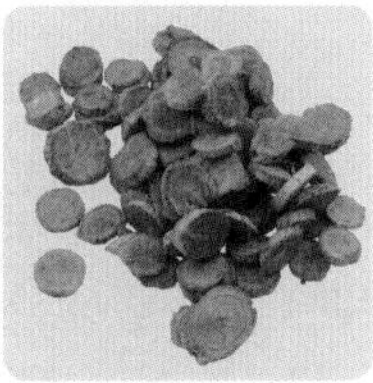

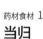

★ 别名
棉芪、绵芪、绵黄芪。

◆ 性味
性微温，味甘。

▲ 功效
益气固表、敛汗固脱、托疮生肌、利水消肿。

● 主治
气虚乏力、久泻脱肛、便血崩漏、表虚自汗。

药材食材 3
熟地黄

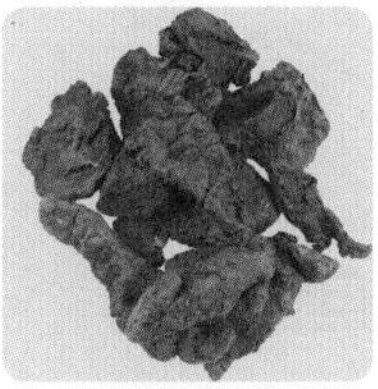

★ 别名
地黄。

◆ 性味
性温，味甘。

▲ 功效
补血滋润、益精填髓、补肾益肝。

● 主治
血虚萎黄、眩晕心悸、月经不调、肝肾阴亏。

药材食材 4
蜂蜜

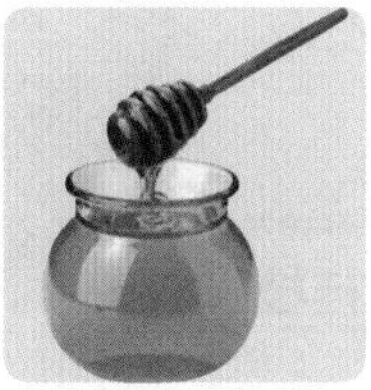

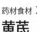

★ 别名
岩蜜、石蜜、石饴。

◆ 性味
性平，味甘。

▲ 功效
保护肝脏、补充体力、消除疲劳、抑菌杀菌。

● 主治
便秘、皮肤暗黄、失眠、贫血、神经系统疾病。

当归四逆茶

温经散寒 养血通脉

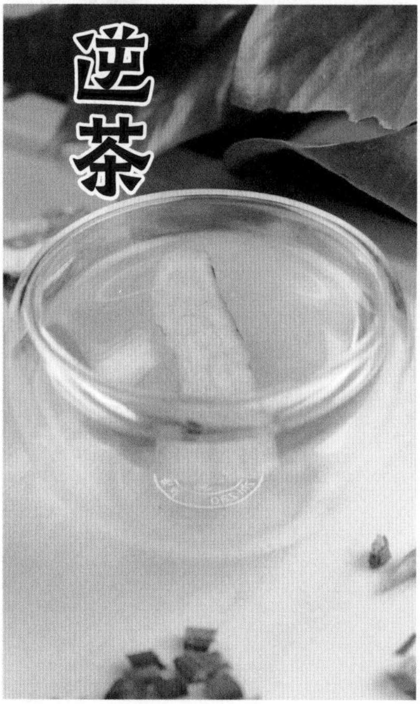

茶疗功效

本茶具有温经散寒、养血通脉的功效。茶中桂枝、细辛散寒通脉；当归、白芍养血和血；炙甘草、大枣补中益气、健脾和胃。

饮用宜忌

本茶适宜患有冻疮者饮用，且可作为血栓闭塞性脉管炎、雷诺病、小儿下肢麻痹等症的辅助治疗饮品。

主要材料

A
- 当归…9克
- 桂枝…9克
- 白芍…9克
- 细辛…2克

B
- 炙甘草…5克
- 大枣…适量

做法用法

1. 将当归、桂枝、白芍、细辛、炙甘草研为粗末。
2. 将药末、大枣放入杯中，用沸水冲泡10分钟后，加入蜂蜜，即可饮用。
3. 每日1剂，代茶频饮。

药材食材 1

当归

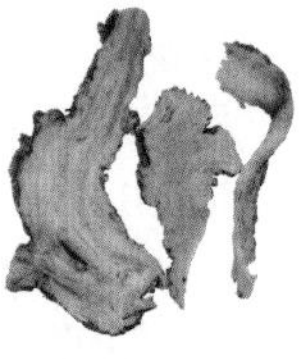

别名 / 秦归、西当归。

性味 / 性温，味甘、辛。

功效 / 延缓衰老。

主治 / 月经不调、虚寒腹痛、肠燥便秘。

药材食材 2

桂枝

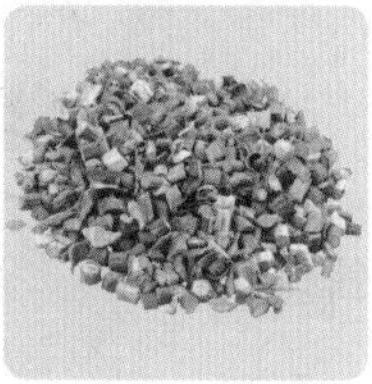

★ 别名

桂枝尖。

◆ 性味

性温，味辛、甘。

▲ 功效

发汗解肌、温经通脉、散寒止痛、助阳化气。

● 主治

盗汗、血液不通、感冒、体虚。

药材食材 3

白芍

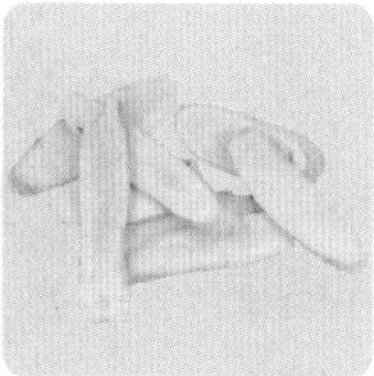

★ 别名

白芍、杭芍、大白芍。

◆ 性味

性平，味苦。

▲ 功效

养血柔肝、缓中止痛、敛阴收汗、调节血脂。

● 主治

泻痢腹痛、自汗盗汗、阴虚发热、月经不调。

药材食材 4

细辛

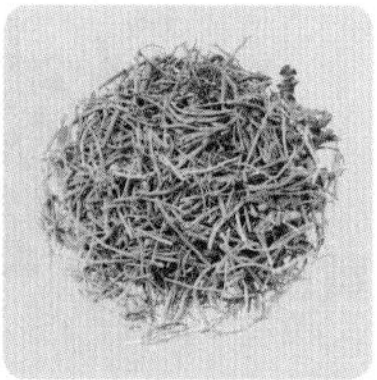

★ 别名

小辛、细草、少辛。

◆ 性味

性温，味辛。

▲ 功效

解表散寒、祛风止痛、温肺化饮、止咳化痰。

● 主治

风冷头痛、牙痛、阴虚咳嗽、风湿痹痛。

丹参饮

活血化瘀 行气止痛

主要材料

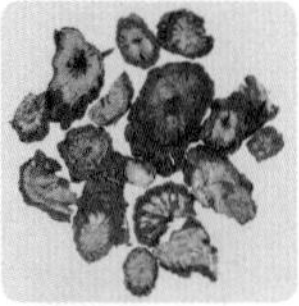

药材食材
丹参

A
丹参…30克
檀香…5克
砂仁…5克

B
蜂蜜…适量
枸杞子…适量

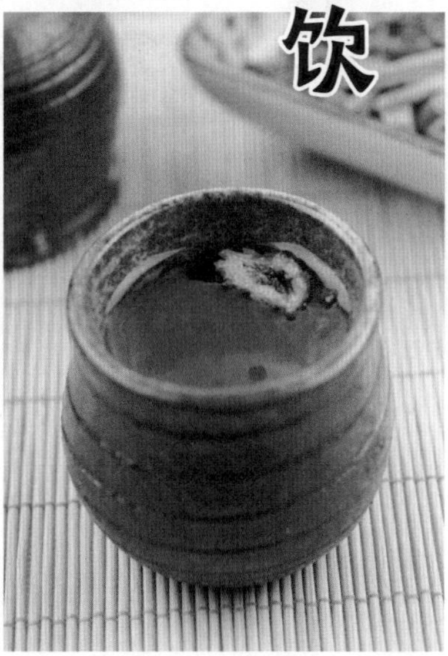

做法用法

1. 将丹参切片；将檀香、砂仁研为粗末备用。
2. 将药末、丹参片放入杯中，用开水冲泡15分钟后，加入适量枸杞子、蜂蜜即可饮用。
3. 每日1剂，不拘时代茶饮。

茶疗功效

本茶中丹参活血调经、祛瘀止痛；檀香、砂仁温中行气。共奏活血化瘀、行气止痛的功效。

双参饮

活血强心 益气健脾

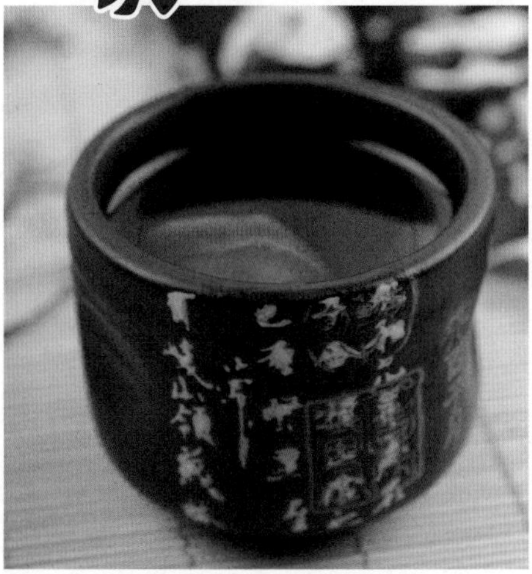

主要材料

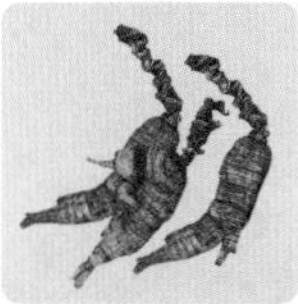

药材食材
西洋参

A
西洋参…3克
丹参…6克

B
山楂…6克
冰糖…适量

做法用法

1. 西洋参、丹参、山楂加水煎煮，或开水浸泡20分钟。
2. 加入冰糖溶化。
3. 为一日用量，分多次温热后饮用。

茶疗功效

本茶具有活血强心、益气健脾的功效。茶中西洋参益气养阴，强心抗疲劳；“一味丹参，供同四物”，丹参补血活血；山楂活血消积；冰糖调味。

清热理气药材食材推荐

丁香

温中暖肾
降逆止咳

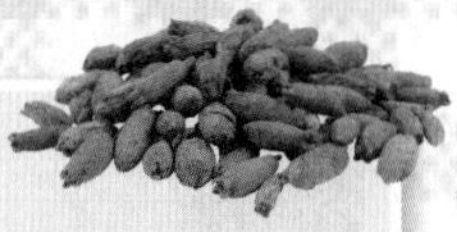

别名

洋丁香、母丁、母丁香。

性味

性温，味辛。

主治

咳嗽、呕吐、反胃、便秘、心腹冷痛、疝气、癖症。

食用禁忌

热性病及阴虚体质者不宜食用。

菊花

散风清热
平肝明目

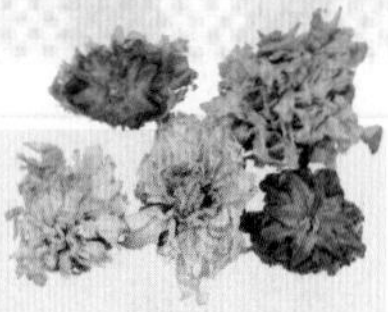

别名

黄花、九花、女华。

性味

性微寒，味辛、甘、苦。

主治

风热感冒、头痛眩晕、头脚肿痛、眼目昏花。

食用禁忌

气虚畏寒及腹泻者不宜食用。

白鲜皮

清热燥湿
祛风止痒

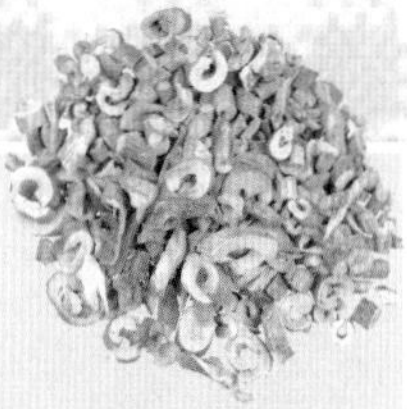

别名

白藓皮、八股牛、山牡丹、羊鲜草。

性味

性寒，味苦、咸。

主治

风热湿毒引起的风疹、湿疹、皮肤瘙痒、黄胆、气血凝滞。

食用禁忌

脾胃虚寒者不宜食用。

川贝母

清热润肺
化痰止咳

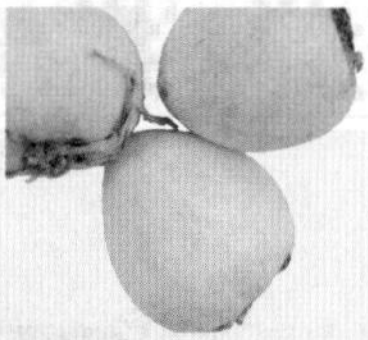

别名

贝母、川贝、贝壳母。

性味

性微寒，味甘、微苦。

主治

肺热燥咳、干咳少痰、阴虚劳嗽、咯痰带血。

食用禁忌

脾胃虚寒及寒痰、湿痰者不宜食用。

灯心草

利水通淋
清心降火

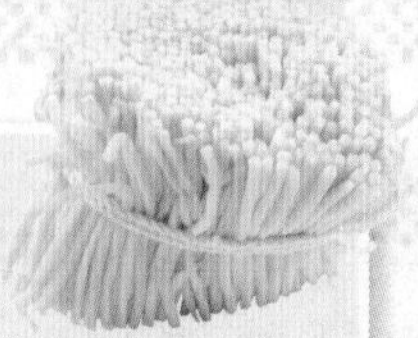

别名

蔺草、龙须草、野席草、马棕根、野马棕。

性味

性微寒，味甘、淡。

主治

水肿、小便不利、尿少涩痛、湿热黄疸、心烦不寐、小儿夜啼、口舌生疮。

食用禁忌

小便不尽及虚寒者不宜食用。

木香

理气行气
调和诸药

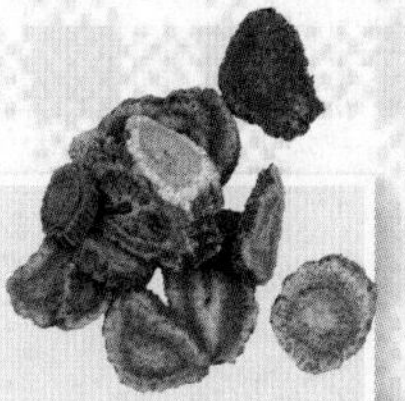

别名

蜜香、青木香、五香、五木香。

性味

性温，味苦、辛。

主治

呕吐不止、便秘、腹痛、支气管炎、心脑血管疾病。

食用禁忌

脏腑燥热及胃气虚弱者不宜食用。

黄芩

清热燥湿
泻火解毒
调节血脂
凉血安胎

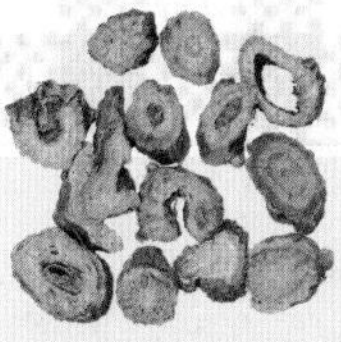

别名

山茶根、黄芩茶、土金茶根 。

性味

性寒，味苦。

主治

上呼吸道感染、肺热咳嗽、湿热黄疸、胎动不安、高血压、表皮肿痛。

食用禁忌

脾肺虚热及腹痛者不宜食用。

木瓜

消暑解渴
润肺止咳

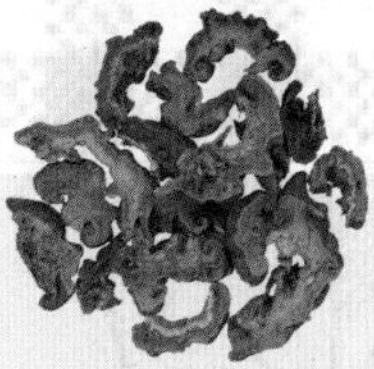

别名

番木瓜。

性味

性平、微寒，味甘。

主治

风湿痹痛、筋脉拘挛、脚气肿痛、腹痛便秘、心烦失眠。

食用禁忌

孕妇及过敏体质者不宜食用。

【本章对应】

本章选取多种相关的药茶，
并以分布详解的形式，
分别介绍药茶的主要功效及饮用宜忌，
便于读者按照个人的需求选取合适的药茶
饮用。

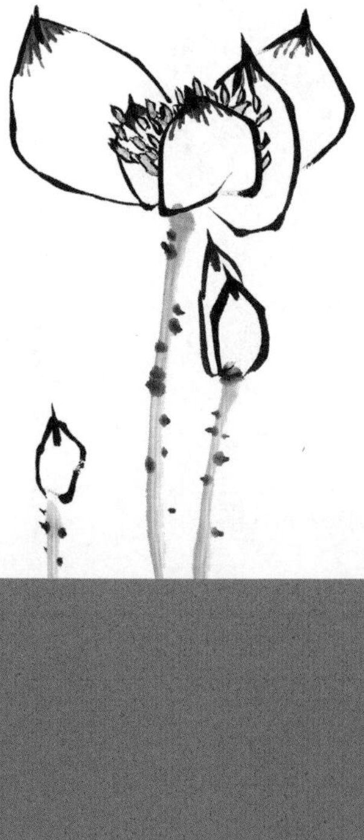

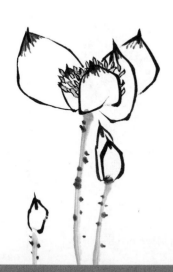

第二章 茶养五脏

茶如人生，
品其味，
修其心，
饮茶者修身养性也。
修身养性者亦要强身健体，
才可达到调和五脏、
延年益寿的效果。

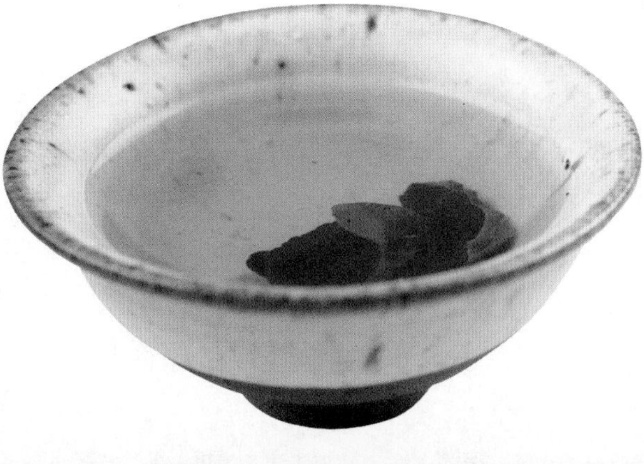

甘麦大枣茶

养心安神 补肝除烦

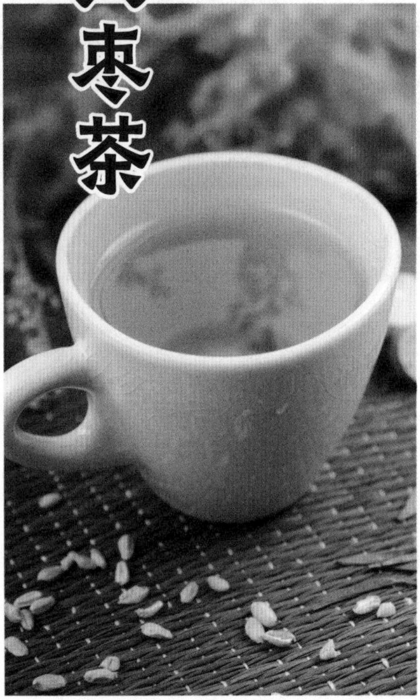

茶疗功效

本茶是一款养心安神茶，具有养心安神、补肝除烦的功效。茶中小麦养心益脾；大枣补中益气、养血安神；炙甘草补脾益气、缓急和中；碧螺春生津止渴。

饮用宜忌

本茶适宜妇女更年期综合征所致精神恍惚、悲伤欲哭、心中烦乱、睡眠不安、神经衰弱以及工作紧张引起的睡眠不安、烦乱多梦者饮用。但失眠重症且伴有阴虚火旺者不宜饮用。

主要材料

A
- 小麦…30克
- 大枣…10枚

B
- 炙甘草…6克
- 碧螺春…6克
- 蜂蜜…适量

做法用法

1. 将炙甘草、小麦研成粗末。
2. 将药末、大枣、碧螺春放入保温杯中，用沸水冲泡15分钟后，加入蜂蜜，即可饮用。
3. 每日1剂，不拘时代茶饮。

药材食材 1

小麦

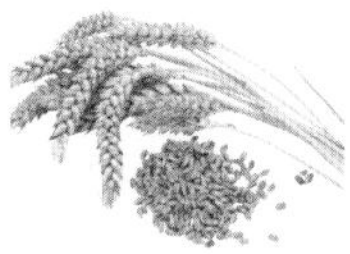

别名／小麦、浮麦。

性味／性平，味甘。

功效／养心益脾。

主治／妇女脏躁、精神不安。

药材食材 2

大枣

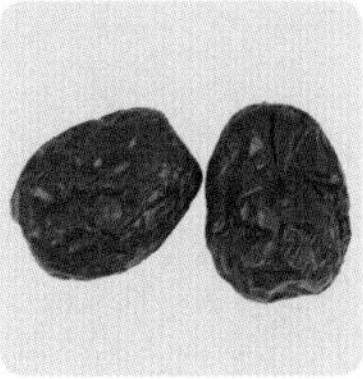

★ 别名

干枣、红枣。

◆ 性味

性温，味甘。

▲ 功效

补中益气、养血安神、缓和药性、美容养颜。

● 主治

心神不宁、免疫力低下、脾胃虚弱。

药材食材 3

炙甘草

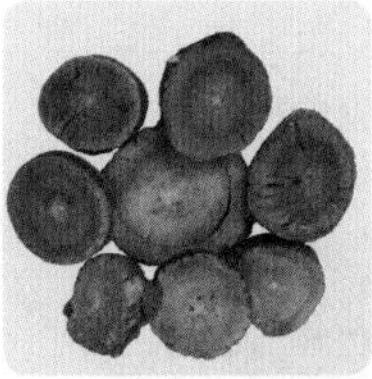

★ 别名

炙草。

◆ 性味

性平，味甘。

▲ 功效

补脾益气、祛痰止咳、缓急止痛。

● 主治

脾胃虚弱、倦怠乏力、心悸气短、咳嗽痰多。

药材食材 4

碧螺春

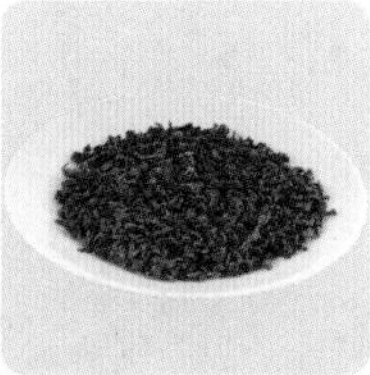

★ 别名

洞庭碧螺春。

◆ 性味

性寒，味苦。

▲ 功效

止渴生津、清热消暑、解毒消食、祛风解表。

● 主治

心血管疾病、失眠、便秘、心绞痛、腹痛。

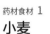

酸枣仁茶

养血安神 清热除烦

茶疗功效

本茶中酸枣仁养肝宁心、安神敛汗；甘草补脾益气、清热解毒；枸杞子养肝润肺、滋补肝肾。共奏养血安神、清热除烦的功效。

饮用宜忌

本茶适宜患有神经衰弱、更年期综合征、失眠者饮用。但阳虚畏寒者不宜饮用。

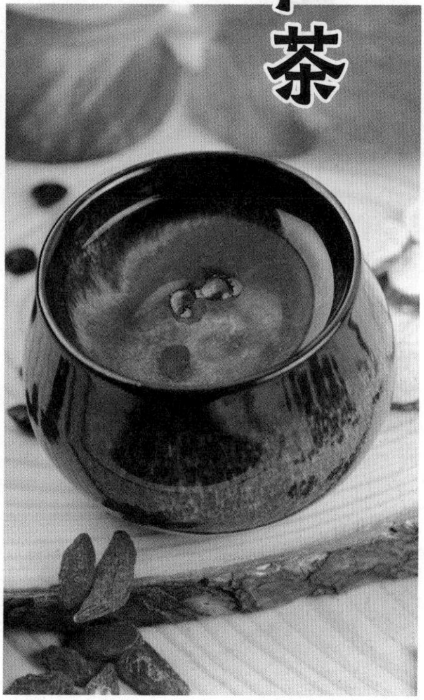

主要材料

A
- 酸枣仁…30克
- 甘草…6克

B
- 枸杞子…5克
- 蜂蜜…适量

做法用法

1. 将酸枣仁放杯中。
2. 加入甘草、枸杞子，用开水冲泡15分钟后，加入蜂蜜，即可饮用。
3. 每日1剂，不拘时代茶饮。

药材食材 1

酸枣仁

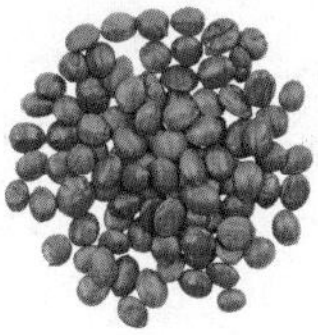

别名 / 酸枣子。

性味 / 性平，味甘。

功效 / 养肝宁心。

主治 / 虚烦不眠、惊悸怔忡。

药材食材 2

甘草

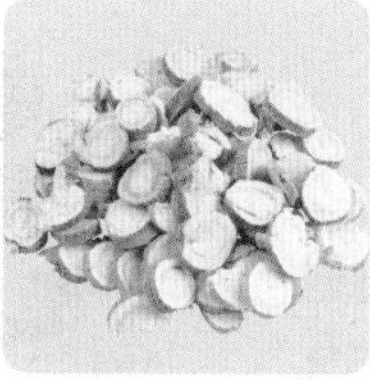

★ 别名

粉甘草、甘草梢、甜根子。

◆ 性味

性平，味甘。

▲ 功效

补脾益气、清热解毒、祛痰止咳、调和诸药。

● 主治

脾胃虚弱、倦怠乏力、心悸气短、咳嗽痰多。

药材食材 3

枸杞子

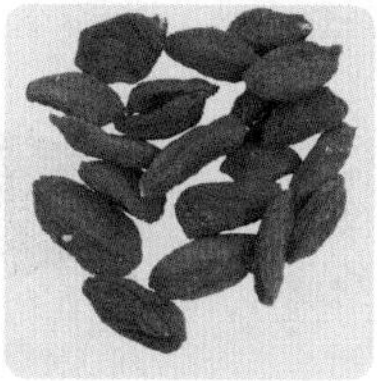

★ 别名

枸杞、苟起子、枸杞红实。

◆ 性味

性平，味甘。

▲ 功效

养肝润肺、滋补肝肾、益精明目、强身健体。

● 主治

虚劳精亏、腰膝酸痛、眩晕耳鸣、贫血。

药材食材 4

蜂蜜

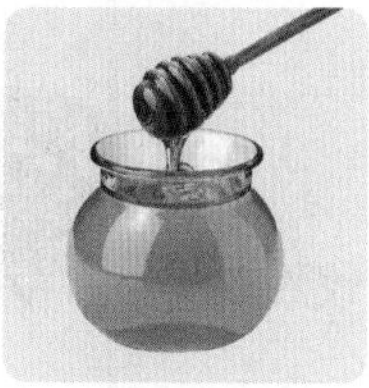

★ 别名

岩蜜、石蜜、石饴。

◆ 性味

性平，味甘。

▲ 功效

保护肝脏、补充体力、消除疲劳、抑菌杀菌。

● 主治

便秘、皮肤暗黄、失眠、贫血、神经系统疾病。

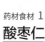

茉莉花茶

清热生津
润燥止渴

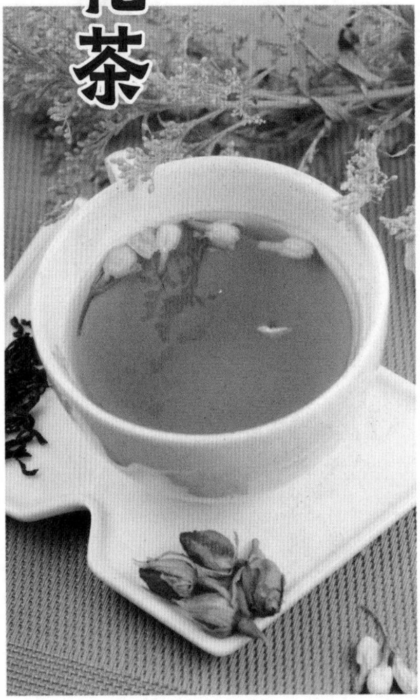

茶疗功效

本茶中茉莉花理气和中、开郁辟秽；玫瑰花利气、行血、治风痹、散瘀止痛；红茶利尿消炎。共奏清热生津、润燥止渴的功效。

饮用宜忌

本茶适宜患有咳嗽祛痰、便秘、高血压等症者饮用，也可作为防龋、防辐射损伤、抗癌、抗衰老的保健饮品。

主要材料

A 茉莉花…5克
玫瑰花…5克

B 红茶…3克
蜂蜜…适量

做法用法

1. 将茉莉花、玫瑰花、红茶放入锅中，用水煎煮。
2. 用茶漏滤取药汁，加入适量蜂蜜，即可饮用。
3. 每日1剂，不拘时代茶饮。

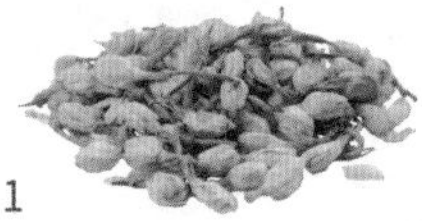

药材食材 1
茉莉花

别名／茉莉、香魂。
性味／性平，味甘。
功效／理气和中。
主治／下痢腹痛、目赤肿痛、表皮肿毒。

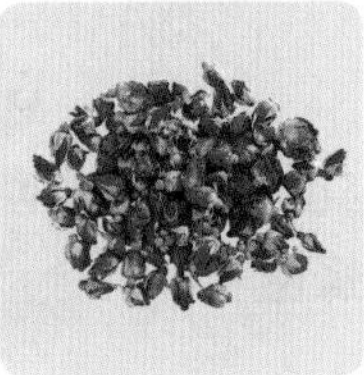

药材食材 2
玫瑰花

★ 别名
徘徊花、刺客、穿心玫瑰。
◆ 性味
性温，味甘、微苦。
▲ 功效
利气行血、润肠通便、散瘀止痛、润肌养颜。
● 主治
肝胃气痛、吐血咯血、月经不调、赤白带下。

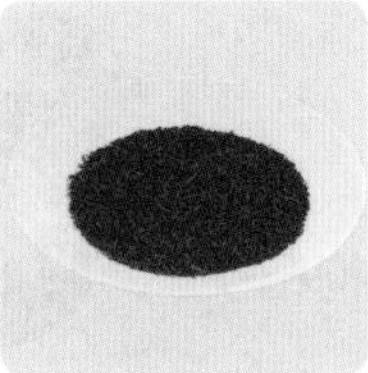

药材食材 3
红茶

★ 别名
乌茶。
◆ 性味
性温，味甘。
▲ 功效
利尿、消炎杀菌、提神消疲、强身健体。
● 主治
肠胃不适、尿急、食欲不振、浮肿。

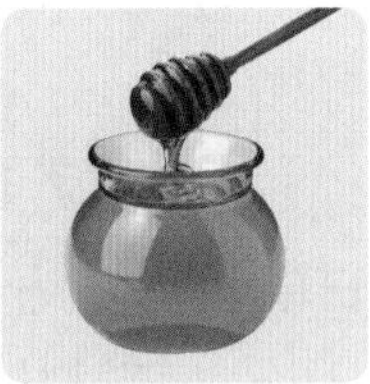

药材食材 4
蜂蜜

★ 别名
岩蜜、石蜜、石饴。
◆ 性味
性平，味甘。
▲ 功效
保护肝脏、补充体力、消除疲劳、抑菌杀菌。
● 主治
便秘、皮肤暗黄、失眠、贫血、神经系统疾病。

莲子茶

养心安神
益肾补脾

「主要材料」

药材食材
莲子

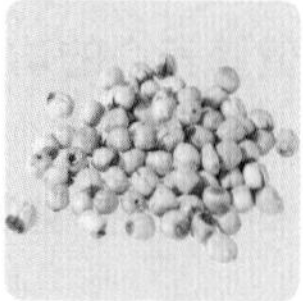

A 莲子…30克
碧螺春…10克

B 枸杞子…5克
蜂蜜…适量

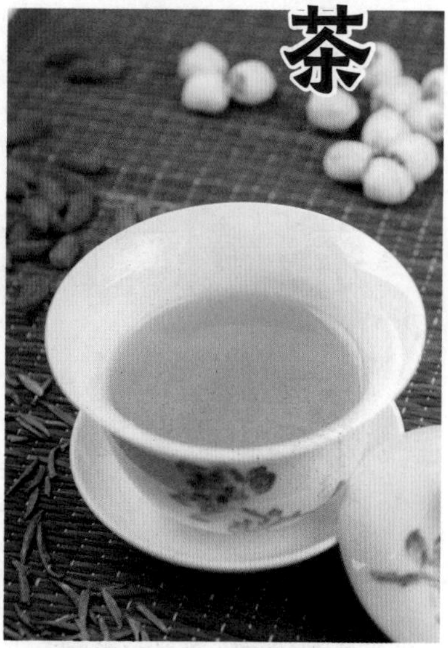

「做法用法」

1. 将碧螺春茶叶用开水冲泡开后，去渣取汁。
2. 将莲子用温水浸泡2小时后，加蜂蜜、枸杞子炖烂，倒入茶汁，即可饮用。
3. 每日1剂。

茶疗功效

本茶具有养心安神、益肾补脾的功效。茶中莲子养心安神、补脾止泻、补中养神、健脾止泻；碧螺春止渴生津、清热消暑、解毒消食；枸杞子养肝润肺、滋补肝肾。

三七沉香茶

强心止痛
降气活血

「主要材料」

药材食材
三七

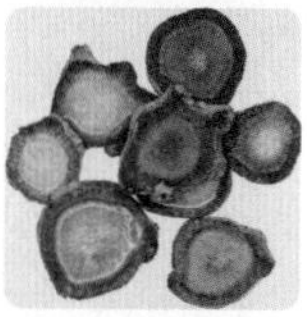

A 三七…3克
沉香…2克

B 花茶…2克
蜂蜜…适量

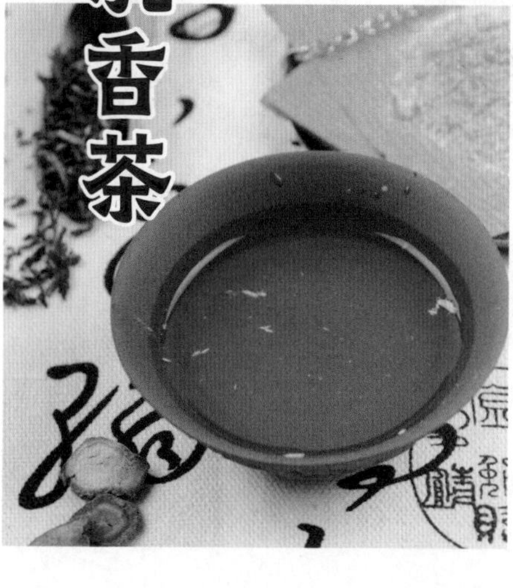

「做法用法」

1. 将三七、沉香洗净，放入锅中，用水煎煮后，去渣取汁。
2. 用药汁冲泡花茶，温热时放入适量蜂蜜，即可饮用。
3. 每日1剂，不拘时代茶饮。

茶疗功效

本茶中三七止血化瘀、消肿止痛；沉香降气温中、暖肾纳气；花茶平肝、润肺养颜。共奏强心止痛、降气活血的功效。

补血安神茶

益气补血 健脾养心

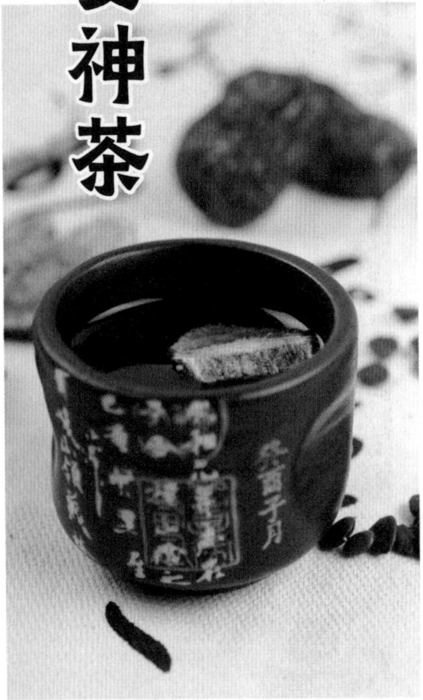

茶疗功效

本茶具有益气补血、健脾养心的功效。茶中黄芪益气固表、敛汗固脱；龙眼滋阴养血、补心宁神；酸枣仁养肝、宁心、安神；当归养血和血。

饮用宜忌

本茶适宜患有心悸怔忡、健忘失眠、盗汗虚热、厌食等症者饮用。但在急性病期间不宜饮用。

主要材料

A
黄芪…12克
龙眼…12克
酸枣仁…12克
当归…9克

B
生姜…5克
大枣…10枚

做法用法

1. 将黄芪、酸枣仁、当归一起捣碎，研为细末。
2. 将药末、生姜、大枣、龙眼放入杯中，用开水冲泡10分钟，即可饮用。
3. 每日1剂，不拘时代茶饮。

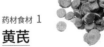

药材食材 1
黄芪

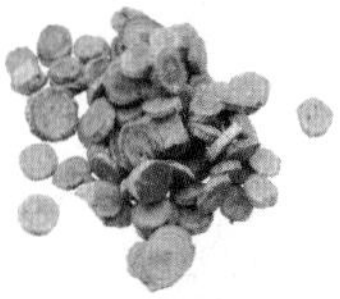

别名 / 棉芪、绵芪、绵黄芪。

性味 / 性微温，味甘。

功效 / 益气固表。

主治 / 气虚乏力、便血崩漏。

药材食材 2
龙眼

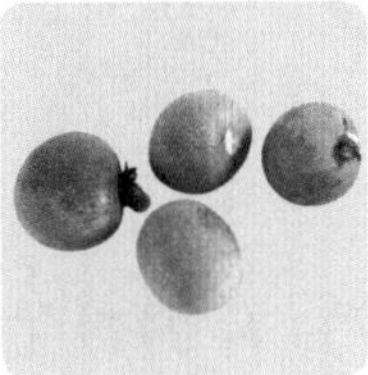

★ 别名
桂圆、益智、羊眼。

◆ 性味
性平，味甘、淡。

▲ 功效
滋阴补血、美容养颜、补心宁神。

● 主治
感冒、疟疾、痔疮、心烦失眠。

药材食材 3
酸枣仁

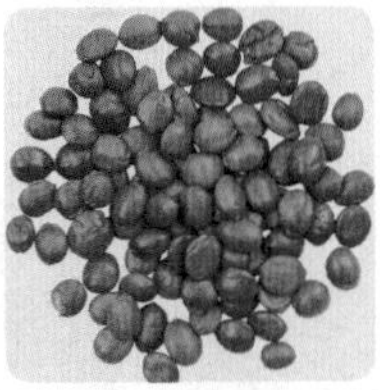

★ 别名
山枣、酸枣子、刺枣。

◆ 性味
性平，味甘。

▲ 功效
养肝、宁心、安神、敛汗、延年益寿。

● 主治
虚烦不眠、惊悸怔忡、烦渴、虚汗盗汗。

药材食材 4
当归

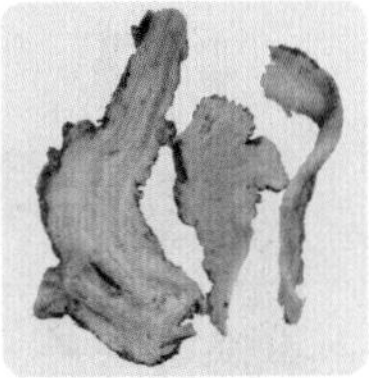

★ 别名
秦归、云归、西当归。

◆ 性味
性温，味甘、辛。

▲ 功效
美容养颜、活血补血、抑菌杀菌。

● 主治
月经不调、闭经痛经、虚寒腹痛、肠燥便秘。

安神代茶饮

养心安神 宁心定惊

茶疗功效

本茶中的茯神宁心安神；酸枣仁养心、安神、敛汗；枸杞子滋补肝肾、益精明目。共奏养心安神、宁心定惊的功效。

饮用宜忌

本茶适宜患有失眠、惊悸、怔忡、健忘等症者饮用，也可作为神经衰弱、更年期综合征的辅助治疗饮品。但有痰热郁火者不宜饮用。

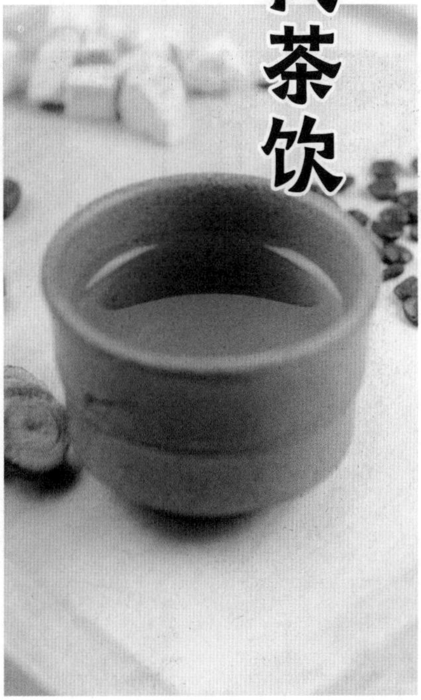

主要材料

A
- 茯神…10克
- 酸枣仁…10克

B
- 枸杞子…5克
- 甘草…5克
- 蜂蜜…适量

做法用法

1. 将茯神、酸枣仁、甘草研成粗末。
2. 将药末、枸杞子放入杯中，用开水冲泡20分钟后，加入蜂蜜，即可饮用。
3. 每日1剂，代茶频饮。

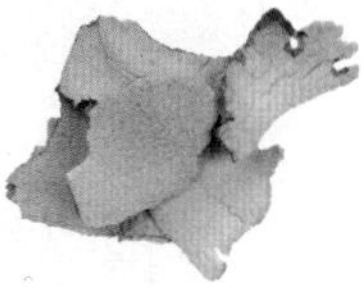

药材食材 1

茯神

别名 / 伏神 。

性味 / 性平，味甘、淡。

功效 / 宁心安神。

主治 / 心虚惊悸、健忘、失眠。

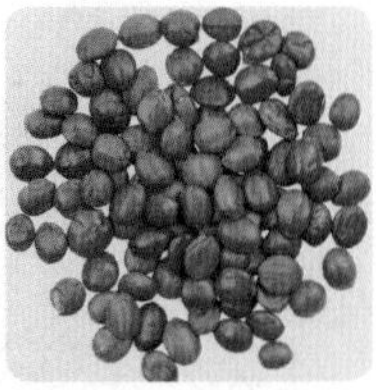

药材食材 2

酸枣仁

★ 别名

酸枣子、酸枣核。

◆ 性味

性平，味甘。

▲ 功效

养心、安神、敛汗、养肝、清热解毒。

● 主治

神经衰弱、失眠、多梦、盗汗、脾胃不适。

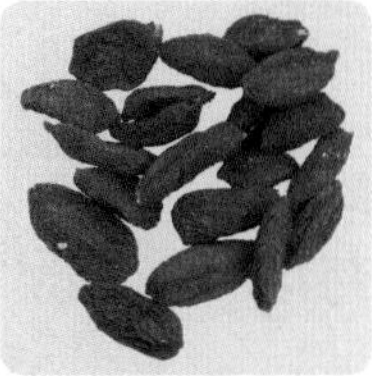

药材食材 3

枸杞子

★ 别名

枸杞、苟起子、枸杞红实。

◆ 性味

性平，味甘。

▲ 功效

养肝润肺、滋补肝肾、益精明目、强身健体。

● 主治

虚劳精亏、腰膝酸痛、眩晕耳鸣、内热消渴、血虚萎黄。

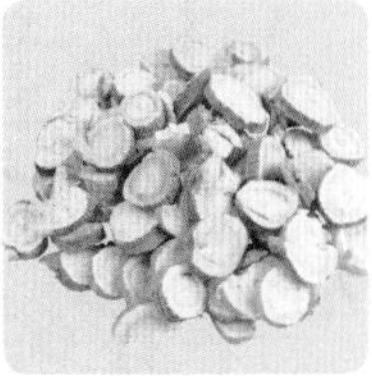

药材食材 4

甘草

★ 别名

粉甘草、甘草梢、甜根子。

◆ 性味

性平，味甘。

▲ 功效

补脾益气、清热解毒、祛痰止咳、缓急止痛。

● 主治

脾胃虚弱、倦怠乏力、心悸气短、咳嗽痰多、皮肤肿毒。

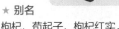

连花茶

清热解毒 祛风泻火

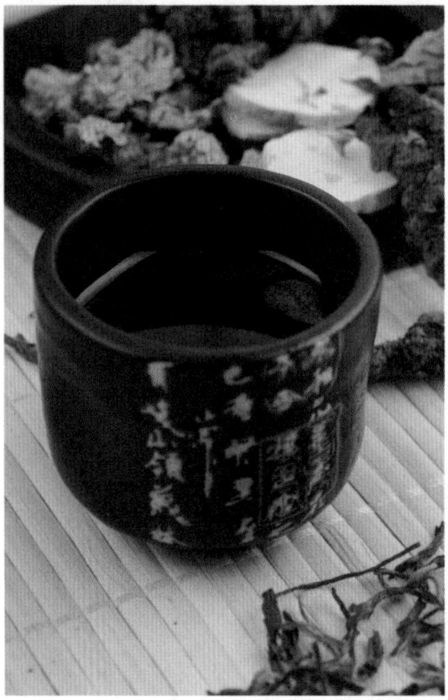

茶疗功效

本茶具有清热解毒、祛风泻火的功效。茶中黄连清热燥湿、泻火解毒；天花粉清热泻火；菊花散风清热、平肝明目；川芎行气活血。

饮用宜忌

本茶适宜患有头痛、眼结膜炎等症者饮用。但体脾胃虚寒者不宜饮用。

主要材料

A
- 黄连…3克
- 天花粉…15克
- 菊花…10克
- 川芎…6克

B
- 绿茶…6克
- 蜂蜜…适量

做法用法

1. 将黄连、天花粉、川芎研成粗末。
2. 将药末、菊花、绿茶放入杯中，用沸水冲泡10分钟后，加入蜂蜜，即可饮用。
3. 每日3剂，不拘时代茶饮。

药材食材 1

黄连

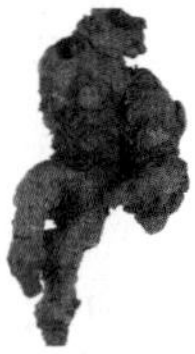

别名／黄连、川连。

性味／性寒，味苦。

功效／清热燥湿。

主治／湿热痞满、呕吐吞酸。

药材食材 2

天花粉

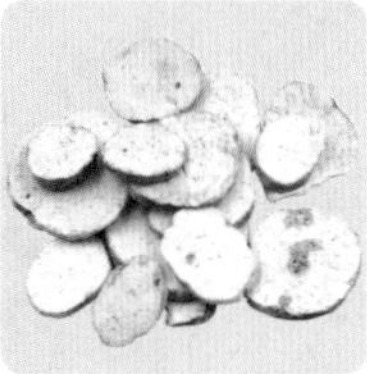

★ 别名

栝楼根、花粉、楼根。

◆ 性味

性微寒，味甘、微苦。

▲ 功效

清热泻火、生津止渴、排脓消肿、止咳止血。

● 主治

热病口渴、消渴、黄疸、肺燥咯血、痔疮。

药材食材 3

菊花

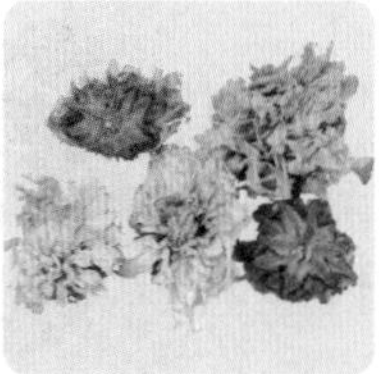

★ 别名

黄花、九花、女华。

◆ 性味

性微寒，味辛、甘、苦。

▲ 功效

散风清热、平肝明目、止咳化痰、调节血脂。

● 主治

风热感冒、头痛眩晕、目赤肿痛、眼目昏花。

药材食材 4

川芎

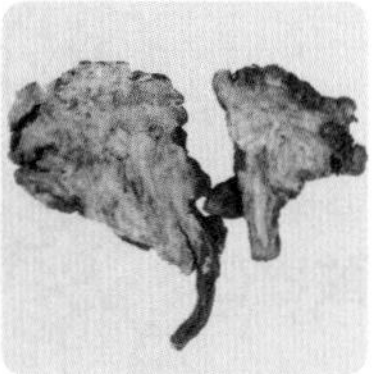

★ 别名

山鞠穷、芎䓖、香果。

◆ 性味

性温，味辛。

▲ 功效

活血行气、祛风止痛、解郁通络。

● 主治

月经不调、产后瘀滞腥痛、癥瘕肿块。

薰衣草茶

净化心绪 舒解压力

主要材料

药材食材

薰衣草

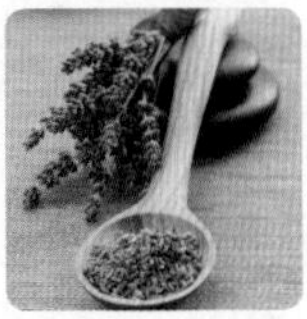

A 薰衣草…10克 玫瑰花…10克

B 金盏花…6克 蜂蜜…适量

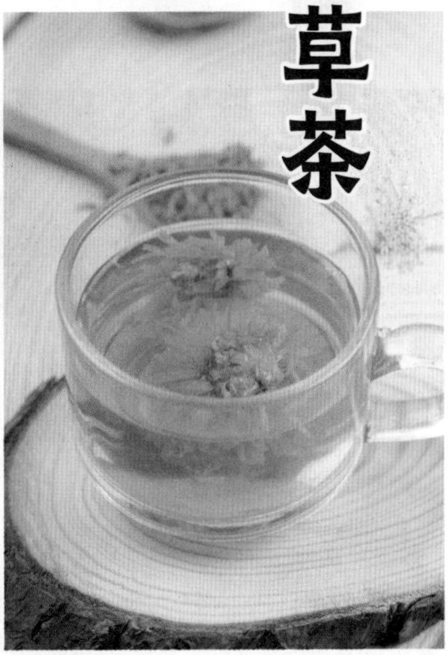

做法用法

1. 将薰衣草、玫瑰花、金盏花放入杯中。
2. 用沸水冲泡10~20分钟后，加入蜂蜜，即可饮用。
3. 每日1剂，不拘时代茶饮。

茶疗功效

本茶中薰衣草杀菌、止痛、镇静；玫瑰花疏肝行血、散瘀止痛；金盏花行气活血、消炎抗菌，共奏净化心绪、舒解压力的功效。

龙眼茶

补益气血 养心安神

主要材料

药材食材

龙眼

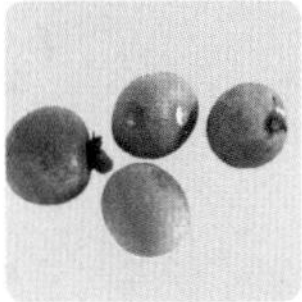

A 龙眼…10克 生姜…6克

B 枸杞子…5克 蜂蜜…适量

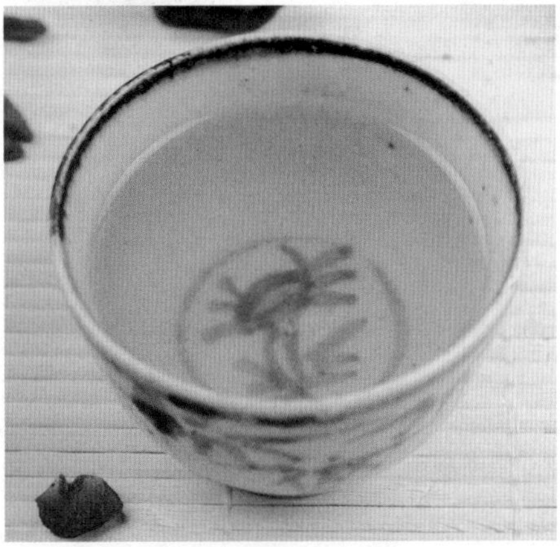

做法用法

1. 将龙眼去皮后放入锅中，用水煎煮；生姜切丝。
2. 将生姜丝、枸杞子放入龙眼肉煎煮液中，再加入蜂蜜，即可饮用。
3. 每日1剂，不拘时代茶饮。

茶疗功效

本茶中龙眼滋阴补血、养心养颜；生姜开胃止呕、化痰止咳；枸杞子养肝润肺、滋补肝肾。共奏补益气血、养心安神的功效。

一贯煎茶

滋阴养血 柔肝解郁

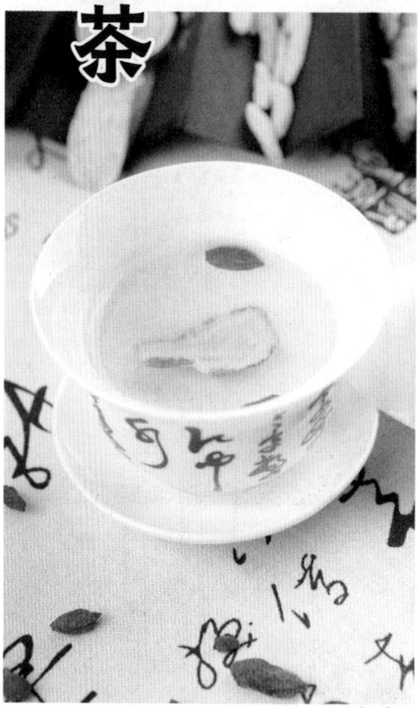

茶疗功效

此茶是一款柔肝解郁茶，茶中生地黄滋阴养血、清热润燥；枸杞子滋阴养肝、益精明目；沙参、麦门冬清肺益胃、养阴生津；当归补血活血。共奏滋阴养血、柔肝解郁的功效。

饮用宜忌

本茶适宜患有胃痛反酸、咽干口燥，舌红而干等症者饮用。但消化不良、食欲不振者不宜饮用。

主要材料

A
- 生地黄…18克
- 沙参…9克
- 麦门冬…9克
- 当归…9克

B
- 枸杞子…10克
- 蜂蜜…适量

做法用法

1. 将沙参、麦门冬、当归、生地黄研成粗末。
2. 将药末放入杯中，加入枸杞子用热水冲泡15分钟后，加入蜂蜜，即可饮用。
3. 每日1剂，不拘时代茶饮。

药材食材 1

沙参

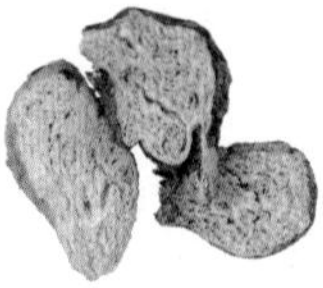

别名／南沙参、泡参。

性味／性微寒，味甘。

功效／清热养阴。

主治／气管炎、百日咳、肺热咳嗽。

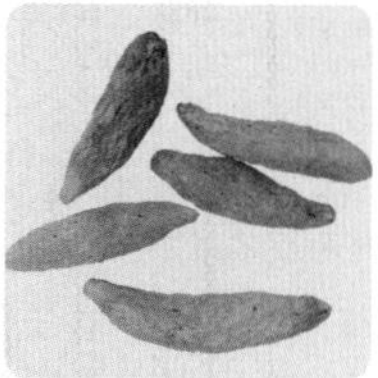

药材食材 2

麦门冬

★ 别名

麦冬、不死药。

◆ 性味

性寒，味甘、微苦。

▲ 功效

滋阴润肺、益胃生津、清心除烦、止渴止咳。

● 主治

肺燥干咳、阴虚劳嗽、津伤口渴、心烦失眠。

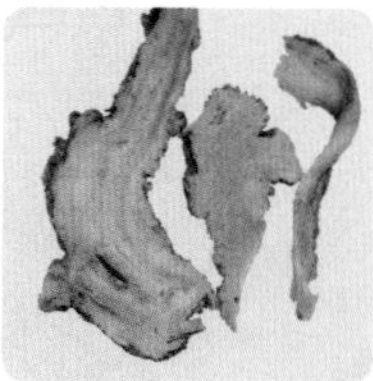

药材食材 3

当归

★ 别名

秦归、云归、西当归。

◆ 性味

性温，味甘、辛。

▲ 功效

美容养颜、活血补血、抑菌杀菌。

● 主治

月经不调、闭经痛经、虚寒腹痛、肠燥便秘。

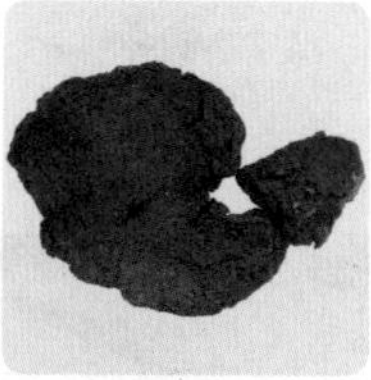

药材食材 4

生地黄

★ 别名

地髓、原生地、干生地。

◆ 性味

性凉，味甘、苦。

▲ 功效

清热凉血、滋阴养血、生津润燥。

● 主治

阴虚发热、消渴、吐血、表皮出血、血崩、月经不调。

平肝清热茶

清热泻火　平肝解郁

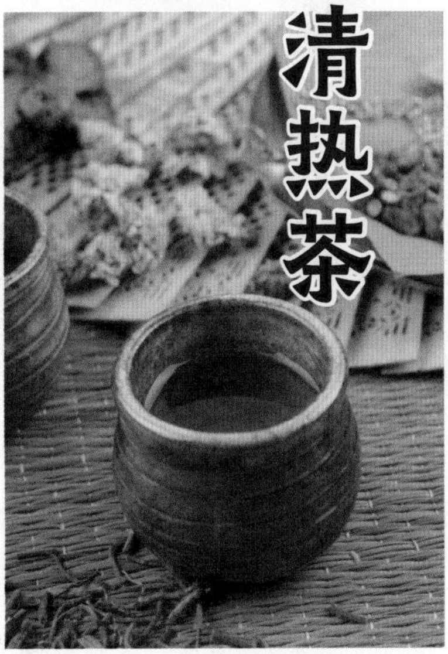

主要材料

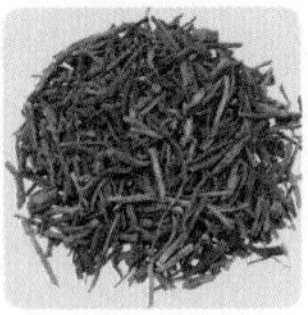

药材食材

龙胆草

A

- 细生地…10克
- 龙胆草…2克
- 醋柴胡…2克
- 川芎…2克

B

- 菊花…3克
- 蜂蜜…适量

做法用法

1. 将龙胆草、醋柴胡、川芎、细生地研成粗末。
2. 将药末、菊花放入杯中，用热水冲泡10分钟后，加入蜂蜜，即可饮用。
3. 每日1剂，不拘时代茶饮。

茶疗功效

本茶具有清热泻火、平肝解郁的功效。茶中细生地养阴润燥、清热凉血；龙胆草清热泻火；醋柴胡疏肝解郁；川芎活血行气；菊花清热疏风、平肝明目。

菊花乌龙茶

清肝泻火　疏风明目

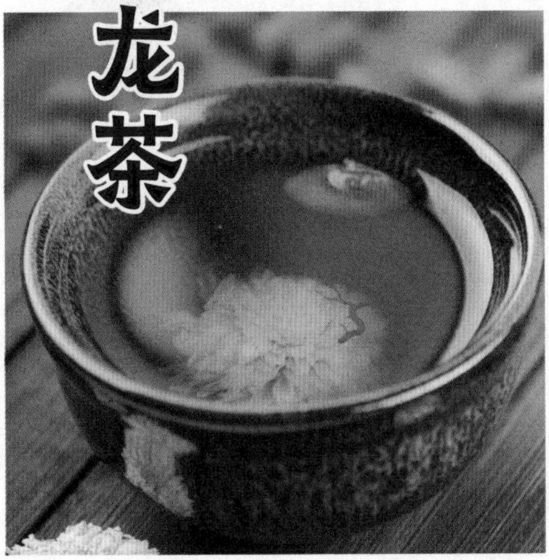

主要材料

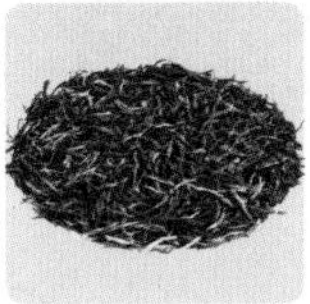

药材食材

乌龙茶

A

- 菊花…10克
- 枸杞子…5克

B

- 乌龙茶…3克
- 蜂蜜…适量

做法用法

1. 将菊花、乌龙茶、枸杞子洗净，放入杯中。
2. 用热水冲泡10分钟后，放入蜂蜜，即可饮用。
3. 每日1剂，不拘时代茶饮。

茶疗功效

本茶中菊花疏风明目、清热解毒；枸杞子滋补肝肾；乌龙茶抗炎杀菌。共奏清肝泻火、疏风明目的功效。

柴甘茅根茶

清热凉血 疏肝利胆

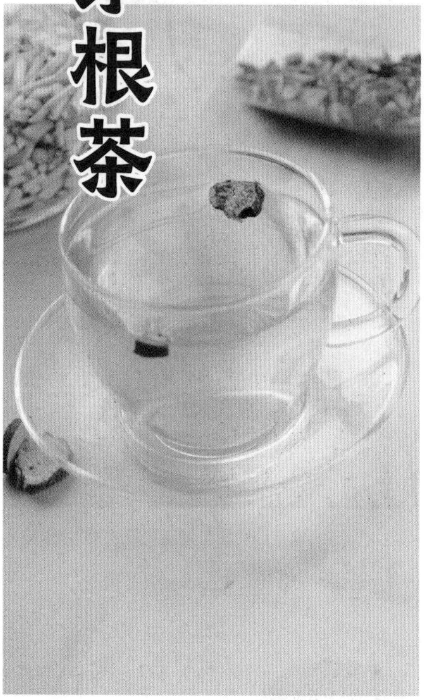

茶疗功效

本茶具有清热凉血、疏肝利胆的功效。茶中柴胡清热疏肝、升阳解表；白茅根清热凉血、利尿；甘草清热解毒、调和诸药。

饮用宜忌

本茶适宜患有感冒发热、小便短赤、口苦咽干等症者饮用。但阴虚火旺、潮热盗汗者不宜饮用。

主要材料

A
柴胡…350克
白茅根…350克

B
甘草…10克
蜂蜜…适量

做法用法

1. 将柴胡、白茅根、甘草研成粗末。
2. 每次取15克，将药末放入杯中，用热水冲泡10分钟后，加入蜂蜜即可饮用。
3. 每日1剂，不拘时代茶饮。

药材食材 1
柴胡

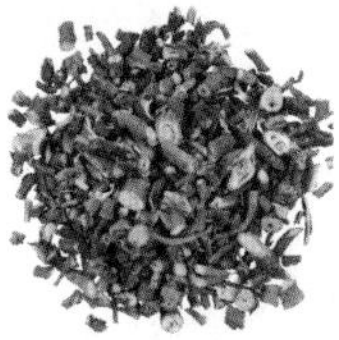

别名／地熏、茈胡、山菜。
性味／性微寒，味苦。
功效／疏散退热。
主治／感冒发热、疟疾。

药材食材 2
白茅根

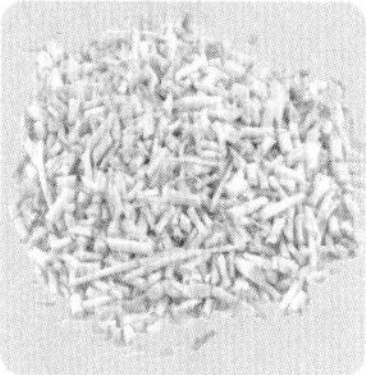

★ 别名
茅根、兰根、茹根。
◆ 性味
性寒，味甘。
▲ 功效
利尿、凉血止血、抑菌抗菌、清热解毒。
● 主治
热病烦渴、吐血、衄血、肺热喘急、胃热哕逆、淋病。

药材食材 3
甘草

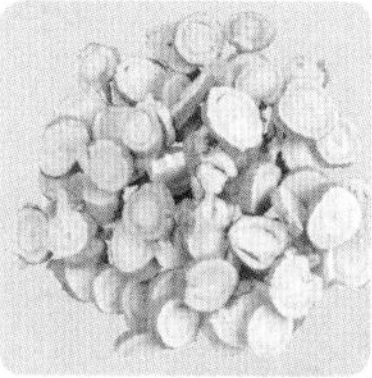

★ 别名
粉甘草、甘草梢、甜根子。
◆ 性味
性平，味甘。
▲ 功效
补脾益气、清热解毒、祛痰止咳、缓急止痛。
● 主治
脾胃虚弱、倦怠乏力、心悸气短、皮肤肿毒。

药材食材 4
蜂蜜

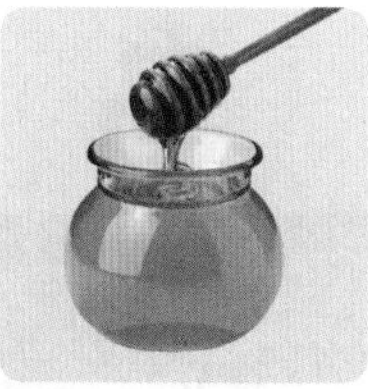

★ 别名
岩蜜、石蜜、石饴。
◆ 性味
性平，味甘。
▲ 功效
保护肝脏、补充体力、消除疲劳、抑菌杀菌。
● 主治
便秘、皮肤暗黄、失眠、贫血、神经系统疾病。

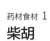

茵陈郁金茶

清利湿热 疏肝活血

主要材料

药材食材
郁金

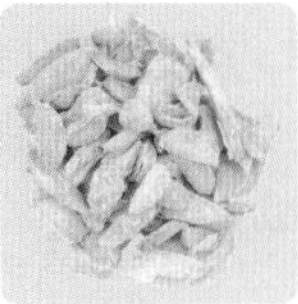

A 郁金…6克
茵陈…5克

B 绿茶…3克
蜂蜜…适量

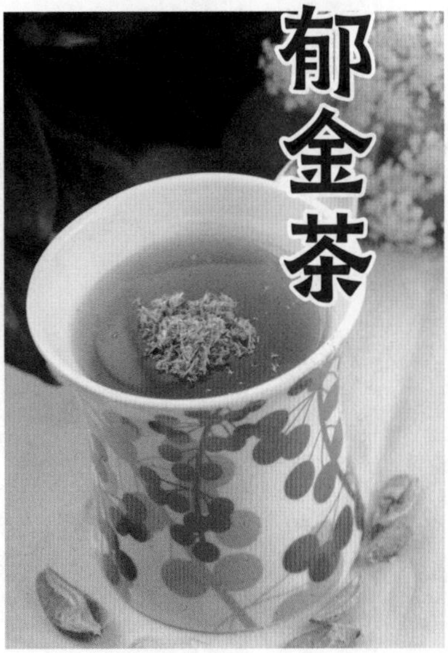

做法用法

1. 将茵陈、郁金、绿茶洗净放入杯中。
2. 用热水冲泡后，加入蜂蜜，即可饮用。
3. 每日1剂，不拘时代茶饮。

茶疗功效

本茶具有清利湿热、疏肝活血的功效。茶中郁金行气化瘀、清心解郁；茵陈清湿热、退黄疸；绿茶清热、生津止渴。

柴胡茶

清热生津 润燥止渴

主要材料

药材食材
蜂蜜

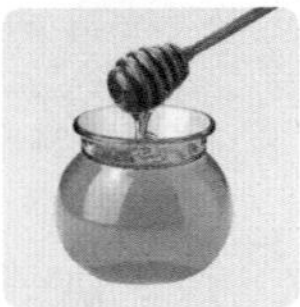

A 柴胡…10克
绿茶…3克

B 枸杞子…2克
蜂蜜…适量

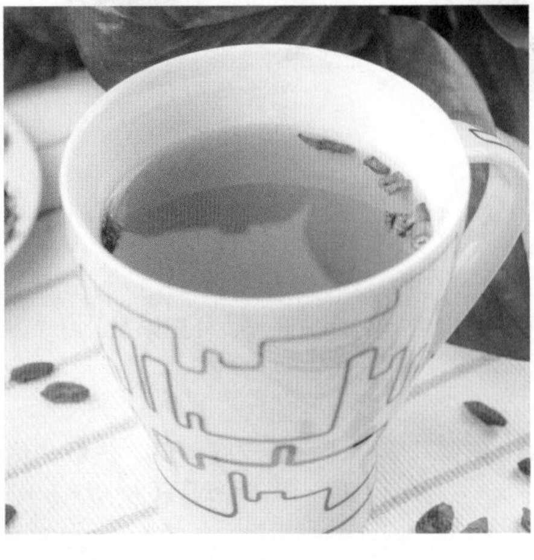

做法用法

1. 将柴胡、绿茶、枸杞子洗净，放入杯中。
2. 用开水冲泡后，加入蜂蜜，即可饮用。
3. 每日1剂，不拘时代茶饮。

茶疗功效

本茶中柴胡疏散风热、升阳理气；绿茶清热、生津止渴；枸杞子养血润肺、滋补肝肾。共奏清热生津、润燥止渴的功效。

夏枯草茶

清热生津 润燥止渴

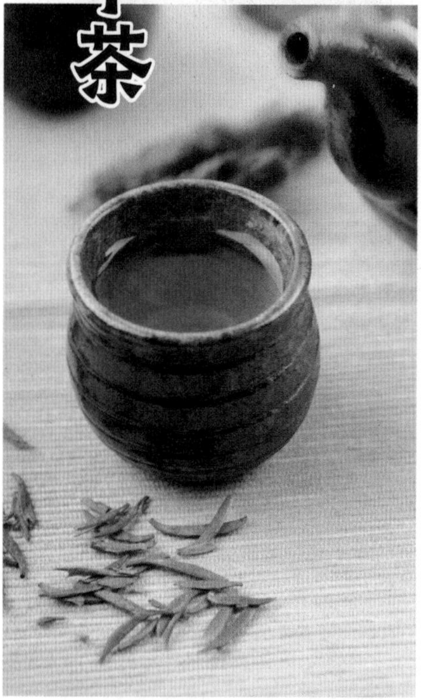

茶疗功效

本茶中夏枯草清热泻火、明目、散结消肿；枸杞子养血补肾、润肺明目；碧螺春清热消暑、生津止渴。共奏清热生津、润燥止渴的功效。

饮用宜忌

本茶适宜患有淋巴结肿大、甲状腺功能亢进、乳腺增生、乳腺炎等症者饮用，还可作为肝火旺、体质偏热者的保健饮品。但脾胃虚寒者不宜饮用。

主要材料

A
夏枯草…10克
碧螺春…3克

B
枸杞子…5克
蜂蜜…适量

做法用法

1. 将夏枯草、碧螺春、枸杞子放入杯中。
2. 用沸水冲泡15分钟后，加入蜂蜜，即可饮用。
3. 每日1剂，不拘时代茶饮。

药材食材 1
夏枯草

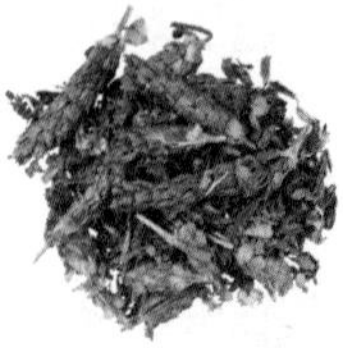

别名 / 麦穗夏枯草。

性味 / 性寒，味苦、辛。

功效 / 清火明目。

主治 / 头痛、烦躁、高血压、高血脂。

药材食材 2
碧螺春

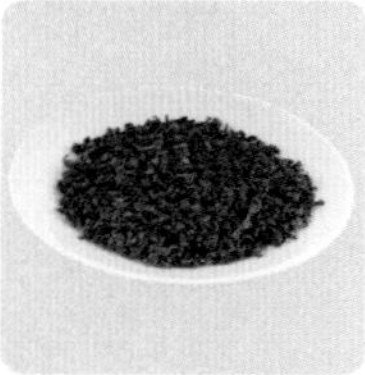

★ 别名
洞庭碧螺春。

◆ 性味
性寒，味苦。

▲ 功效
止渴生津、清热消暑、解毒消食、祛风解表。

● 主治
心血管疾病、失眠、便秘、心绞痛、腹痛。

药材食材 3
枸杞子

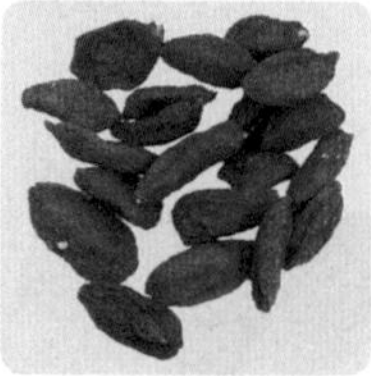

★ 别名
枸杞、苟起子、枸杞红实。

◆ 性味
性平，味甘。

▲ 功效
养肝润肺、滋补肝肾、益精明目、强身健体。

● 主治
虚劳精亏、腰膝酸痛、眩晕耳鸣、贫血。

药材食材 4
蜂蜜

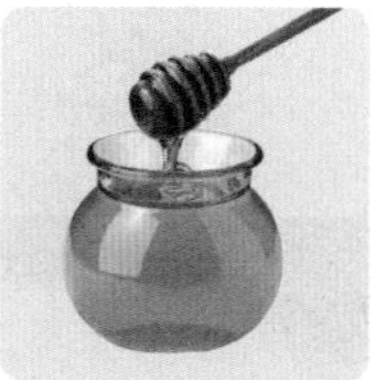

★ 别名
岩蜜、石蜜、石饴。

◆ 性味
性平，味甘。

▲ 功效
保护肝脏、补充体力、消除疲劳、抑菌杀菌。

● 主治
便秘、皮肤暗黄、失眠、贫血、神经系统疾病。

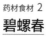

金银菊花茶

清热解毒
疏风明目

「主要材料」

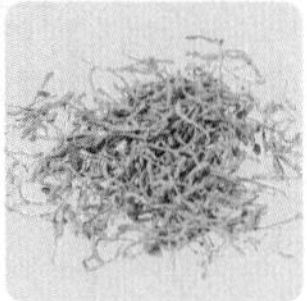

药材食材
金银花

A 金银花…5克
菊花…6克

B 绿茶…3克
蜂蜜…适量

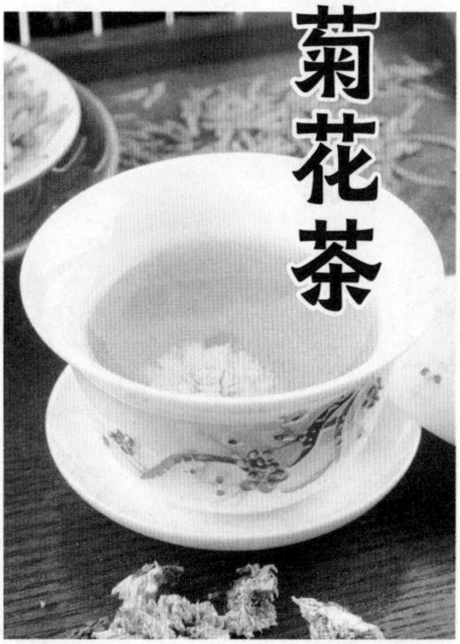

「做法用法」

1. 将金银花、菊花、绿茶洗净，放入锅中。
2. 用开水以文火煎煮5分钟后，加入蜂蜜，即可饮用。
3. 每日1剂，不拘时代茶饮。

茶疗功效

本茶具有清热解毒、疏风明目的功效。金银花清热解毒、疏散风热；菊花疏风清热、平肝明目；绿茶止渴生津、清热消暑、解毒消食。

清肝茶

清热解毒
利胆明目

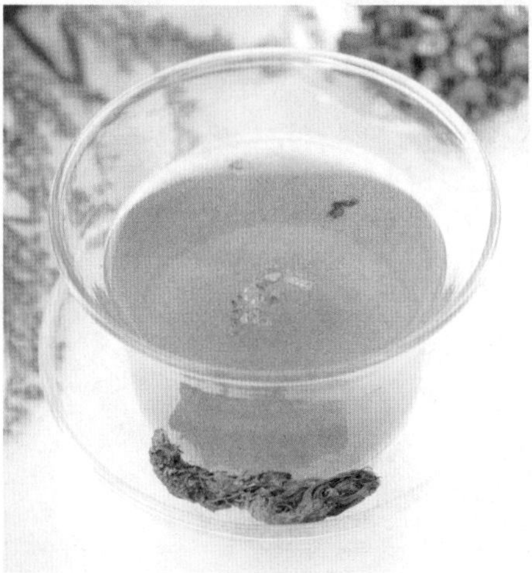

「主要材料」

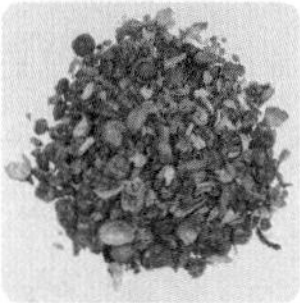

药材食材
栀子

A 胆草…3克
栀子…3克
菊花…3克
黄连…0.3克

B 绿茶…3克
蜂蜜…适量

「做法用法」

1. 将黄连、栀子、胆草、菊花、绿茶洗净，放入锅中，加水烧开后，改小火煎煮5分钟。
2. 用茶漏滤取药液，温热时放入适量蜂蜜，即可饮用。
3. 每日1剂，不拘时代茶饮。

茶疗功效

本茶具有清热解毒、利胆明目的功效。茶中胆草清泻肝胆实火、除下焦湿热；黄连清热燥湿、泻火解毒；栀子清肝利胆。

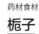

木瓜青茶

舒筋活络 疏肝止痛

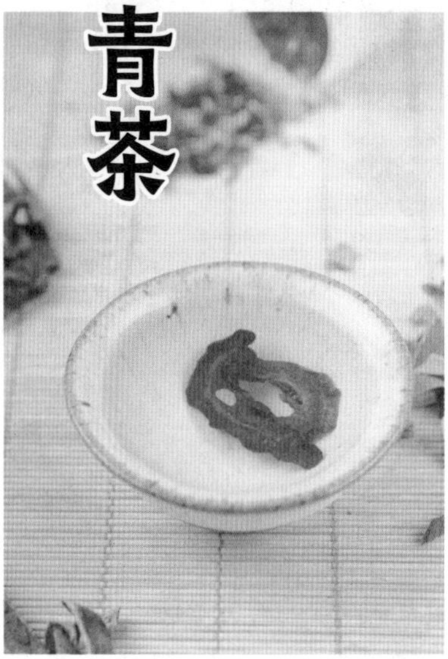

主要材料

药材食材
木瓜

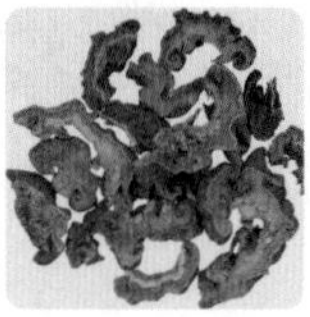

A 木瓜…5克
青皮…3克
秦皮…3克
松节…3克

B 花茶…2克
蜂蜜…适量

做法用法

1. 将木瓜、青皮、秦皮、松节洗净，与花茶一同放入杯中。
2. 用开水冲泡10分钟后，加入蜂蜜，即可饮用。
3. 每日1剂，不拘时代茶饮。

茶疗功效

本茶具有舒筋活络、疏肝止痛的功效。茶中木瓜舒筋活络、和胃化湿；青皮疏肝理气、消积化滞；秦皮清热燥湿、明目；松节祛风燥湿、通络止痛。

柴胡赤芍茶

疏肝理气 化瘀止痛

主要材料

药材食材
柴胡

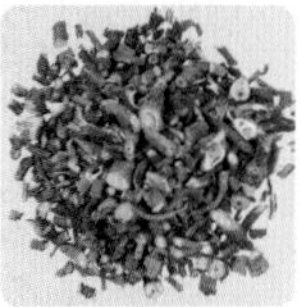

A 柴胡…5克
赤芍…3克
枳壳…3克

B 甘草…2克
花茶…2克
蜂蜜…适量

做法用法

1. 将柴胡、赤芍、枳壳、甘草、花茶用沸水冲泡10分钟后，加入蜂蜜，即可饮用。
2. 每日1剂，不拘时代茶饮。

茶疗功效

此茶中柴胡疏肝理气、疏散风热；赤芍活血、清热凉血、化瘀止痛；枳壳理气宽中、行滞消胀；甘草缓急止痛、调和诸药。共奏疏肝理气、化瘀止痛的功效。

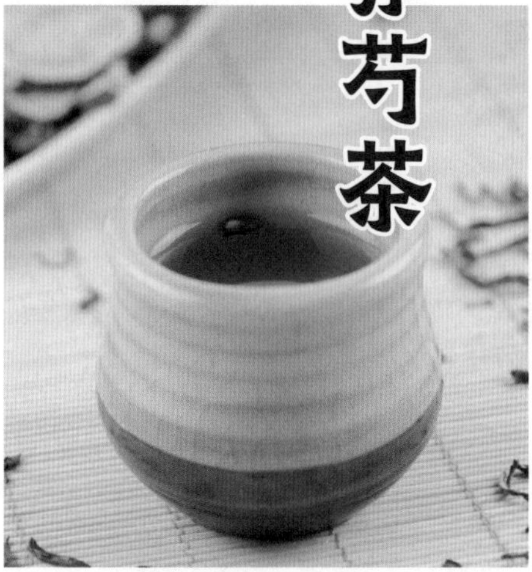

四君子茶

甘温益气
健脾养胃

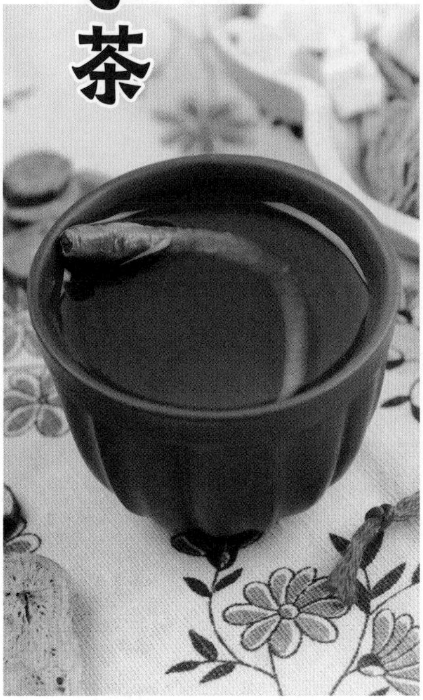

茶疗功效

本茶具有甘温益气、健脾养胃的功效。茶中人参大补元气、补气健脾；白术健脾益气、燥湿利水；茯苓渗湿利水、健脾和胃；炙甘草补脾和胃。

饮用宜忌

本茶适宜年老体弱、脾胃气虚、消化力弱、腹胀肠鸣者饮用。但舌苔厚腻者不宜饮用。

主要材料

A
白术…10克
茯苓…9克
人参…3克

B
炙甘草…3克
蜂蜜…适量

做法用法

1. 将人参、白术、茯苓、炙甘草研成粗末。
2. 将药末放入杯中，用沸水冲泡15～20分钟后，加入蜂蜜，即可饮用。
3. 每日1剂，频频饮用。

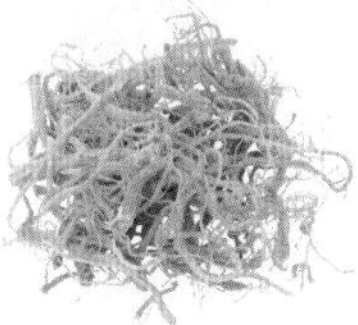

药材食材 1
人参

别名／山参、园参。

性味／性平，味甘、微苦。

功效／大补元气。

主治／劳伤虚损、厌食、倦怠。

药材食材 2
白术

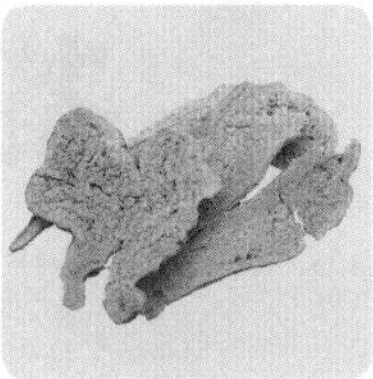

★ 别名
于术、冬术、冬白术。

◆ 性味
性温，味苦、甘。

▲ 功效
健脾益气、燥湿利水、止汗、安胎。

● 主治
脾虚食少、腹胀泄泻、痰饮眩悸、胎动不安。

药材食材 3
茯苓

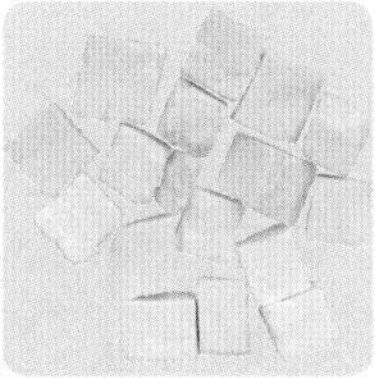

★ 别名
云苓、松苓、茯灵。

◆ 性味
性平，味甘。

▲ 功效
渗湿利水、健脾和胃、宁心安神、止咳化痰。

● 主治
小便不利、水肿胀满、痰饮咳逆。

药材食材 4
炙甘草

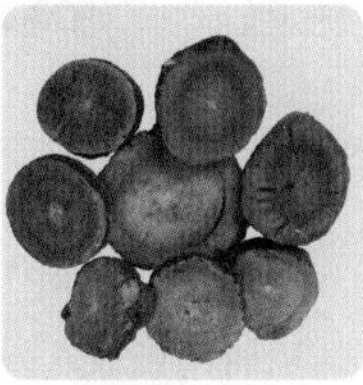

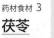

★ 别名
草根、红甘草、甘草。

◆ 性味
性平，味甘。

▲ 功效
补脾和胃、益气复脉、养血化湿、调和诸药。

● 主治
脾胃虚弱、倦怠乏力、惊悸。

茉莉菖蒲茶

和胃辟秽 理气宁神

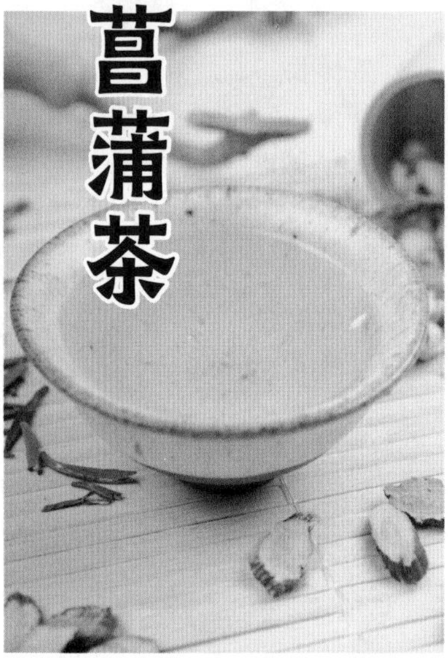

主要材料

药材食材
菖蒲

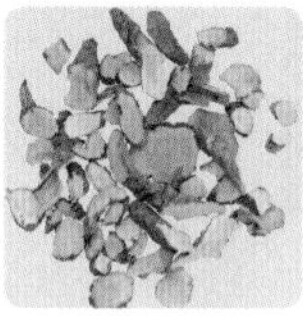

A 茉莉花…10克
菖蒲…10克
B 青茶…5克
蜂蜜…适量

做法用法

1. 将茉莉花、菖蒲、青茶研为粗末。
2. 将药末放入杯中，用开水冲泡10分钟后，加入蜂蜜，即可饮用。
3. 每日1剂，不拘时代茶饮。

茶疗功效

本茶中茉莉花理气开郁、辟秽和中；菖蒲开窍醒神、化湿和胃、宁神益智；青茶除烦止渴。共奏和胃辟秽、理气宁神的功效。

藿香茶

健脾和胃 芳香化湿

主要材料

药材食材
藿香

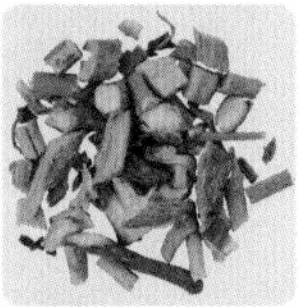

A 藿香…10克
生姜…6克
B 枸杞子…5克
蜂蜜…适量

做法用法

1. 将藿香放入锅中，用水煎煮，去渣取汁，生姜切丝。
2. 将生姜丝，与枸杞子一同放入藿香汁中，冲泡10分钟后，加入蜂蜜，即可饮用。
3. 每日1剂，不拘时代茶饮。

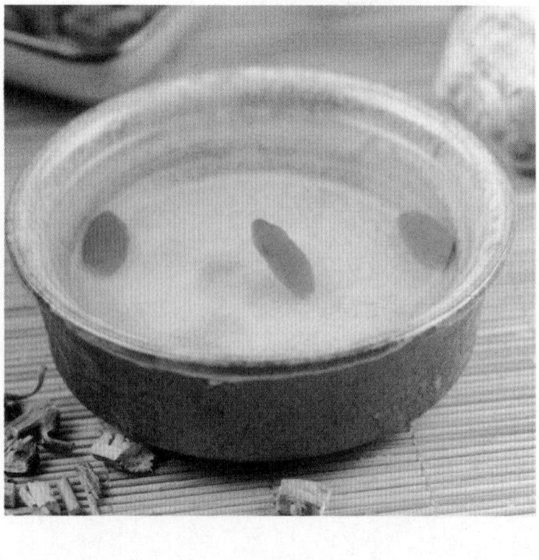

茶疗功效

本茶中藿香芳香理气、和胃化湿；生姜温中和胃；枸杞子滋补肝肾。共奏健脾和胃、芳香化湿的功效。

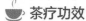

五香奶茶

补脾益肾
润肠通便

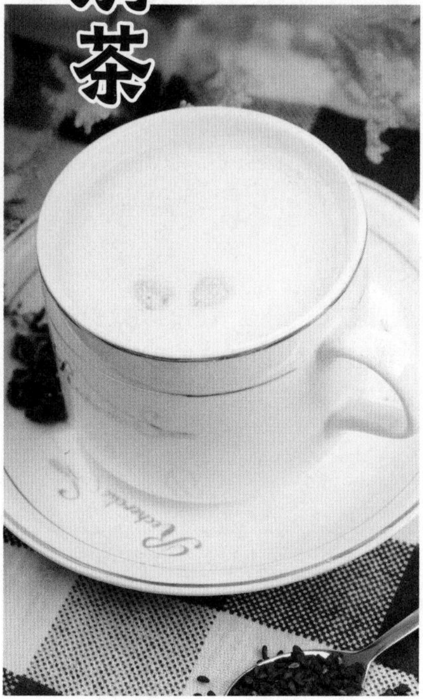

茶疗功效

本茶具有补脾益肾、润肠通便的功效。茶中牛奶补虚损、益肺胃、生津润肠；芝麻补肾养血、润肠通便；杏仁宣肺化痰、润肠通便。

饮用宜忌

本茶适宜营养不良、身体虚弱者饮用，也可作为中老年人抗衰老的保健饮品。

主要材料

A
- 碧螺春…5克
- 芝麻…30克
- 杏仁…6克

B
- 蜂蜜…5克
- 牛奶…适量

做法用法

1. 将杏仁、芝麻研成细末；将碧螺春与牛奶熬制成奶茶。
2. 将杏仁末、芝麻末放入奶茶中，加入蜂蜜，即可饮用。
3. 每日1剂，不拘时代茶饮。

药材食材 1
碧螺春

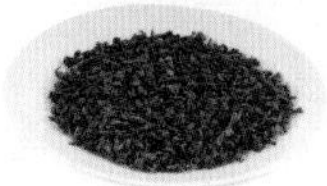

别名／洞庭碧螺春。
性味／性寒，味苦。
功效／止渴生津。
主治／心血管疾病、失眠、通便、心绞痛。

药材食材 2
牛奶

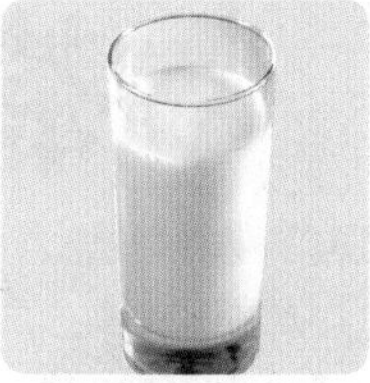

★ 别名
牛乳。
◆ 性味
性平，味甘。
▲ 功效
补虚损、益肺胃、生津润肠、强身健体。
● 主治
高血压病、冠心病、动脉硬化。

药材食材 3
芝麻

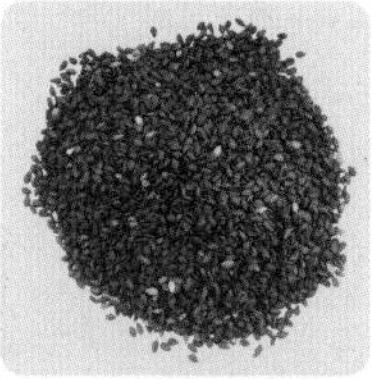

★ 别名
胡麻、白麻、黑芝麻。
◆ 性味
性温，味苦。
▲ 功效
补血明目、生津养发、润肠通便。
● 主治
身体虚弱、头晕耳鸣、咳嗽。

药材食材 4
杏仁

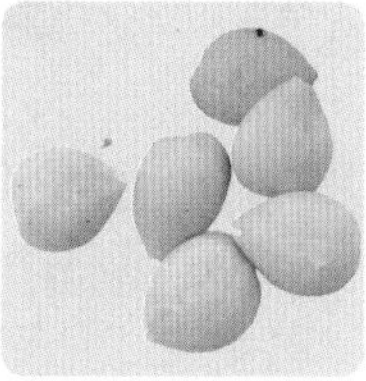

★ 别名
杏核仁、杏子、木落子。
◆ 性味
性温，味苦。
▲ 功效
宣肺止咳、润肠通便、降气平喘。
● 主治
咳嗽、喘促胸满、喉痹咽痛、肠燥便秘。

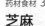

乞力伽茶

健脾养胃 补益气血

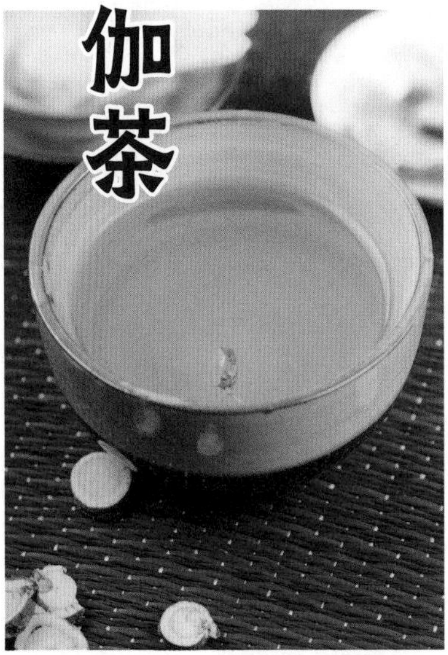

主要材料

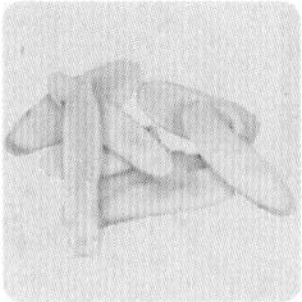

药材食材
白芍

A
白术…5克
白芍…3克
白茯苓…3克
乌龙茶…3克

B
生姜…3克
甘草…3克

做法用法

1. 将白术、白芍、白茯苓研成粗末。
2. 将生姜切丝，与药末、甘草、乌龙茶一同放入杯中，用开水冲泡10分钟，即可饮用。
3. 每日1剂，不拘时代茶饮。

茶疗功效

本茶具有健脾养胃、补益气血的功效。茶中白术健脾益气、燥湿利水；白芍养血柔肝、缓急止痛；白茯苓健脾和胃、渗湿安神。

须问茶

健脾养血 理气和胃

主要材料

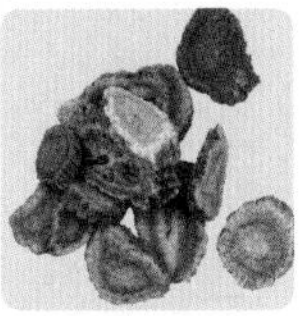

药材食材
木香

A
大枣…30克
丁香…1克
陈皮…3克
木香…1.5克

B
生姜…适量
甘草…适量

做法用法

1. 将生姜晒干，与陈皮、丁香、木香一同研成粗末。
2. 将药末、大枣、甘草一同放入杯中，用开水冲泡10分钟，即可饮用。
3. 每日1剂，不拘时代茶饮。

茶疗功效

本茶具有健脾养血、理气和胃的功效。茶中大枣补中益气、养血安神；丁香温中、降逆暖肾；陈皮理气健脾、燥湿化痰；木香健脾消食、行气止痛。

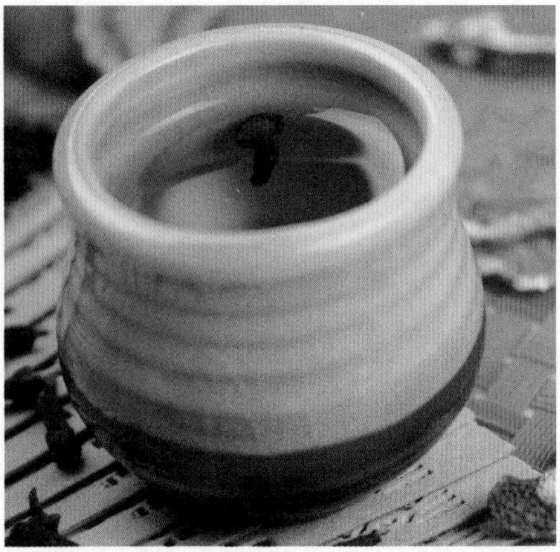

大枣葱白茶

补中益气

养血安神

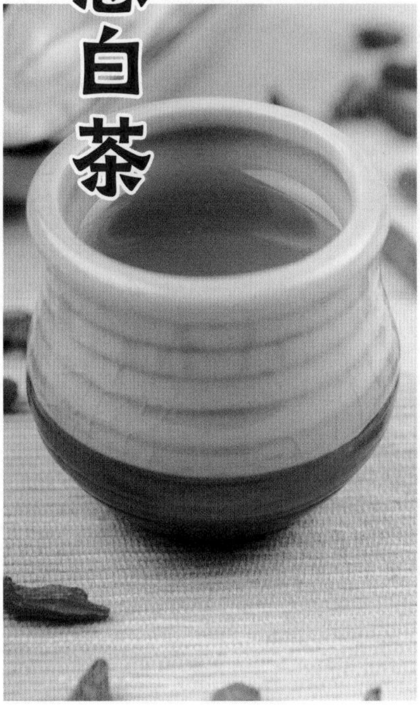

茶疗功效

本茶中大枣补中益气、养血安神；葱白散寒通阳、解毒、杀虫；枸杞子滋补肝肾、养血明目。共奏补中益气、养血安神的功效。

饮用宜忌

本茶适宜心烦失眠、面色萎黄、体质虚弱、食欲不振、大便溏薄者饮用。

主要材料

A
- 大枣…20枚
- 葱白…7根

B
- 枸杞子…5克
- 蜂蜜…适量

做法用法

1. 葱白去根须洗净，切成细末，备用。
2.将大枣、葱白末、枸杞子一同放入杯中，用开水冲泡10分钟后，加入蜂蜜，即可饮用。
3. 每日1剂，不拘时代茶饮。

药材食材 1

大枣

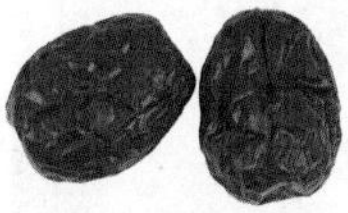

别名 / 干枣、红枣。

性味 / 性温，味甘。

功效 / 补中益气。

主治 / 心神不宁、免疫力低下。

药材食材 2

葱白

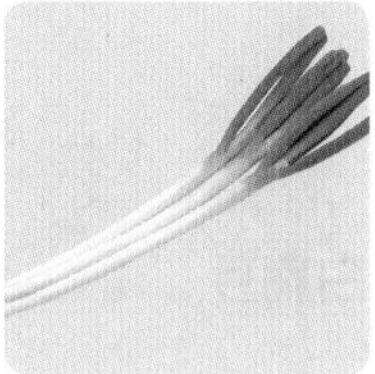

★ 别名

葱茎白、大葱白。

◆ 性味

性温，味辛。

▲ 功效

发表、散寒通阳、解毒、杀虫。

● 主治

感冒风寒、二便不通、疮痈肿痛、虫积腹痛。

药材食材 3

枸杞子

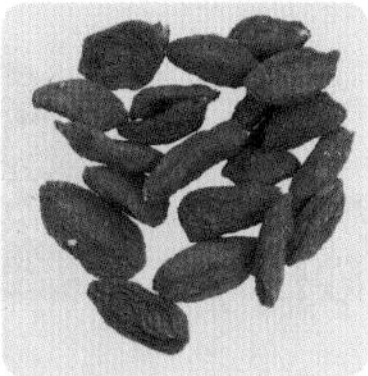

★ 别名

枸杞、苟起子、枸杞红实。

◆ 性味

性平，味甘。

▲ 功效

养肝润肺、滋补肝肾、益精明目、强身健体。

● 主治

虚劳精亏、腰膝酸痛、眩晕耳鸣、内热消渴、血虚萎黄。

药材食材 4

蜂蜜

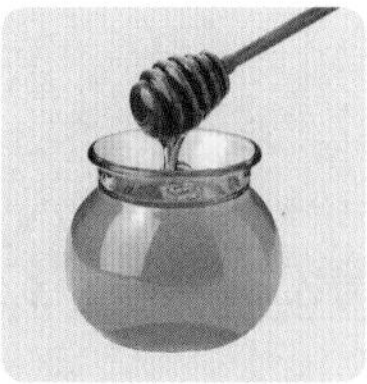

★ 别名

岩蜜、石蜜、石饴。

◆ 性味

性平，味甘。

▲ 功效

保护肝脏、补充体力、消除疲劳、抑菌杀菌。

● 主治

便秘、皮肤暗黄、失眠、贫血、神经系统疾病。

健脾止泻茶

益气健脾
渗湿止泻

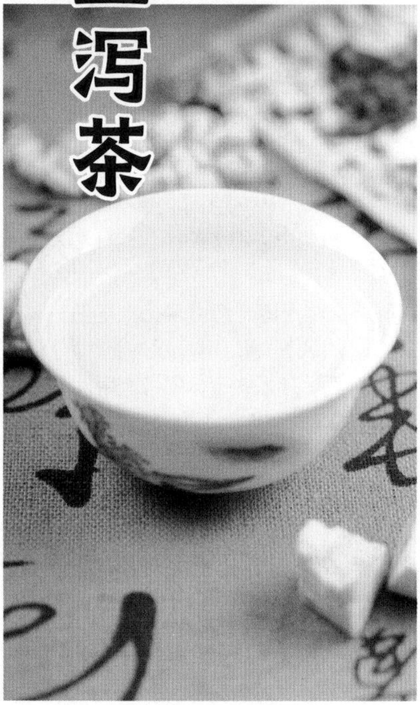

茶疗功效

本茶具有益气健脾、渗湿止泻的功效。茶中莲子补脾止泻、养心安神；薏仁健脾渗湿；砂仁化湿行气、温中止泻；白扁豆补脾和中、化湿止泻；桔梗宣肺利咽、载药上行。

饮用宜忌

本茶适宜脾虚腹泻、四肢乏力、形体消瘦、面色萎黄者饮用。但儿童不宜饮用。

主要材料

A
莲子…10克
薏仁…10克
砂仁…3克

B
桔梗…6克
白扁豆…5克
甘草…5克

做法用法

1. 将莲子、薏仁、砂仁、甘草、白扁豆、桔梗研为粗末。
2. 将药末放入杯中，用沸水冲泡10分钟后，去渣取汁。
3. 每日2剂。

药材食材 1
莲子

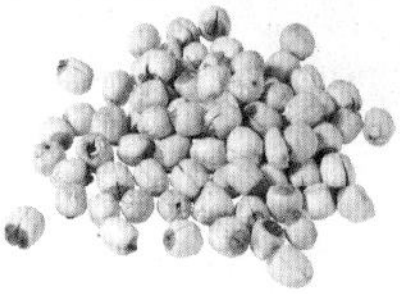

别名 / 莲实、莲米。
性味 / 性平，味涩。
功效 / 清心醒脾。
主治 / 心烦失眠、脾虚久泻。

药材食材 2
薏仁

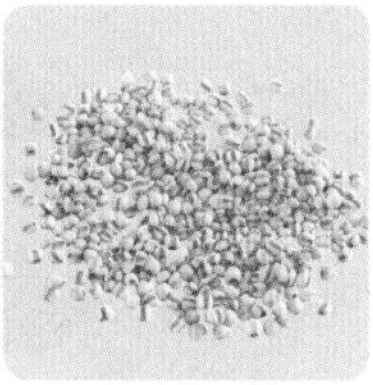

★ 别名
薏苡仁、苡仁、薏米。
◆ 性味
性凉，味甘、淡。
▲ 功效
健脾渗湿、除痹止泻、清热排毒、美容养颜。
● 主治
水肿、小便不利、湿痹拘挛、脾虚泄泻。

药材食材 3
砂仁

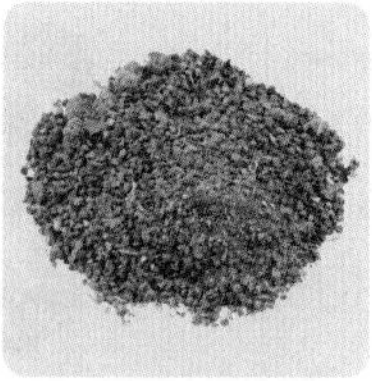

★ 别名
阳春砂、春砂仁、蜜砂仁。
◆ 性味
性温，味辛。
▲ 功效
化湿开郁、温脾止泻、理气安胎。
● 主治
脾胃虚寒、呕吐泄泻、妊娠恶阻、胎动不安。

药材食材 4
白扁豆

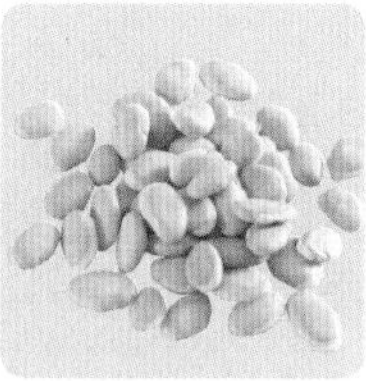

★ 别名
藕豆、白藕豆、南扁豆。
◆ 性味
性微温，味甘。
▲ 功效
补脾和中、化湿止泻。
● 主治
脾胃虚弱、食欲不振、大便溏泻、白带过多、暑湿吐泻。

柿钱茶

健脾温中 和胃降逆

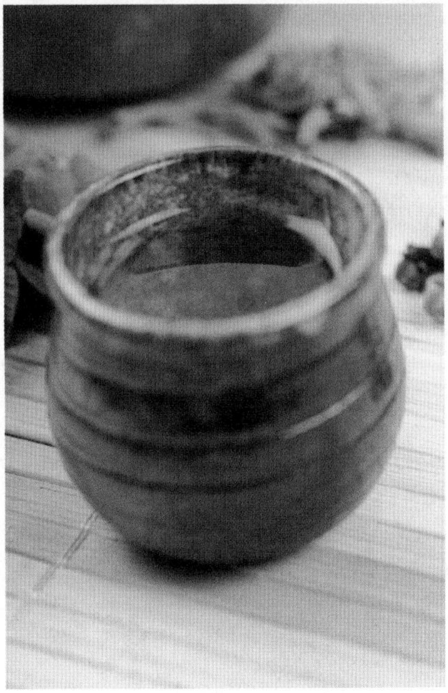

茶疗功效

本茶中柿钱降逆止呕；丁香温中、降逆暖肾；人参大补元气、补脾益肺、生津止渴、安神益智。共奏健脾温中、和胃降逆的功效。

饮用宜忌

本茶适宜面色苍白、食欲不振、呃逆呕吐、舌淡苔白、脉沉细弱者饮用。但口渴、舌苔黄腻者不宜饮用。

主要材料

A
- 柿钱…5克
- 丁香…3克

B
- 人参…3克
- 蜂蜜…适量

做法用法

1. 将柿钱、丁香、人参研成粗末，备用。
2. 将药末放入杯中，用沸水冲泡30分钟后，加入蜂蜜，即可饮用。
3. 每日1剂，不拘时代茶饮。

药材食材 1

柿钱

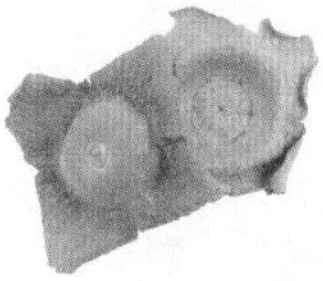

别名／柿蒂、柿丁。

性味／性微寒甘。

功效／降逆止呕。

主治／咳嗽、嗳气、反胃。

药材食材 2

丁香

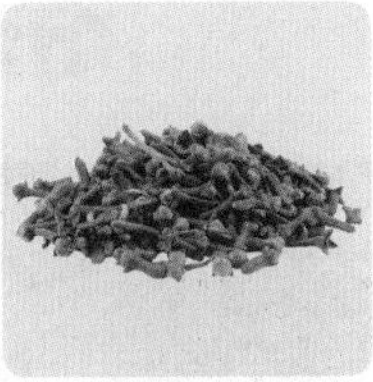

★ 别名

洋丁香。

◆ 性味

性温，味辛。

▲ 功效

温中、暖肾、降逆、和胃降逆。

● 主治

呃逆、呕吐、反胃、痢疾、心腹冷痛。

药材食材 3

人参

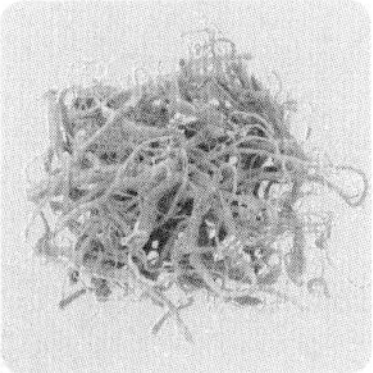

★ 别名

山参、园参、人衔。

◆ 性味

性平，味甘、微苦。

▲ 功效

大补元气、复脉固脱、补脾益肺、补血养气。

● 主治

劳伤虚损、食少、倦怠、反胃吐食、大便滑泄、虚咳喘促。

药材食材 4

蜂蜜

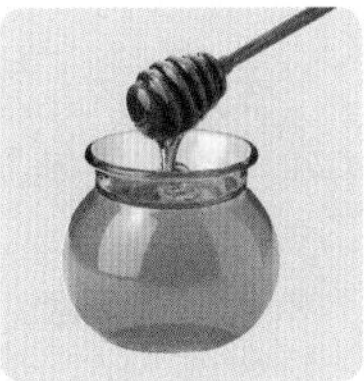

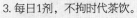

★ 别名

岩蜜、石蜜、石饴。

◆ 性味

性平，味甘。

▲ 功效

保护肝脏、补充体力、消除疲劳、抑菌杀菌。

● 主治

便秘、皮肤暗黄、失眠、贫血、神经系统疾病。

五苓茶

化气利水 健脾化湿

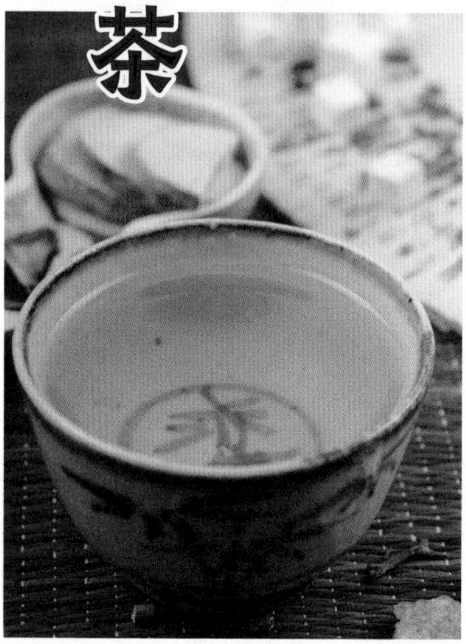

主要材料

药材食材 **茯苓**

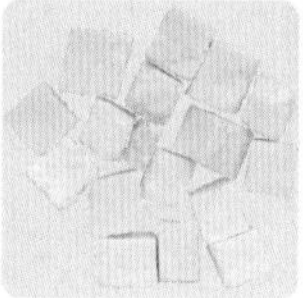

A 茯苓…5克 猪苓…5克 泽泻…5克 白术…5克

B 花茶…3克 桂枝…3克

做法用法

1. 将茯苓、猪苓、泽泻、白术、桂枝洗净放入锅中，用水煎煮，去渣取汁。
2. 用药汁冲泡花茶。
3. 每日1剂，不拘时代茶饮。

茶疗功效

本茶具有化气利水、健脾化湿的功效。茶中茯苓健脾、渗湿利水；猪苓、泽泻利水渗湿；白术健脾益气、燥湿利水；桂枝解肌通脉、助阳化气。

苍术茶

健脾燥湿 滋补肝肾

主要材料

药材食材 **信阳毛尖**

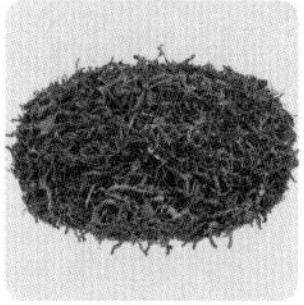

A 苍术…10克 枸杞子…5克

B 信阳毛尖…3克 蜂蜜…适量

做法用法

1. 将苍术、枸杞子洗净，放入锅中，用水煎煮，去渣取汁。
2. 用药汁冲泡信阳毛尖，温热时加入蜂蜜，即可饮用。
3. 每日1剂，不拘时代茶饮。

茶疗功效

本茶具有健脾燥湿、滋补肝肾的功效。茶中苍术燥湿健脾、祛风散寒；枸杞子养肝润肺、滋补肝肾；信阳毛尖止渴生津、清热消食；蜂蜜保护肝脏、消除疲劳。

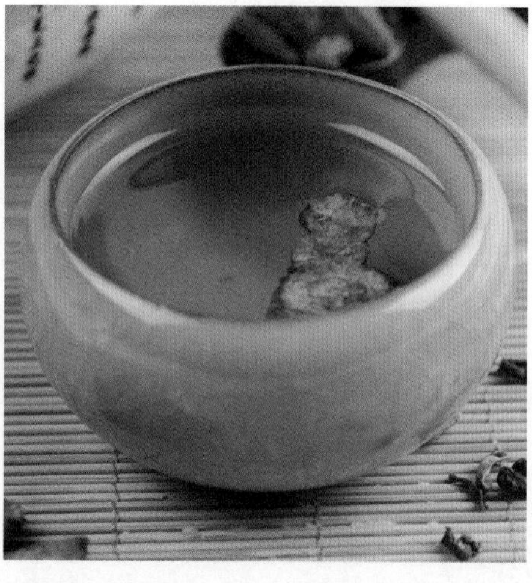

人参胡桃茶

温补肺肾 纳气定喘

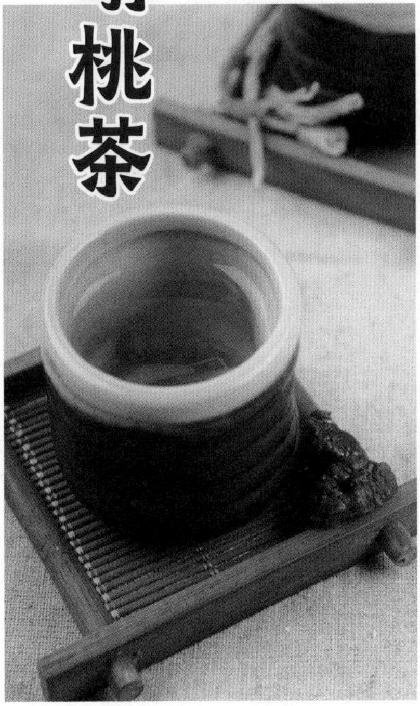

茶疗功效

本茶是一款润肺清嗓茶，具有温补肺肾、纳气定喘的功效。茶中人参大补元气、固脱回阳、敛汗定喘；胡桃肉补肾固精、纳气定喘。

饮用宜忌

本茶适宜患有慢性支气管炎、阻塞性肺气肿、肺源性心脏病等症者饮用。但患有感冒咳嗽、热痰喘症者不宜饮用。

主要材料

A
- 人参…3克
- 胡桃肉…12枚

B
- 生姜…3片
- 蜂蜜…适量

做法用法

1. 人参切片；胡桃肉捣碎；生姜切丝。
2. 将人参片、胡桃肉、生姜丝放入杯中，用沸水冲泡15分钟后，加入适量蜂蜜，即可饮用。
3. 每日1剂，代茶频饮。

药材食材 1

人参

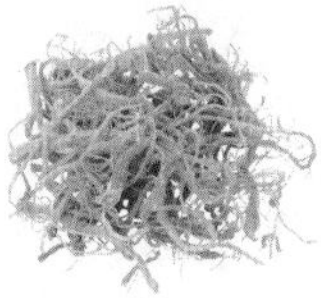

别名／山参、园参。

性味／性平，味甘、微苦。

功效／大补元气。

主治／劳伤虚损、厌食、倦怠。

药材食材 2

胡桃肉

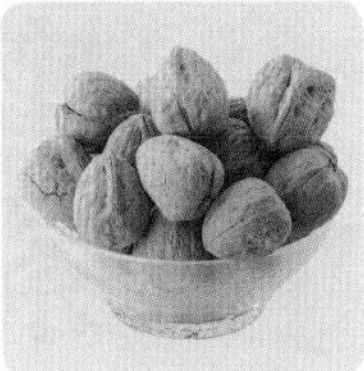

★ 别名

核桃仁。

◆ 性味

性温，味甘。

▲ 功效

补肾固精、温肺定喘、润肠通便。

● 主治

阳痿遗精、虚寒咳喘、肺虚久咳、肠燥便秘。

药材食材 3

生姜

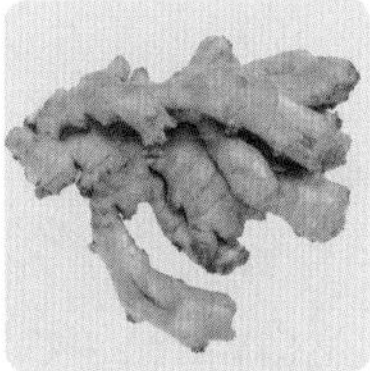

★ 别名

姜。

◆ 性味

性温，味辛。

▲ 功效

开胃止呕、化痰止咳、发汗解表、清热解毒。

● 主治

外感风寒、鼻子不通气、流清涕、腹痛。

药材食材 4

蜂蜜

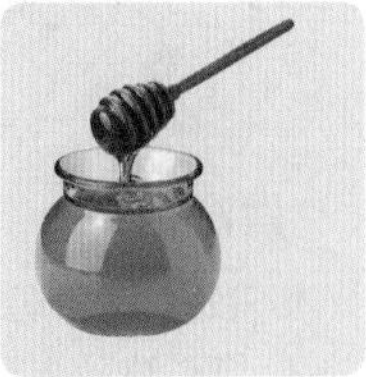

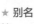

★ 别名

岩蜜、石蜜、石饴。

◆ 性味

性平，味甘。

▲ 功效

保护肝脏、补充体力、消除疲劳、抑菌杀菌。

● 主治

便秘、皮肤暗黄、失眠、贫血、神经系统疾病。

百合花茶

润肺止咳 清心安神

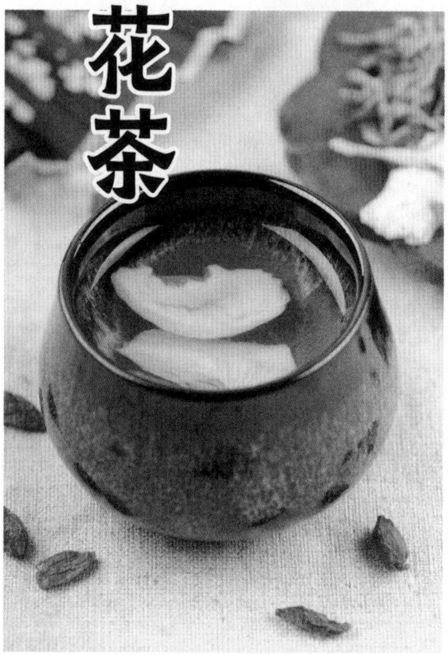

主要材料

药材食材
百合

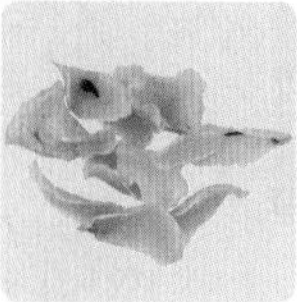

A 百合…10克
金银花…5克

B 枸杞子…3克
蜂蜜…适量

做法用法

1. 将金银花、百合洗净，放入杯中。
2. 用开水冲泡10分钟后，加入适量蜂蜜和枸杞子，即可饮用。
3. 每日1剂，不拘时代茶饮。

茶疗功效

本茶具有润肺止咳、清心安神的功效。茶中百合润肺止咳、宁心安神。金银花清热解毒、疏散风热；枸杞子滋补肝肾、养肝润肺；蜂蜜保护肝脏、消除疲劳。

玉竹蜜茶

润肺生津 宁心安神

主要材料

药材食材
玉竹

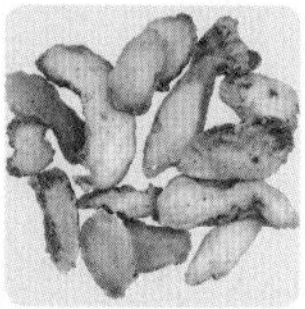

A 玉竹…15克
绿茶…10克

B 蜂蜜…5克
甘草…5克

做法用法

1. 玉竹洗净，切段。
2. 将玉竹放入锅中，再加入蜂蜜和甘草、绿茶，用文火煮沸焖烂后，即可饮用。
3. 每日1剂，不拘时代茶饮。

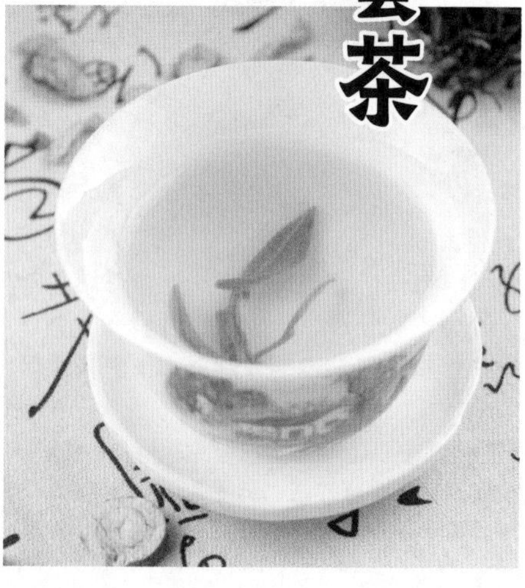

茶疗功效

本茶具有润肺生津、宁心安神的功效。茶中玉竹养阴润燥、生津止渴、宁心安神；蜂蜜保护肝脏、消除疲劳。

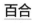

麦门冬茶

养阴润肺 清热生津

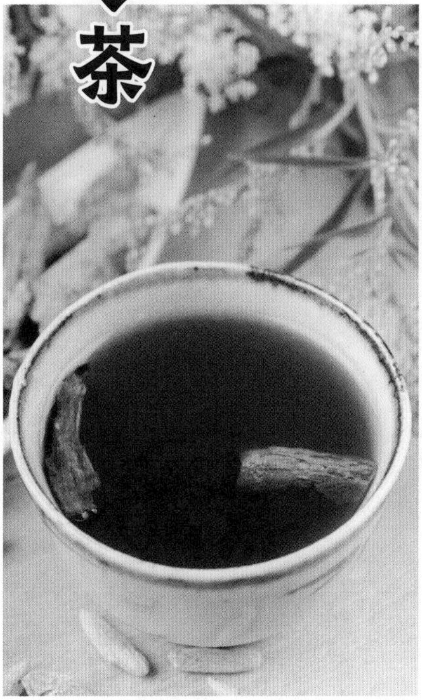

茶疗功效

本茶具有养阴润肺、清热生津的功效。茶中麦门冬养阴润肺、益胃生津；地骨皮清肺泻火、凉血止血；小麦养心除烦、健脾益肾、清热止温；蜂蜜保护肝脏、消除疲劳。

饮用宜忌

本茶适宜肺阴不足之干咳少痰，或痰中带血、胃阴不足之大便干结、口渴、舌红少苔者饮用。但脾虚腹泻者不宜饮用。

主要材料

A
- 麦门冬…30克
- 地骨皮…15克

B
- 小麦…15克
- 蜂蜜…适量

做法用法

1. 麦门冬、地骨皮研成粗末。
2. 用小麦煎汁，去渣取汁，再将药末放入杯中，冲泡15分钟后，加入适量蜂蜜，即可饮用。
3. 每日1剂，代茶频饮。

药材食材 1

麦门冬

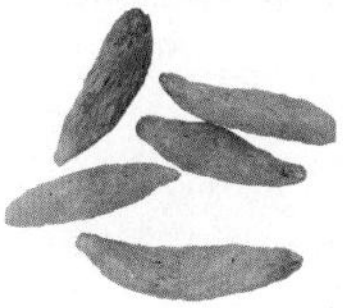

别名 / 麦冬、不死药。

性味 / 性寒，味甘、微苦。

功效 / 滋阴润肺。

主治 / 肺燥干咳、肺痈、阴虚劳嗽。

药材食材 2

地骨皮

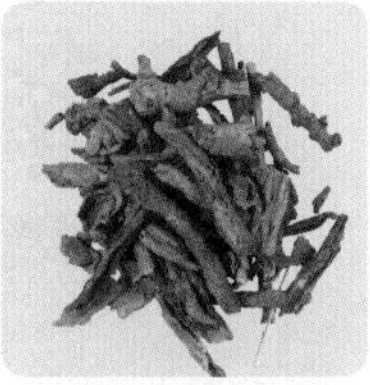

★ 别名

杞根、地骨、地辅。

◆ 性味

性寒，味苦。

▲ 功效

凉血除蒸、清肺降火、补血止血、调节血脂。

● 主治

肺热咳喘消渴、高血压、痈肿、恶疮。

药材食材 3

小麦

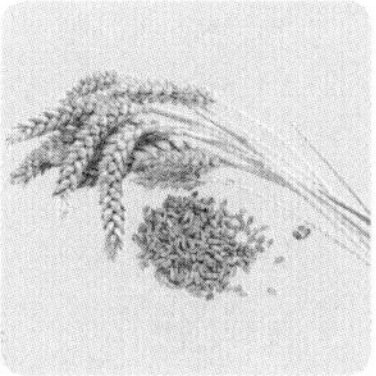

★ 别名

小麦、浮麦。

◆ 性味

性平，味甘。

▲ 功效

养心益脾、调理五脏、调经络、除烦止渴。

● 主治

精神不安、小便不利、健脾益肾。

药材食材 4

蜂蜜

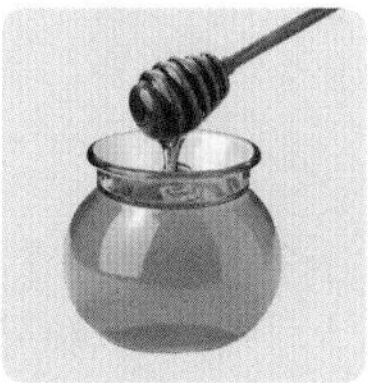

★ 别名

岩蜜、石蜜、石饴。

◆ 性味

性平，味甘。

▲ 功效

保护肝脏、补充体力、消除疲劳、抑菌杀菌。

● 主治

便秘、皮肤暗黄、失眠、贫血、神经系统疾病。

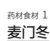

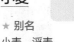

款冬百合茶

润肺止咳 宁心安神

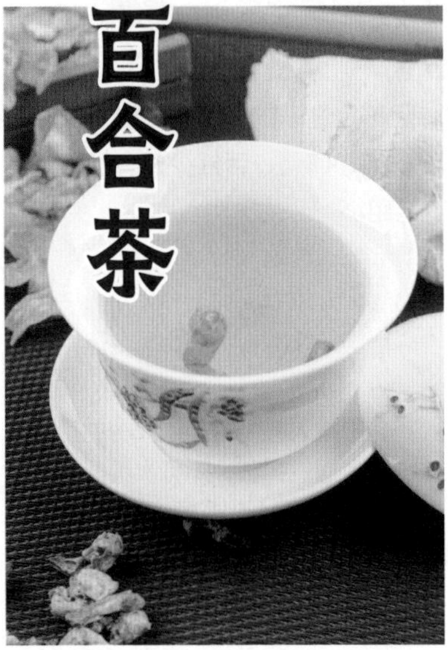

主要材料

药材食材
花茶

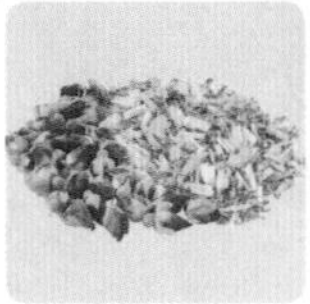

A 款冬花…5克
百合…10克
花茶…3克

B 生姜…2克
蜂蜜…适量

做法用法

1. 将百合、款冬花洗净，放入锅中。
2. 将生姜切成细丝，备用。
3. 将锅中加水，煎煮15分钟后，加入姜丝、花茶、蜂蜜，再煮5分钟后，即可饮用。
4. 每日1剂，不拘时代茶饮。

茶疗功效

本茶具有润肺止咳、宁心安神的功效。茶中款冬花润肺下气、止咳化痰；百合润肺止咳、宁心安神；花茶清热降火、生津止渴；生姜和中散寒；蜂蜜保护肝脏、消除疲劳。

甘草茶

润肺解毒 清热生津

主要材料

药材食材
菊花

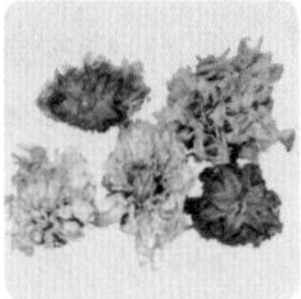

A 甘草…5克
菊花…5克

B 绿茶…3克
蜂蜜…适量

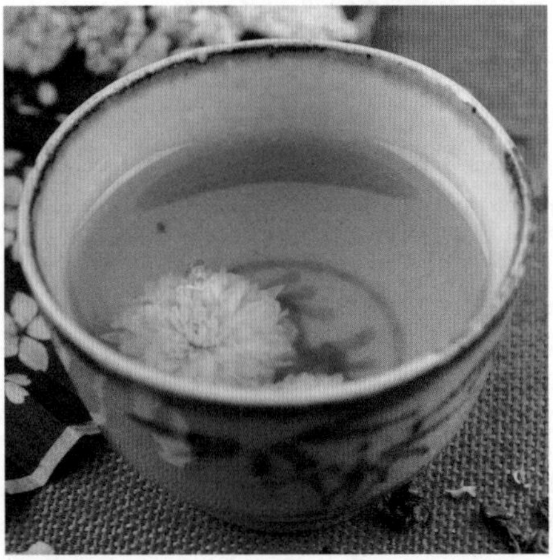

做法用法

1. 将甘草、绿茶、菊花放入锅中，用开水煎煮5分钟。
2. 用茶漏滤渣取药汁，温热时放入适量的蜂蜜，即可饮用。
3. 每日1剂，不拘时代茶饮。

茶疗功效

本茶具有润肺解毒、清热生津的功效。茶中甘草祛痰止咳、清热解毒；菊花疏散风热、清热解毒；绿茶清热降火、生津止渴；蜂蜜保护肝脏、消除疲劳。

橘红茶

理气和中 化痰止咳

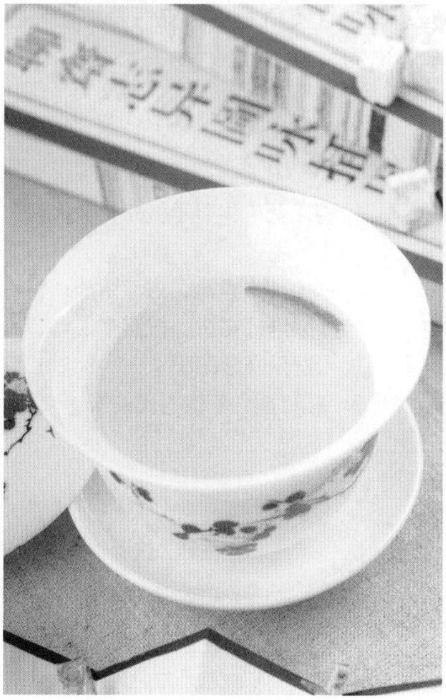

茶疗功效

本茶具有理气和中、化痰止咳的功效。茶中橘红理气化痰、消食和中；白茯苓健脾利水、宁心安神；生姜开胃止呕、化痰止咳；蜂蜜保护肝脏、消除疲劳。

饮用宜忌

本茶适宜患有风寒咳嗽、喉痒多痰、难以咳出或咳吐白痰之症者饮用。但肺热咳嗽、痰黄稠者不宜饮用。

「主要材料」

A
- 橘红…6克
- 白茯苓…10克

B
- 生姜…2克
- 蜂蜜…适量

「做法用法」

1. 将橘红、白茯苓研成粗末；生姜切丝。
2. 将药末、生姜丝放入杯中，用沸水冲泡15分钟后，加入适量蜂蜜，即可饮用。
3. 每日1剂，不拘时代茶饮。

药材食材 1

橘红

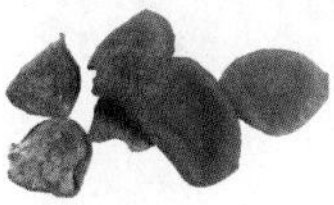

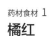

别名 / 化州桔红。

性味 / 性温，味辛、苦。

功效 / 散寒、消痰。

主治 / 风寒咳嗽、喉痒痰多、食积伤酒。

药材食材 2

白茯苓

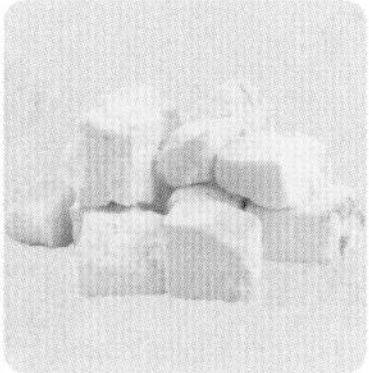

★ 别名

云苓、茯苓。

◆ 性味

性平，味甘。

▲ 功效

渗湿利水、健脾和胃、宁心安神、调节血脂。

● 主治

小便不利、水肿胀满、痰饮咳逆、便秘。

药材食材 3

生姜

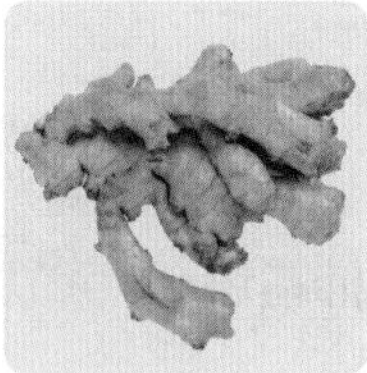

★ 别名

姜。

◆ 性味

性温，味辛。

▲ 功效

开胃止呕、化痰止咳、发汗解表、清热解毒。

● 主治

外感风寒、鼻子不通气、流清涕、腹痛。

药材食材 4

蜂蜜

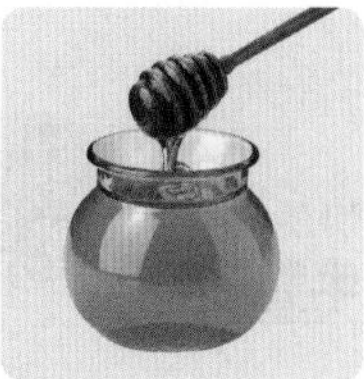

★ 别名

岩蜜、石蜜、石饴。

◆ 性味

性平，味甘。

▲ 功效

保护肝脏、补充体力、消除疲劳、抑菌杀菌。

● 主治

便秘、皮肤暗黄、失眠、贫血、神经系统疾病。

沃雪茶

补脾润肺 清热化痰

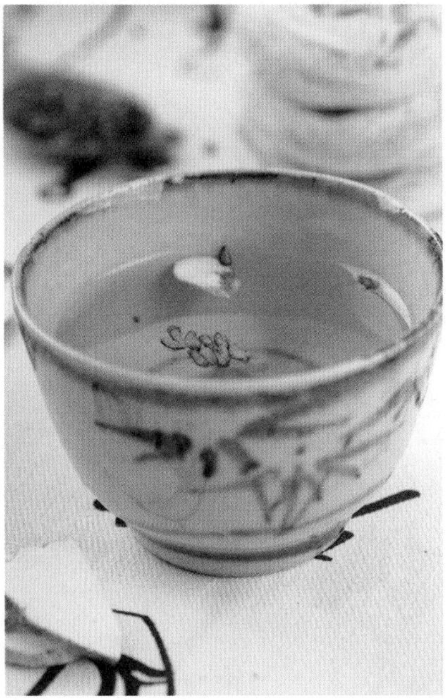

茶疗功效

本茶具有补脾润肺、清热化痰的功效。茶中山药益气养阴、补脾益肾；牛蒡子疏散风热、清热利咽；柿霜饼清热润肺、化痰止咳。

饮用宜忌

本茶适宜患有慢性支气管炎、支气管扩张等症者饮用。但患有风寒咳嗽、咳嗽痰多者不宜饮用。

主要材料

A
山药…45克
牛蒡子…12克

B
柿霜饼…18克
蜂蜜…适量

做法用法

1. 将山药、牛蒡子洗净，放入锅中，备用。
2. 锅中加水煮汤，去渣留汁；将药汁冲泡柿霜饼，按照个人喜好加入适量蜂蜜即可。
3. 每日1剂，不拘时代茶饮。

药材食材 1

山药

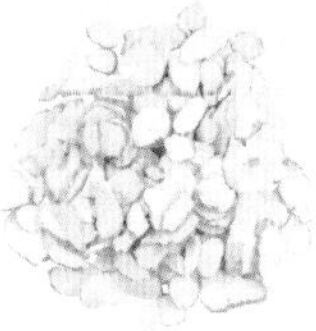

别名／怀山药。

性味／性温、平，味甘。

功效／健脾补肺。

主治／脾胃虚弱、倦怠无力。

药材食材 2

牛蒡子

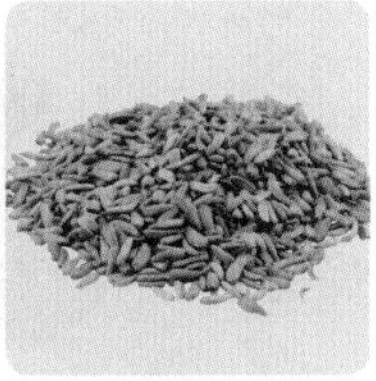

★ 别名

恶实、鼠粘子、黍粘子。

◆ 性味

性寒，味苦。

▲ 功效

疏散风热、宣肺透疹、利咽散结、解毒消肿。

● 主治

风热咳嗽、咽喉肿痛、风疹瘙痒、表皮肿毒。

药材食材 3

柿霜饼

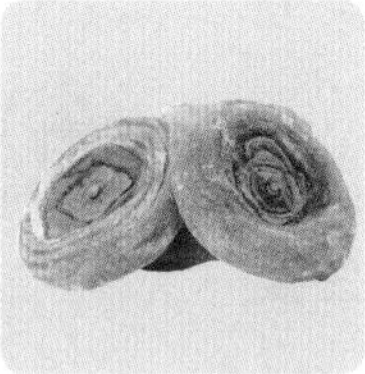

★ 别名

柿饼。

◆ 性味

性凉，味甘。

▲ 功效

清热、润燥、化痰、补血止血、润喉止咳。

● 主治

肺热燥咳、咽干喉痛、口舌生疮、消渴。

药材食材 4

蜂蜜

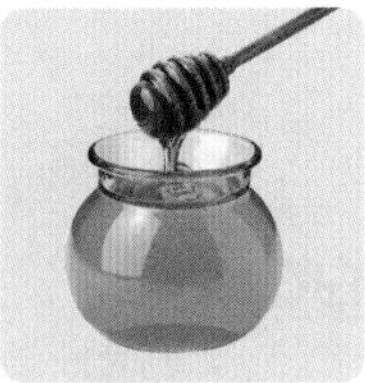

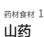

★ 别名

岩蜜、石蜜、石饴。

◆ 性味

性平，味甘。

▲ 功效

保护肝脏、补充体力、消除疲劳、抑菌杀菌。

● 主治

便秘、皮肤暗黄、失眠、贫血、神经系统疾病。

胖大海茶

清热润肺 利咽解毒

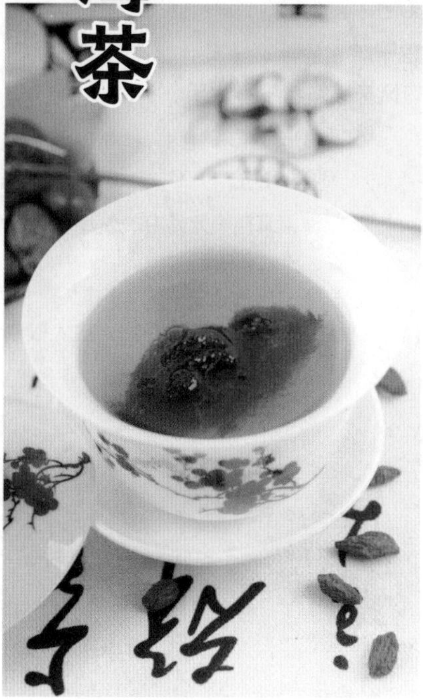

茶疗功效

本茶中胖大海清热润肺、利咽解毒、润肠通便；甘草清热解毒、利咽；枸杞子养肝润肺；蜂蜜保护肝脏、消除疲劳。共奏清热润肺、利咽解毒的功效。

饮用宜忌

本茶适宜患有咽炎、喉炎、扁桃体炎等症者饮用。但便溏腹泻者不宜饮服。

主要材料

A
胖大海…2枚
甘草…5克

B
枸杞子…5克
蜂蜜…适量

做法用法

1. 将胖大海、甘草、枸杞子洗净，放入锅中，用开水煎煮5分钟。
2. 用茶漏滤取药液，温热时放入适量蜂蜜，即可饮用。
3. 每日2剂，不拘时代茶饮。

药材食材 1

胖大海

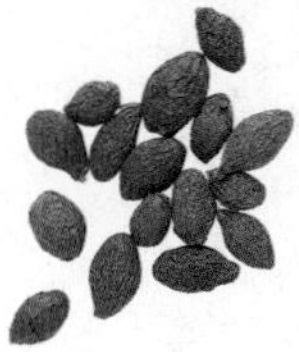

别名／澎大海、安南子。

性味／性寒，味甘。

功效／清热润肺。

主治／肺热声哑、干咳无痰。

药材食材 2

甘草

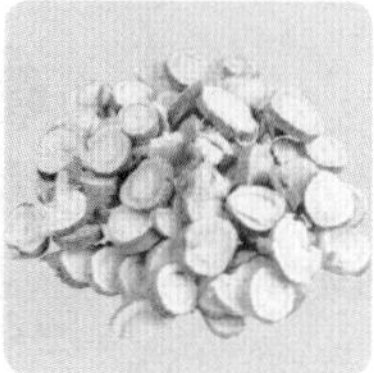

★ 别名

粉甘草、甘草梢、甜根子。

◆ 性味

性平，味甘。

▲ 功效

补脾益气、清热解毒、祛痰止咳、缓急止痛。

● 主治

脾胃虚弱、倦怠乏力、心悸气短、咳嗽痰多。

药材食材 3

枸杞子

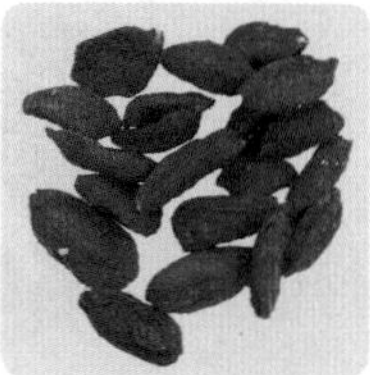

★ 别名

枸杞、苟起子、枸杞红实。

◆ 性味

性平，味甘。

▲ 功效

养肝润肺、滋补肝肾、益精明目、强身健体。

● 主治

腰膝酸痛、眩晕耳鸣、贫血、虚劳精亏。

药材食材 4

蜂蜜

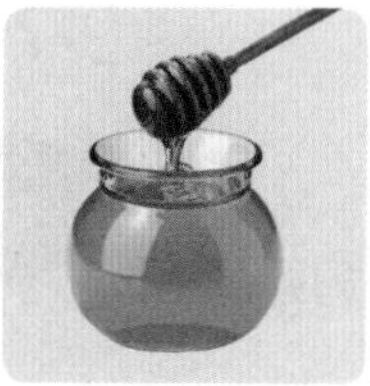

★ 别名

岩蜜、石蜜、石饴。

◆ 性味

性平，味甘。

▲ 功效

保护肝脏、补充体力、消除疲劳、抑菌杀菌。

● 主治

便秘、皮肤暗黄、失眠、贫血、神经系统疾病。

银耳茶

滋阴润肺 养胃生津

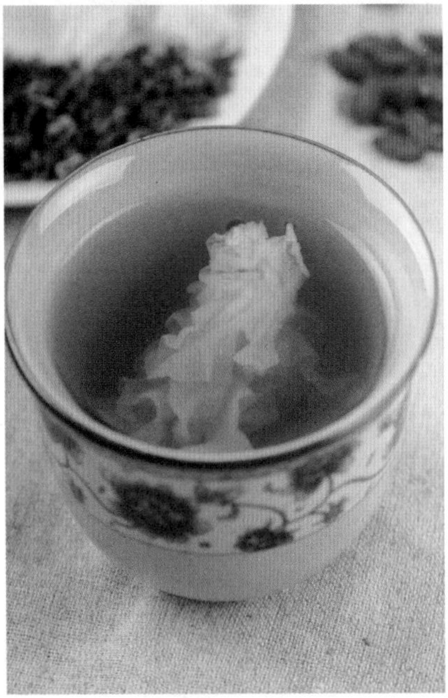

茶疗功效

本茶具有滋阴润肺、养胃生津的功效。茶中银耳润肺补肾、益胃生津；枸杞子养肝润肺、滋补肝肾；碧螺春生津止渴、清热消食；蜂蜜补充体力、消除疲劳。

饮用宜忌

本茶适宜干咳、盗汗、头晕、心悸、眼干涩者饮用，但患有风寒咳嗽者不宜饮用。

主要材料

A
银耳…20克
碧螺春…5克

B
枸杞子…5克
蜂蜜…适量

做法用法

1. 将银耳用温水发开，洗净去杂质，放入杯中。
2. 杯中加入适量蜂蜜、枸杞子、碧螺春用清水冲泡开后，放入银耳，即可饮用。
3. 每日1剂，清晨饮用。

药材食材 1
银耳

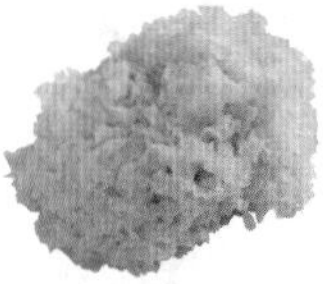

别名 / 白木耳、雪耳。

性味 / 性平，味甘。

功效 / 润肺生津。

主治 / 肺热咳嗽、肺燥干咳。

药材食材 2
碧螺春

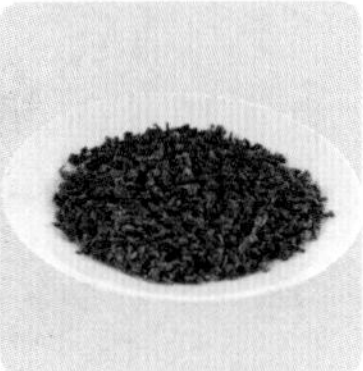

★ 别名
洞庭碧螺春。

◆ 性味
性寒，味苦。

▲ 功效
止渴生津、清热消暑、解毒消食、祛风解表。

● 主治
心血管疾病、失眠、便秘、心绞痛、腹痛。

药材食材 3
枸杞子

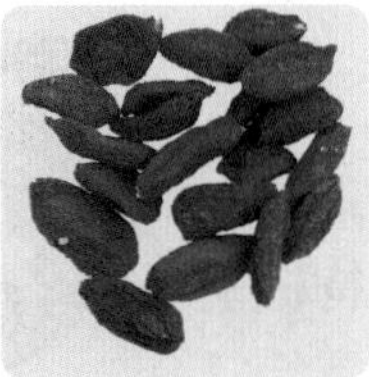

★ 别名
枸杞、苟起子、枸杞红实。

◆ 性味
性平，味甘。

▲ 功效
养肝润肺、滋补肝肾、益精明目、强身健体。

● 主治
虚劳精亏、腰膝酸痛、眩晕耳鸣、内热消渴、贫血。

药材食材 4
蜂蜜

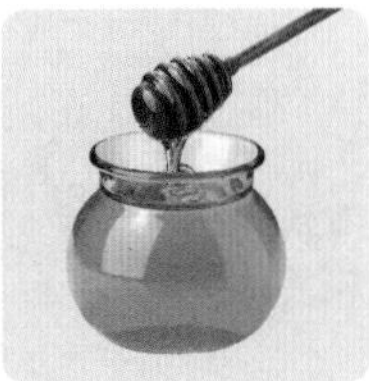

★ 别名
岩蜜、石蜜、石饴。

◆ 性味
性平，味甘。

▲ 功效
保护肝脏、补充体力、消除疲劳、抑菌杀菌。

● 主治
便秘、皮肤暗黄、失眠、贫血、神经系统疾病。

巴戟牛膝茶

温肾助阳 强腰健膝

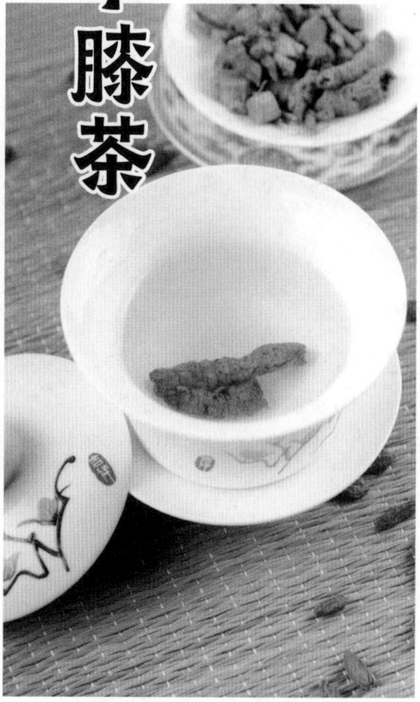

茶疗功效

本茶具有温肾助阳、强腰健膝的功效。茶中巴戟天补肾助阳、祛风除湿、强筋健骨；怀牛膝补肝肾、强筋骨、逐瘀通经；枸杞子滋补肝肾、益精明目。

饮用宜忌

本茶适宜患有肾阳亏虚、腰酸冷痛、膝软无力、阳痿早泄等症者饮用。但阴虚火旺、大便干结者不宜饮用。

主要材料

A
- 巴戟天…20克
- 怀牛膝…15克

B
- 枸杞子…5克
- 蜂蜜…适量

做法用法

1. 将巴戟天、怀牛膝研为粗末，备用。
2. 将药末置于杯中，用沸水冲泡20分钟后，加入蜂蜜、枸杞子，即可饮用。
3. 每日1剂，不拘时代茶饮。

药材食材 1

巴戟天

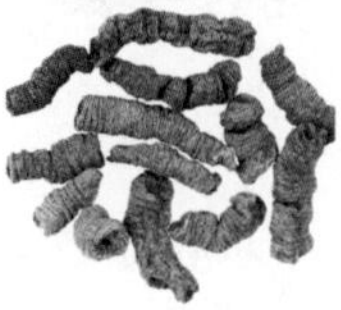

别名 / 鸡肠风。

性味 / 性微温，味甘、辛。

功效 / 补肾助阳。

主治 / 阳痿遗精、宫冷不孕、月经不调。

药材食材 2

怀牛膝

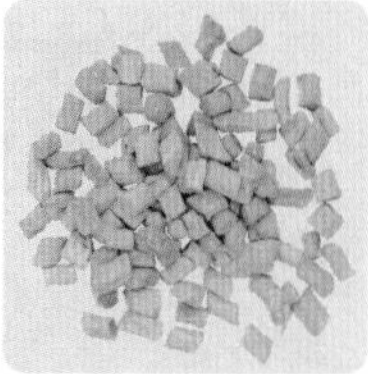

★ 别名

倒钩草、倒梗草。

◆ 性味

性平，味苦、酸。

▲ 功效

补肝肾、强筋骨、逐瘀通经、引血下行。

● 主治

腰膝酸痛、筋骨无力、经闭症瘕、肝阳眩晕。

药材食材 3

枸杞子

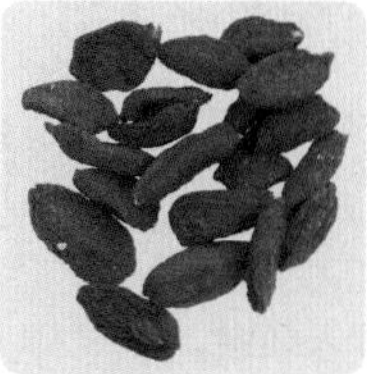

★ 别名

枸杞、苟起子、枸杞红实。

◆ 性味

性平，味甘。

▲ 功效

养肝润肺、滋补肝肾、益精明目、强身健体。

● 主治

虚劳精亏、腰膝酸痛、眩晕耳鸣、虚劳咳嗽。

药材食材 4

蜂蜜

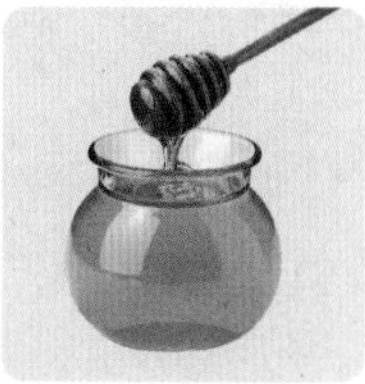

★ 别名

岩蜜、石蜜、石饴。

◆ 性味

性平，味甘。

▲ 功效

保护肝脏、补充体力、消除疲劳、抑菌杀菌。

● 主治

便秘、皮肤暗黄、失眠、贫血、神经系统疾病。

丁香花茶

温中暖肾 理气止痛

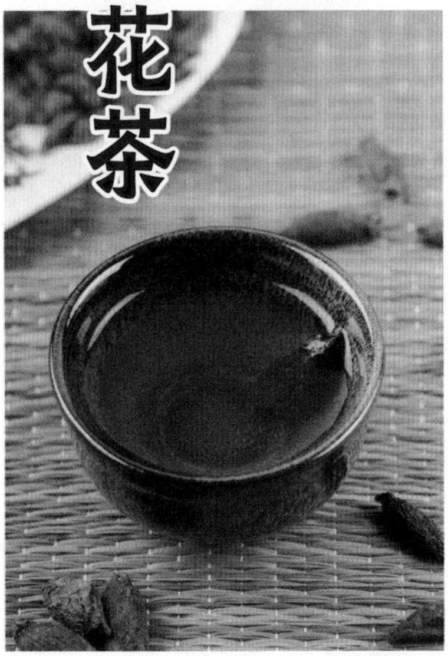

「主要材料」

药材食材
丁香

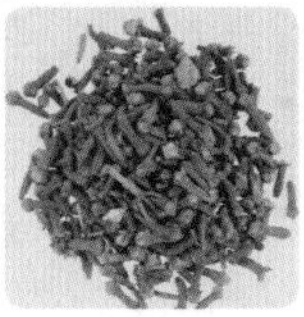

A 丁香…3克
花茶…6克

B 枸杞子…3克
蜂蜜…适量

「做法用法」

1. 将丁香、花茶、枸杞子放入杯中。
2. 用开水冲泡10分钟后，加入蜂蜜，即可饮用。
3. 每日1剂，不拘时代茶饮。

茶疗功效

本茶具有温中暖肾、理气止痛的功效。茶中丁香温中降逆、温阳止痛；花茶平肝益肾、润肺养颜，可用于祛斑、润燥、明目、排毒、调节内分泌等。

山药茶

健脾补肺 固肾益精

「主要材料」

药材食材
山药

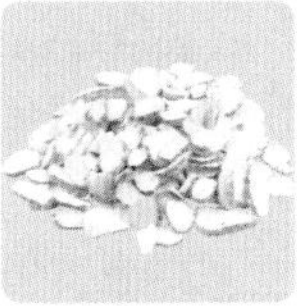

A 山药…25克
甘草…5克

B 枸杞子…3克
蜂蜜…适量

「做法用法」

1. 将山药切片；甘草研成粗末。
2. 将山药片、甘草末、枸杞子放入杯中，用热水冲泡15分钟后，加入蜂蜜，即可饮用。
3. 每日1剂，不拘时代茶饮。

茶疗功效

本茶中山药健脾补肺、固肾益精；枸杞子补益肝肾、养血明目；甘草调和诸药。共奏健脾补肺、固肾益精的功效。

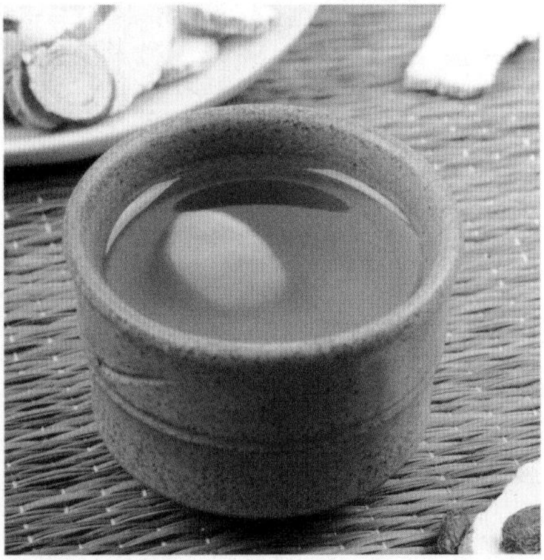

地黄茶

滋阴补肾 养肝健脾

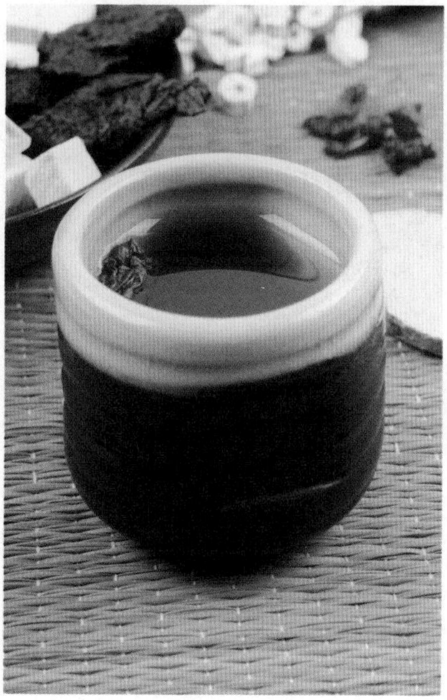

茶疗功效

本茶中熟地黄补血滋阴、养肝补肾；山茱萸肉补益肝肾、涩精固脱；山药健脾补肺；茯苓健脾利湿、养心安神。共奏滋阴补肾、养肝健脾的功效。

饮用宜忌

本茶适宜腰膝酸软、头晕目眩、耳鸣耳聋、盗汗遗精者饮用。但脾胃虚弱、消化不良、阳虚畏寒、大便溏泄者不宜服用。

主要材料

A
- 熟地黄…20克
- 山茱萸肉…12克
- 山药…12克

B
- 茯苓…9克
- 蜂蜜…适量

做法用法

1. 将熟地黄、山茱萸肉、山药、茯苓研成粗末。
2. 将药末放入杯中，用开水冲泡，去渣取汁后，加入蜂蜜，即可饮用。
3. 每日1剂，不拘时代茶饮。

药材食材 1

熟地黄

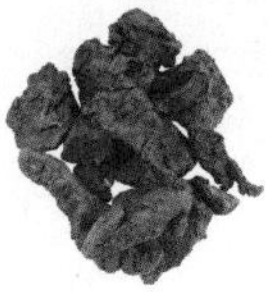

别名／地黄。

性味／性温，味甘。

功效／补血滋润。

主治／血虚萎黄、眩晕心悸、月经不调。

药材食材 2

山茱萸肉

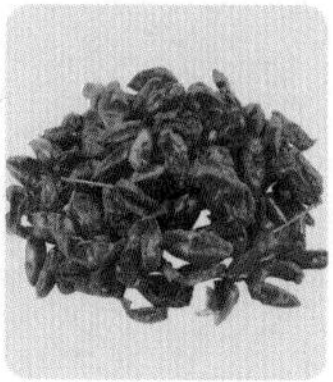

★ 别名

山萸肉、山芋肉、山于肉。

◆ 性味

性微温，味酸、涩。

▲ 功效

补益肝肾、固精止血、平喘止咳。

● 主治

眩晕耳鸣、腰膝酸痛、阳痿遗精、崩漏带下。

药材食材 3

山药

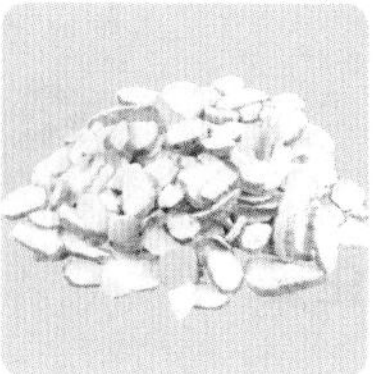

★ 别名

怀山药 、淮山药 、土薯。

◆ 性味

性温、平，味甘。

▲ 功效

健脾补肺、益胃补肾、固肾益精、聪耳明目。

● 主治

脾胃虚弱、倦怠无力、食欲不振、久泄久痢、肺气虚燥。

药材食材 4

茯苓

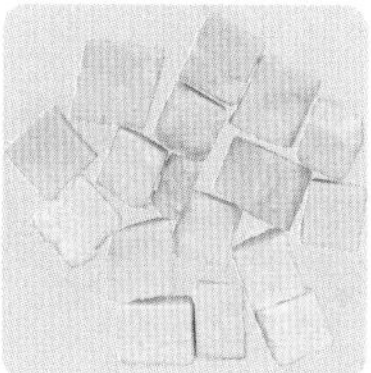

★ 别名

云苓、松苓、茯灵。

◆ 性味

性平，味甘。

▲ 功效

渗湿利水、健脾和胃、宁心安神、止咳化痰。

● 主治

小便不利、水肿胀满、痰饮咳逆。

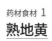

杞菊饮

滋补肝肾
清热明目

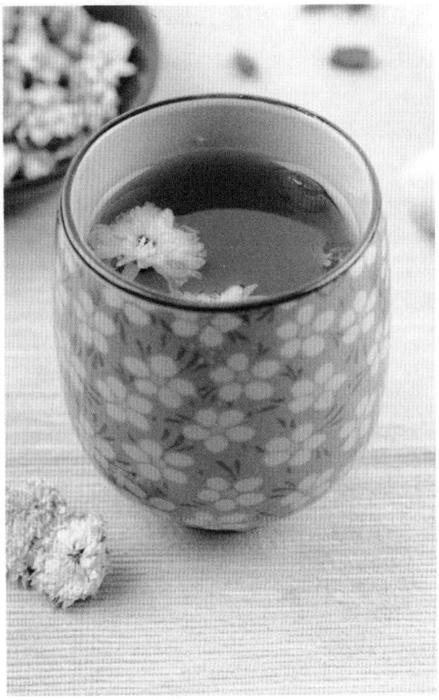

茶疗功效

本茶中枸杞子滋补肝肾、养血明目；菊花疏风清热、平肝明目。共奏滋补肝肾、清热明目的功效。

饮用宜忌

本茶适宜患有视力衰退、夜盲症及青少年近视眼者饮用。

主要材料

A
枸杞子…30克
菊花…10克

B
生姜…6克
蜂蜜…适量

做法用法

1. 将枸杞子、菊花、生姜洗净，放入锅中。
2. 用沸水冲泡10分钟后，用茶漏滤取药液，加入蜂蜜，即可饮用。
3. 每日1剂，不拘时代茶饮。

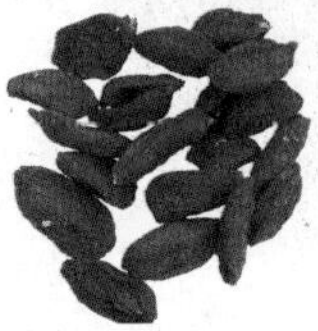

药材食材 1
枸杞子

别名／枸杞、苟起子。
性味／性平，味甘。
功效／滋补肝肾。
主治／虚劳精亏、腰膝酸痛、眩晕耳鸣。

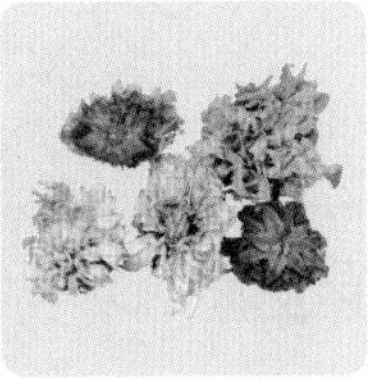

药材食材 2
菊花

★ 别名
黄花、九花、女华。
◆ 性味
性微寒，味辛、甘、苦。
▲ 功效
散风清热、平肝明目、止咳化痰、补血止血。
● 主治
风热感冒、头痛眩晕、眼睛肿痛、眼目昏花。

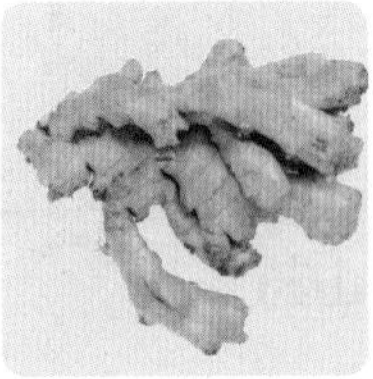

药材食材 3
生姜

★ 别名
姜。
◆ 性味
性温，味辛。
▲ 功效
开胃止呕、化痰止咳、发汗解表、清热解毒。
● 主治
外感风寒、鼻子不通气、流清涕、腹痛。

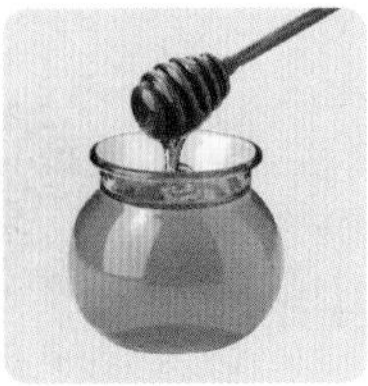

药材食材 4
蜂蜜

★ 别名
岩蜜、石蜜、石饴。
◆ 性味
性平，味甘。
▲ 功效
保护肝脏、补充体力、消除疲劳、抑菌杀菌。
● 主治
便秘、皮肤暗黄、失眠、贫血、神经系统疾病。

健腰青娥茶

补肾益气

健腰强身

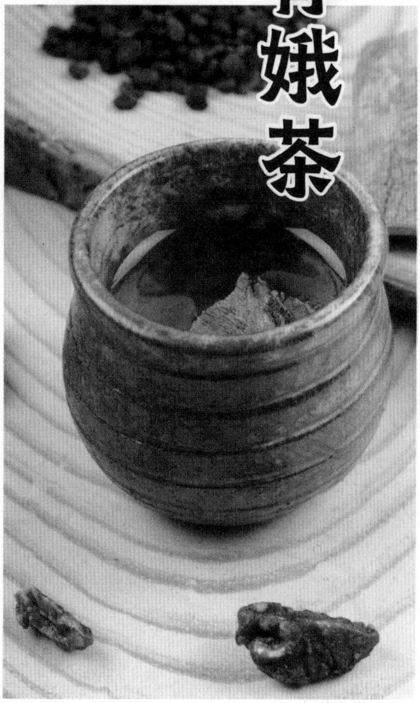

茶疗功效

本茶具有补肾益气、健腰强身的功效。茶中杜仲补肝肾、强筋骨、调节血压；补骨脂补肾助阳；胡桃肉补肾固精；肉桂补火温肾。

饮用宜忌

本茶适宜肾虚、腰脊酸疼、精神疲乏、四肢软弱、小便余沥不尽者饮用。但体内有热者不宜饮用。

主要材料

A
- 杜仲…500克
- 补骨脂…240克
- 胡桃肉…200克

B
- 肉桂…20克
- 蜂蜜…适量

做法用法

1. 将胡桃肉、补骨脂、杜仲、肉桂研成粗末。每次用量取30克。
2. 将药末放入杯中，用沸水冲泡20分钟后，加入蜂蜜，即可饮用。
3. 每日1剂，不拘时代茶饮。

药材食材 1

胡桃肉

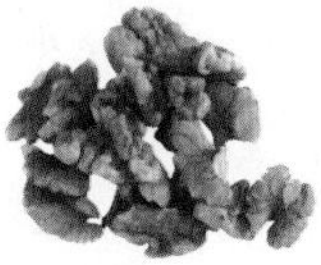

别名／核桃仁。

性味／性温，味甘。

功效／温肺定喘。

主治／阳痿遗精、虚寒咳喘、肺虚久咳。

药材食材 2

补骨脂

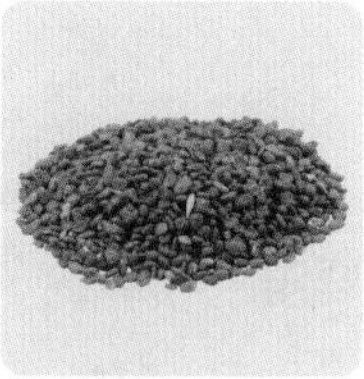

★ 别名

胡韭子、婆固脂、破故纸。

◆ 性味

性温，味辛、苦。

▲ 功效

补肾助阳、纳气平喘、温脾止泻、止咳化痰。

● 主治

肾阳不足、腰膝冷痛、阳痿遗精、尿频、遗尿。

药材食材 3

杜仲

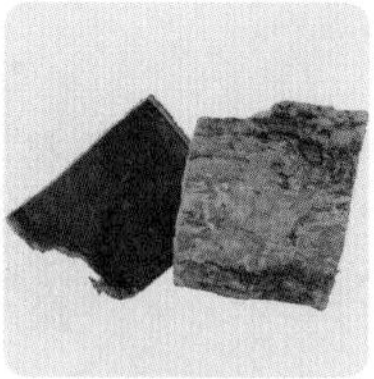

★ 别名

丝楝树皮、丝棉皮、棉树皮。

◆ 性味

性温，味甘、微辛。

▲ 功效

补肝肾、强筋骨、调节血压、安胎、调和五脏。

● 主治

肾虚腰痛、胎动胎漏、高血压、高血脂。

药材食材 4

肉桂

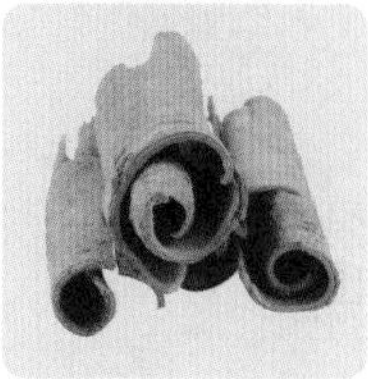

★ 别名

玉桂、牡桂、菌桂。

◆ 性味

性大热，味辛、甘。

▲ 功效

补火助阳、散寒止痛、活血通经、暖胃和脾。

● 主治

心腹冷痛、虚寒吐泻、经闭痛经、肠胃不适。

左归茶

滋阴补肾 益精健身

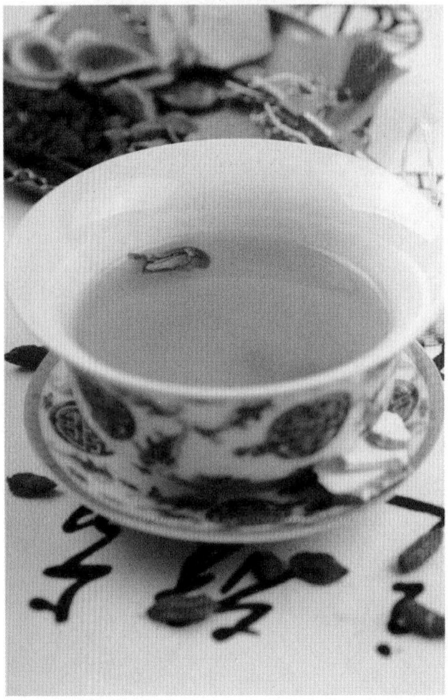

茶疗功效

本茶具有滋阴补肾、益精健身的功效。茶中熟地补血滋肾；山药健脾补肺、益肾固精；菟丝子、鹿角补肾益精；山萸肉、枸杞子滋补肝肾。

饮用宜忌

本茶适宜头晕目眩、腰酸腿软、手足发热、遗精滑泄、自汗盗汗、口燥咽干、舌红少苔者饮用。但脾胃虚弱、大便溏泄者不宜饮用。

主要材料

A
熟地…24克
山药…12克
菟丝子…12克
鹿角…12克

B
枸杞子…10克
山茱萸…10克

做法用法

1. 将熟地、山药、菟丝子、鹿角、山茱萸研成粗末。
2. 将药末、枸杞子放入杯中，用沸水冲泡20分钟，即可饮用。
3. 每日1剂，频频饮服。

药材食材 1
熟地

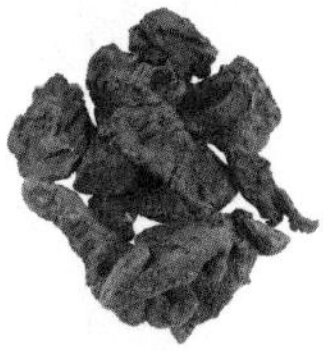

别名／熟地黄。

性味／性温，味甘。

功效／补血滋润。

主治／血虚萎黄、眩晕心悸、月经不调。

药材食材 2
山药

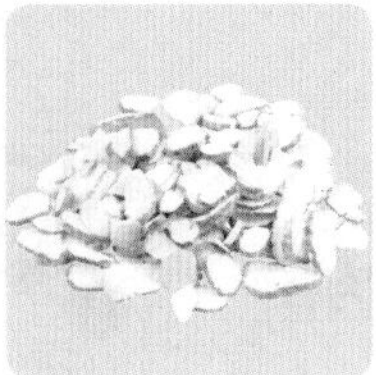

★ 别名
怀山药、淮山药、土薯。

◆ 性味
性温、平，味甘，无毒。

▲ 功效
健脾补肺、益胃补肾、聪耳明目、调和五脏。

● 主治
脾胃虚弱、倦怠无力、食欲不振、久泄久痢、肺气虚燥。

药材食材 3
菟丝子

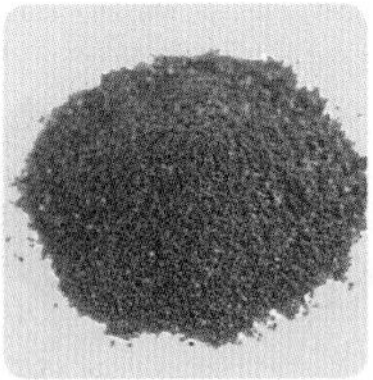

★ 别名
豆寄生、无根草、黄丝。

◆ 性味
性微温，味辛、甘。

▲ 功效
滋补肝肾、固精缩尿、安胎、止泻。

● 主治
腰痛耳鸣、阳痿遗精、消渴、遗尿失禁、淋浊带下。

药材食材 4
鹿角

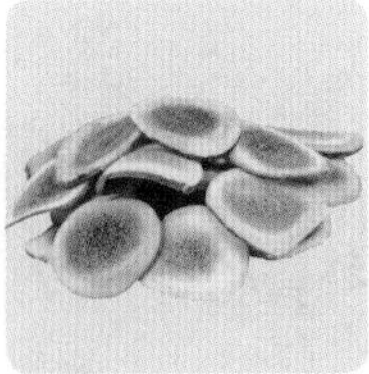

★ 别名
斑龙角、鹿茸。

◆ 性味
性微温，味咸，无毒。

▲ 功效
行血化瘀、消肿利湿、益肾养胃、止痛。

● 主治
表皮肿毒、瘀血作痛、虚劳内伤、腰脊疼痛。

肉苁蓉茶

补肾益精 润肠通便

主要材料

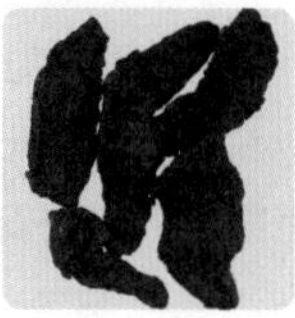

药材食材
肉苁蓉

A 红茶…6克
肉苁蓉…10克

B 枸杞子…3克
蜂蜜…适量

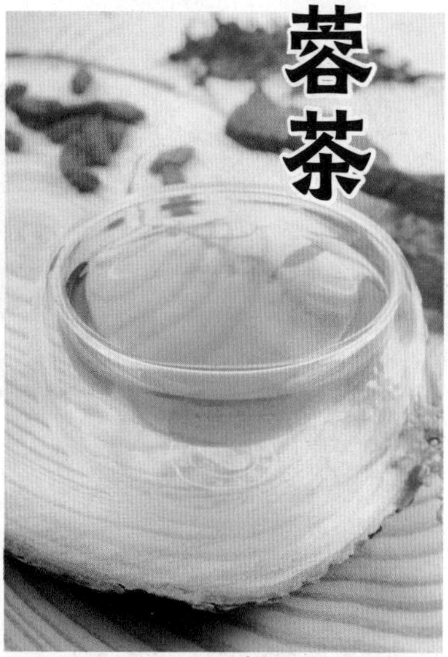

做法用法

1. 将肉苁蓉洗净，放入锅中加水煎煮。
2. 用肉苁蓉的煎煮液冲泡红茶，温热时放入蜂蜜及枸杞子，即可饮用。
3. 每日1剂，不拘时代茶饮。

茶疗功效

本茶中肉苁蓉补肾阳、益精血、润肠通便；红茶利尿消炎、消疲提神；枸杞子滋补肝肾。共奏补肾益精、润肠通便的功效。

骨碎补茶

补肾强骨 温经止痛

主要材料

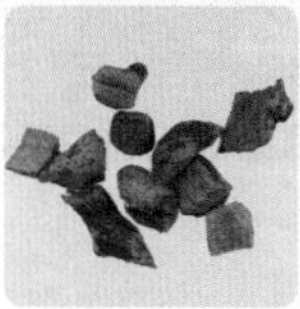

药材食材
骨碎补

A 骨碎补…15克
桂枝…10克
枸杞子…5克

B 生姜…3克
蜂蜜…适量

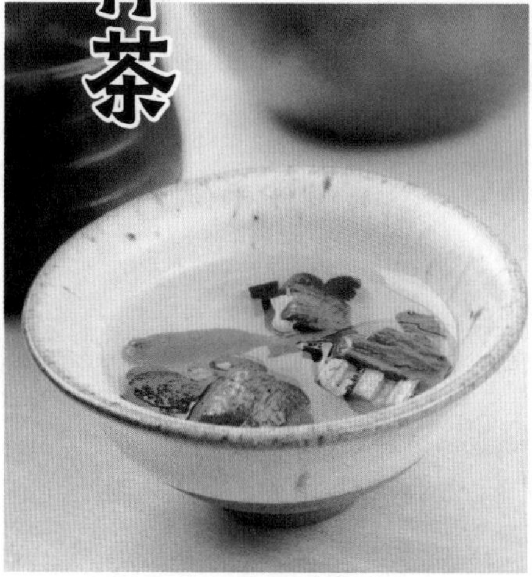

做法用法

1. 将骨碎补、桂枝研成粗末；生姜切丝。
2. 将药末放入杯中，用水冲泡，去渣取汁后，加入生姜丝、枸杞子、蜂蜜，即可饮用。
3. 每日1剂，不拘时代茶饮。

茶疗功效

本茶中骨碎补补肾强骨、续伤止痛；桂枝温经通脉、助阳化气、散寒止痛；枸杞子滋补肝肾。共奏补肾强骨、温经止痛的功效。

王母桃茶

健脾运中 温补肝肾

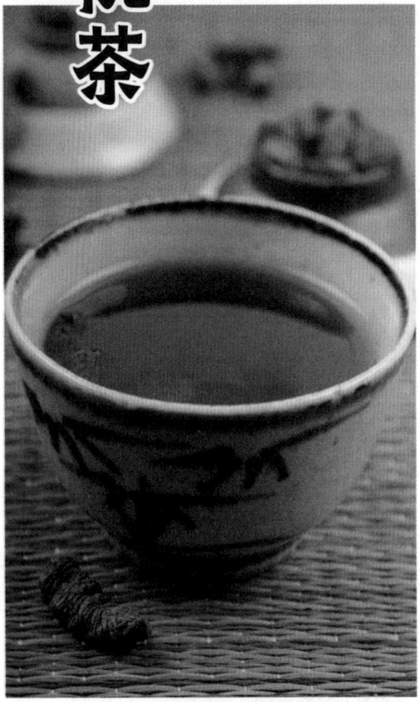

茶疗功效

本茶具有健脾运中，温补肝肾的功效。茶中白术健脾益气、燥湿利水；熟地黄、枸杞子补血滋润、益精填髓；何首乌滋阴养血、乌发安神；巴戟天补肾助阳。

饮用宜忌

本茶适宜腹冷腰酸、腿膝软弱、肝肾虚亏、头晕目眩者饮用。但阴虚火旺者不宜饮用。

主要材料

A
- 白术…10克
- 熟地黄…10克
- 何首乌…5克
- 巴戟天…6克

B
- 枸杞子…10克
- 蜂蜜…适量

做法用法

1. 将白术、熟地黄、何首乌、巴戟天研成粗末。
2. 将药末、枸杞子放入杯中，用水冲泡20分钟后，加入蜂蜜，即可饮用。
3. 每日1剂，不拘时代茶饮。

药材食材 1
白术

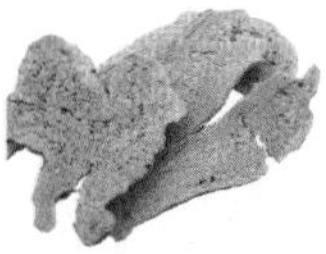

别名／于术、冬术。

性味／性温，味苦、甘。

功效／健脾益气。

主治／脾虚食少、腹胀泄泻、痰饮眩悸。

药材食材 2
熟地黄

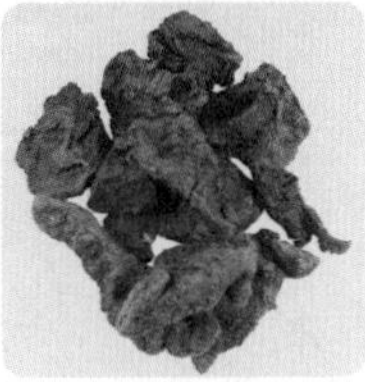

★ 别名
地黄。

◆ 性味
性温，味甘。

▲ 功效
补血滋润、益精填髓、养肝益肾、止血抗炎。

● 主治
血虚萎黄、眩晕心悸、月经不调、肝肾阴亏。

药材食材 3
何首乌

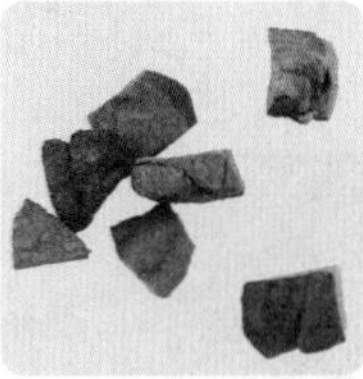

★ 别名
多花蓼、紫乌藤、野苗。

◆ 性味
性微温，味苦、甘、涩。

▲ 功效
清热解毒、调节血脂、通肠润便。

● 主治
风疹瘙痒、肠燥便秘、高血脂、皮肤肿毒。

药材食材 4
巴戟天

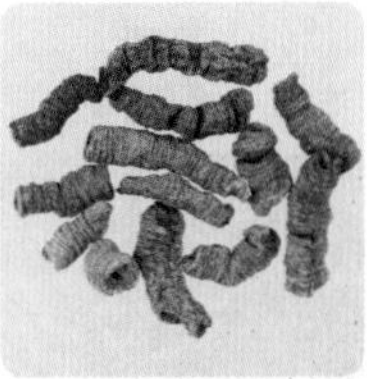

★ 别名
鸡肠风、鸡眼藤、黑藤钻。

◆ 性味
性微温，味甘、辛。

▲ 功效
补肾助阳、祛风除湿、强筋健骨、活血化瘀。

● 主治
阳痿遗精、月经不调、风湿痹痛、筋骨痿软。

八仙茶

益精悦颜　健胃固肾

茶疗功效

本茶具有益精悦颜、健胃固肾的功效。茶中粳米益脾胃、除烦渴；粟米益脾胃；大豆健脾宽中；绿豆清热解毒；芝麻补血明目。

饮用宜忌

本茶适宜中老年人、小儿、脾胃功能低下者饮用。但感冒、腹泻者慎用。

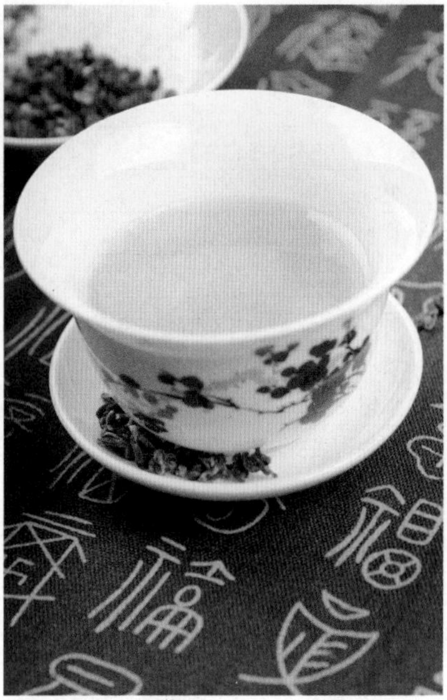

主要材料

A
- 粳米…750克
- 粟米…750克
- 大豆…750克

B
- 绿豆…750克
- 芝麻…375克
- 盐…30克

做法用法

1. 将粳米、粟米、大豆、绿豆、芝麻炒熟并研成粗末。每次用量30克。
2. 将盐炒熟，与谷物粗末一同放入杯中用开水冲泡10分钟，即可饮用。
3. 每日1~2剂。

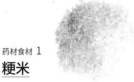

药材食材 1

粳米

别名 / 大米。

性味 / 性平，味甘。

功效 / 益脾和胃。

主治 / 呕吐、泻痢、脾胃阴伤。

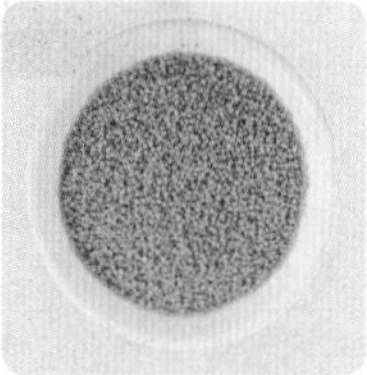

药材食材 2

粟米

★ 别名

小米、稞子、黏米。

◆ 性味

性凉，味甘、咸。

▲ 功效

益脾胃、养肾气、除烦热、利小便。

● 主治

脾胃虚热、反胃呕吐、脾虚腹泻、热结膀胱、小便不利。

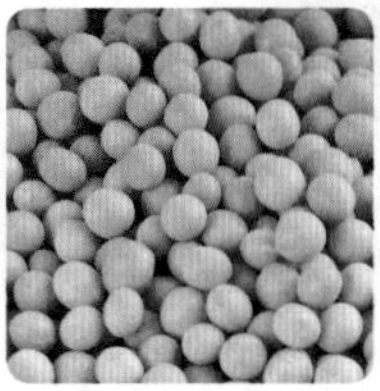

药材食材 3

大豆

★ 别名

黄豆。

◆ 性味

性平，味甘。

▲ 功效

健脾宽中、润燥消水、清热解毒、益气。

● 主治

疳积泻痢、腹胀羸瘦、妊娠中毒、表皮肿毒、外伤出血。

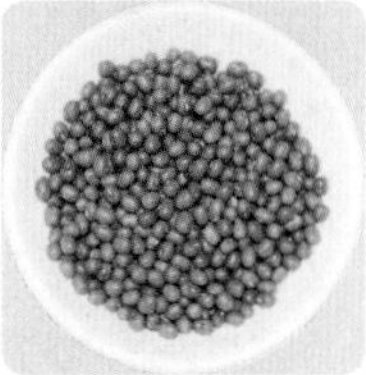

药材食材 4

绿豆

★ 别名

青小豆、菉豆、植豆。

◆ 性味

性寒，味甘。

▲ 功效

清热解毒、消暑、增强体力、益气生津。

● 主治

暑热烦渴、表皮肿毒、酒精中毒、铅中毒。

健脾益胃药材食材推荐

白术

健脾益气
燥湿利水
安胎止汗

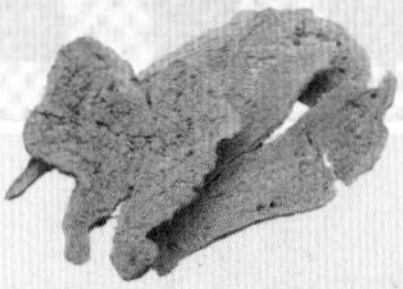

别名

于术、冬术、冬白术。

性味

性温，味苦、甘。

主治

脾虚食少、腹胀泄泻、痰多苔腻、水肿、盗汗、胎动不安。

食用禁忌

胃胀腹胀及滞饱闷者不宜食用。

石斛

益胃生津
滋阴清热

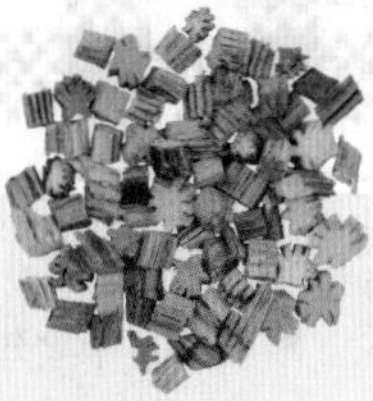

别名

石斛兰、石兰、枫豆。

性味

性微寒，味甘。

主治

阴伤津亏、口干烦渴、食少干呕、病后虚热、目暗不明。

食用禁忌

脾胃虚寒及苔白腻者不宜食用。

苹果

生津润肺
健脾益胃

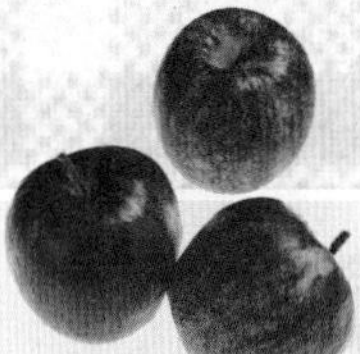

别名

滔婆、柰、柰子。

性味

性凉，味甘。

主治

津少口渴、脾虚泄泻、食后腹胀、饮酒过度。

食用禁忌

冠心病、心肌梗死及肾病患者不宜食用。

甘蔗

清热生津
补肺益胃

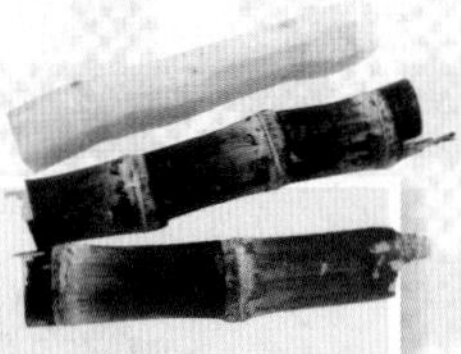

别名

薯蔗、糖蔗、黄皮果蔗。

性味

性微寒，味甘、微苦。

主治

心烦口渴、反胃呕吐以及肺燥引发的咳嗽气喘。

食用禁忌

脾胃虚寒者不宜食用。

茯苓

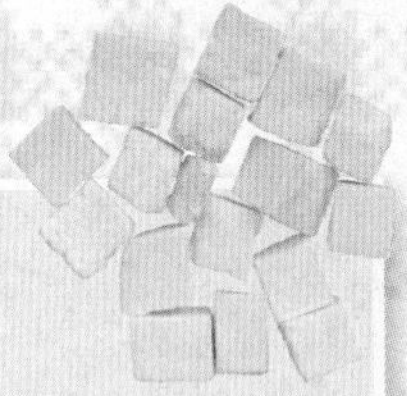

渗湿利水
健脾和胃
宁心安神

别名

云苓、松苓、茯灵。

性味

性平，味甘。

主治

小便不利、水肿胀满、痰多咳嗽、腹泻不止、遗精、心悸、健忘。

食用禁忌

虚寒精滑或气虚下陷者不宜食用。

韭菜

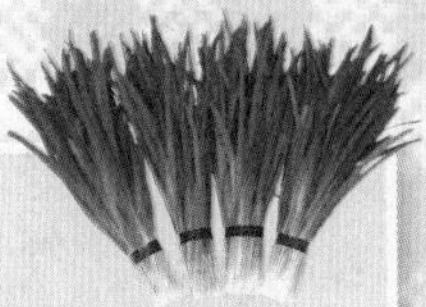

健胃提神
止汗固涩
补肾助阳

别名

韭、山韭、扁菜。

性味

性温，味甘、辛。

主治

阳痿、早泄、遗精、多尿、腹中冷痛、胃中虚热、经闭、白带过多。

食用禁忌

扁桃腺炎、鼻蓄脓和中耳炎患者不宜食用。

生姜

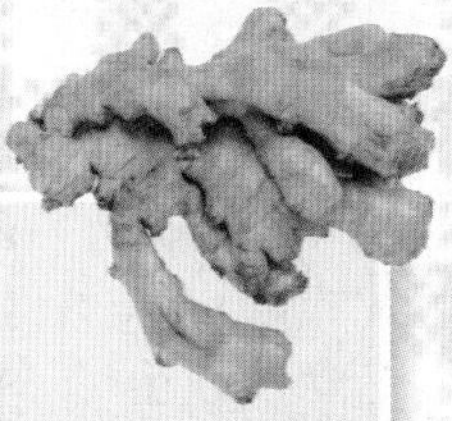

开胃止呕
化痰止咳
发汗解表

别名

姜。

性味

性温，味辛

主治

外感风寒、流清涕、头痛发烧以及淋雨后而引起的全身发冷、腹痛。

食用禁忌

阴虚内热、痔疮及高血压患者不宜食用。

小麦

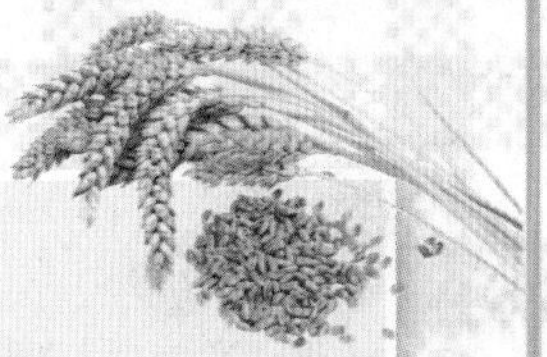

养心益脾
除烦止渴
调和五脏

别名

浮麦、浮小麦、空空麦、麦子软粒。

性味

性平，味甘。

主治

妇女脏躁、精神不安、烦热、口干、小便不利、脾胃不适。

食用禁忌

过敏体质者不宜食用。

【本章对应】

本章以中医养生与茶饮养生的理论和实践为基础，结合四季的气候变化对人体产生的相关影响，从家庭医疗保健的角度，精选了几十种可简单制作的药茶饮方，可供大众日常保健使用。

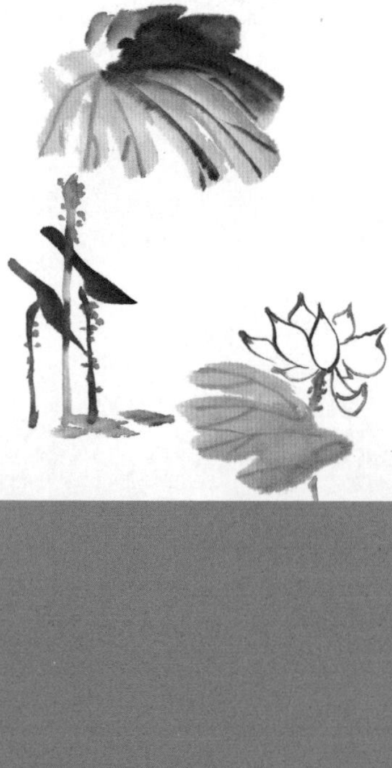

第三章 四季茶饮

春季饮茶可振奋精神，提高人体机能。夏季饮茶可消暑解毒，止渴生津。秋季饮茶可清除体内余热，恢复津液。冬季饮茶可强身补体，有助养生。

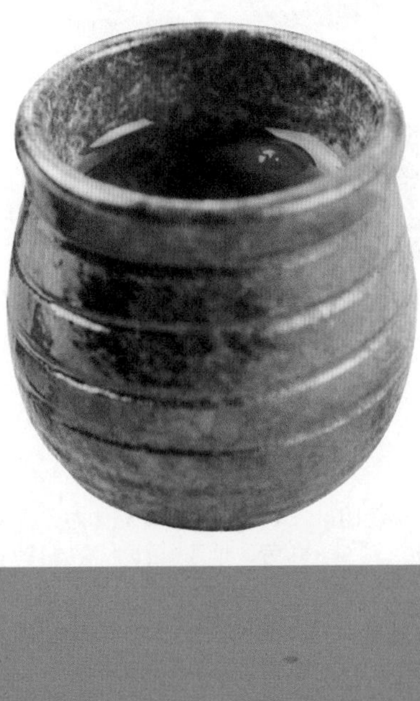

蒲公英茶

清热解毒 消肿散结

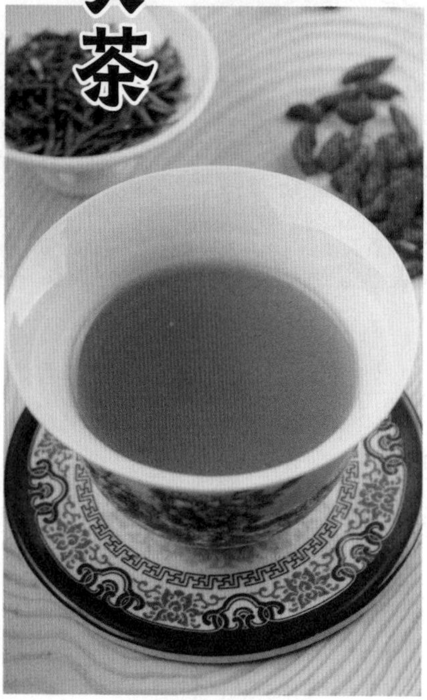

茶疗功效

本茶是一款春季养生茶，具有清热解毒、消肿散结的功效。茶中蒲公英清热解毒、消肿散结；碧螺春止渴生津；枸杞子养肝润肺；蜂蜜保护肝脏、消除疲劳。

饮用宜忌

本茶适宜患有上呼吸道感染、眼结膜炎、腮腺炎、乳痈肿痛、胃炎等症者饮用。

主要材料

A
蒲公英…20克
碧螺春…3克

B
枸杞子…5克
蜂蜜…适量

做法用法

1. 将蒲公英、枸杞子放入锅中，用水煎煮，去渣取汁。
2. 用药汁冲泡碧螺春，温热时加入蜂蜜，即可饮用。
3. 每日1剂，不拘时代茶饮。

药材食材 1
蒲公英

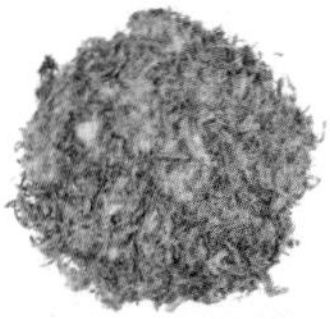

别名 / 蒲公草。
性味 / 性寒，味苦、甘。
功效 / 清热解毒。
主治 / 高血压。

药材食材 2
碧螺春

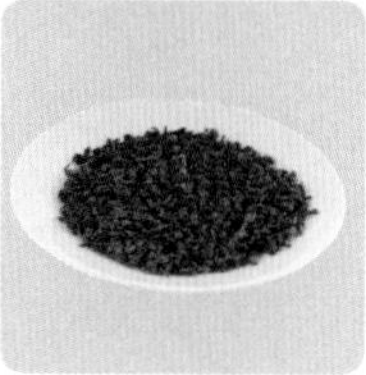

★ 别名
洞庭碧螺春。

◆ 性味
性寒，味苦。

▲ 功效
止渴生津、清热消暑、解毒消食、祛风解表。

● 主治
心血管疾病、失眠、便秘、心绞痛、腹痛。

药材食材 3
枸杞子

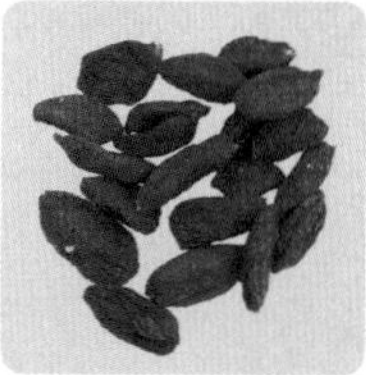

★ 别名
枸杞、苟起子、枸杞红实。

◆ 性味
性平，味甘。

▲ 功效
养肝润肺、滋补肝肾、益精明目、强身健体。

● 主治
虚劳精亏、腰膝酸痛、眩晕耳鸣、内热消渴。

药材食材 4
蜂蜜

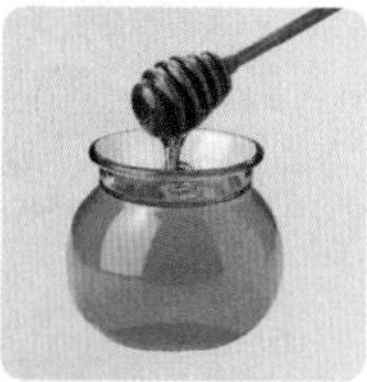

★ 别名
岩蜜、石蜜、石饴。

◆ 性味
性平，味甘。

▲ 功效
保护肝脏、补充体力、消除疲劳、抑菌杀菌。

● 主治
便秘、皮肤暗黄、失眠、贫血、神经系统疾病。

甘蔗红茶

清热生津 消除疲劳

主要材料

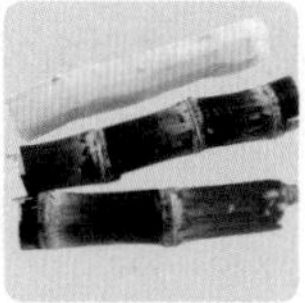

药材食材

甘蔗

A
甘蔗…500克
枸杞子…5克

B
红茶…3克
蜂蜜…适量

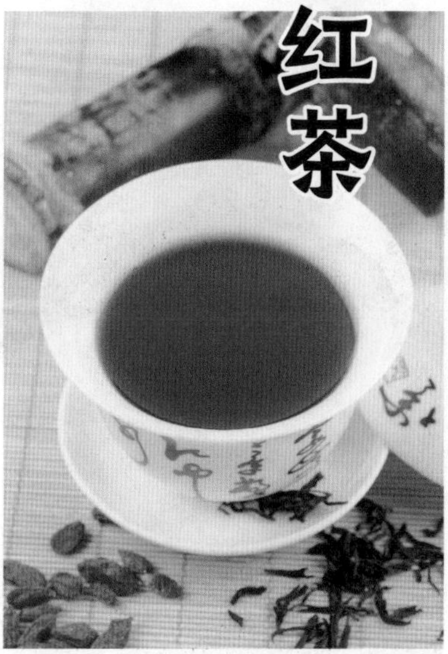

做法用法

1. 将甘蔗去皮，切碎，榨汁；将甘蔗汁与红茶放入锅中，用水煎煮，去渣取汁。
2. 茶液温热时，放入适量枸杞子、蜂蜜，即可饮用。
3. 每日1剂，不拘时代茶饮。

茶疗功效

本茶具有清热生津、消除疲劳的功效。茶中甘蔗清热生津、下气润燥、补肺益胃；红茶利尿消炎、提神消疲；枸杞子养肝明目、滋补肝肾；蜂蜜保护肝脏、消除疲劳。

升麻茶

发表升阳 透疹解毒

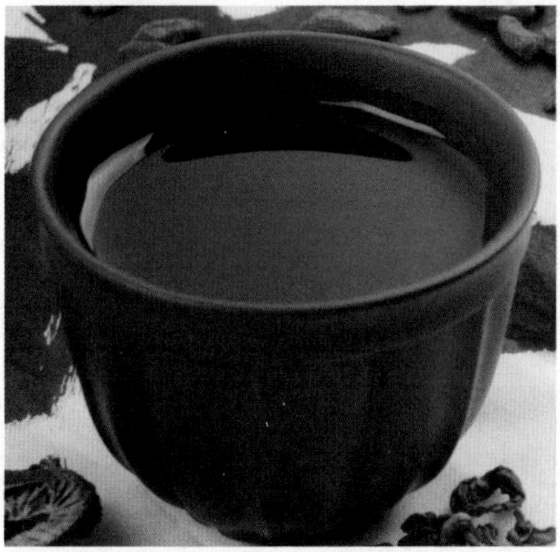

主要材料

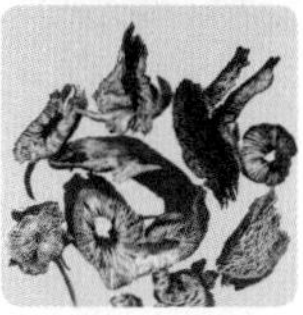

药材食材

升麻

A
升麻…10克
绿茶…5克

B
枸杞子…3克
蜂蜜…适量

做法用法

1. 将升麻、枸杞子洗净放入锅中用水煎煮，去渣取汁。
2. 用药汁冲泡绿茶，茶水温热时加入蜂蜜，即可饮用。
3. 每日1剂，不拘时代茶饮。

茶疗功效

本茶具有发表升阳、透疹解毒的功效。茶中升麻透疹解毒、升举阳气；绿茶止渴生津、清热消暑、解毒消食；枸杞子养肝、润肺、滋补肝肾；蜂蜜保护肝脏、消除疲劳。

葱豉茶

发汗解表
祛风散寒

茶疗功效

本茶具有发汗解表、祛风散寒的功效。茶中葱白疏风解表、通阳解毒；淡豆豉解肌发表；碧螺春止渴生津、清热消暑；蜂蜜保护肝脏、消除疲劳。

饮用宜忌

本茶适宜患有风寒感冒、头痛、咽喉肿痛等症者饮用。但患有重感冒者不宜饮用。

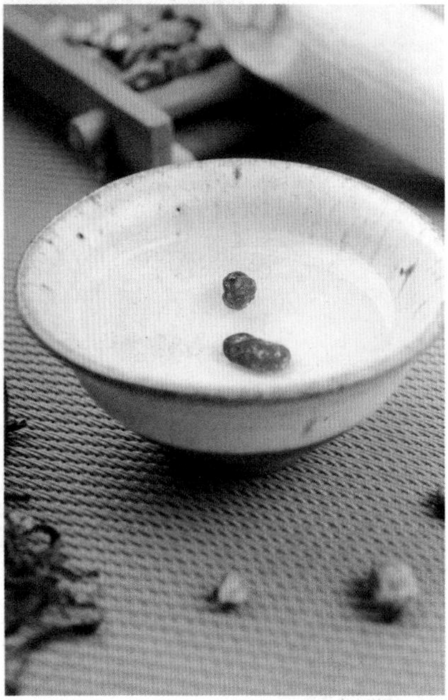

主要材料

A
- 葱白…5根
- 淡豆豉…10克

B
- 碧螺春…5克
- 蜂蜜…适量

做法用法

1. 将葱白、淡豆豉捣烂，放入热水杯中，用开水冲泡后，去渣取汁。
2. 用汁冲泡碧螺春，待茶液温热时加入蜂蜜，即可饮用。
3. 每日1剂，频频饮用。

药材食材 1

葱白

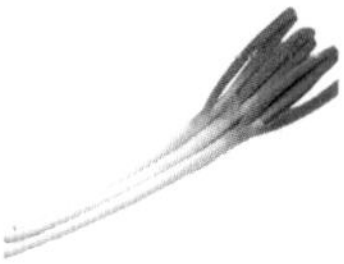

别名 / 葱茎白。

性味 / 性温，味辛。

功效 / 发表通阳。

主治 / 感冒风寒、阴寒腹痛。

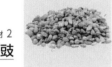

药材食材 2

淡豆豉

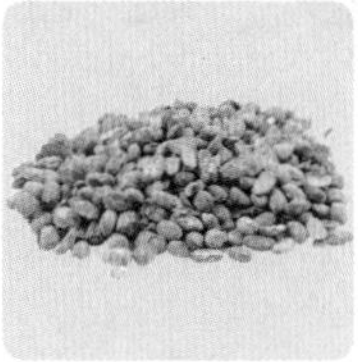

★ 别名

香豉、豉、淡豉。

◆ 性味

性平，味苦、辛。

▲ 功效

解肌发表、宣郁除烦。

● 主治

寒热头痛、心烦、胸闷、虚烦不眠。

药材食材 3

碧螺春

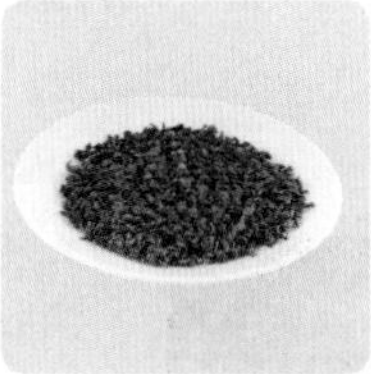

★ 别名

洞庭碧螺春。

◆ 性味

性寒，味苦。

▲ 功效

止渴生津、清热消暑、解毒消食、祛风解表。

● 主治

心血管疾病、失眠、便秘、心绞痛、腹痛。

药材食材 4

蜂蜜

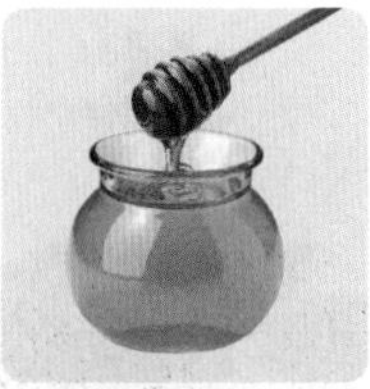

★ 别名

岩蜜、石蜜、石饴。

◆ 性味

性平，味甘。

▲ 功效

保护肝脏、补充体力、消除疲劳、抑菌杀菌。

● 主治

便秘、皮肤暗黄、失眠、贫血、神经系统疾病。

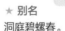

羌活茶

祛风除湿　发散表寒

主要材料

药材食材

羌活

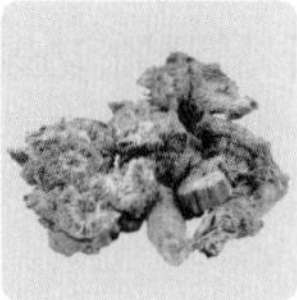

A 羌活…10克
绿茶…5克

B 枸杞子…3克
蜂蜜…适量

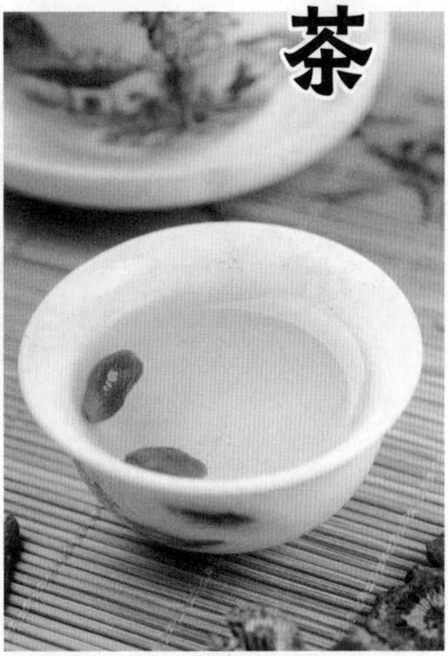

做法用法

1. 将羌活、绿茶、枸杞子放入锅中，用水煎煮，去渣取汁。
2. 药茶茶液温热时，加入适量蜂蜜，即可饮用。
3. 每日1剂，不拘时代茶饮。

茶疗功效

本茶具有发散表寒、祛风除湿的功效。茶中羌活解表祛风、除湿、止痛；绿茶止渴生津、清热消食；枸杞子滋补肝肾、益精明目；蜂蜜保护肝脏、消除疲劳。

升麻葛根茶

清热解表　升阳止泻

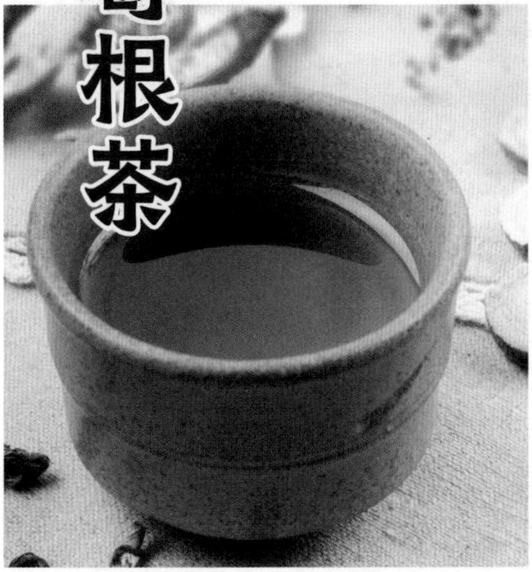

主要材料

药材食材

葛根

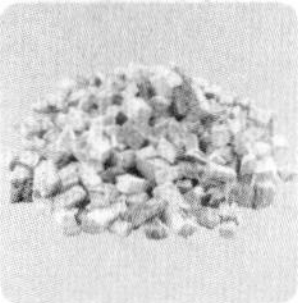

A 升麻…5克
葛根…3克
白芍…3克
绿茶…3克

B 甘草…3克
蜂蜜…适量

做法用法

1. 将升麻、葛根、白芍、甘草研成粗末。
2. 将药末、绿茶一同放入杯中，用开水冲泡10分钟后，加入蜂蜜，即可饮用。
3. 每日1剂，不拘时代茶饮。

茶疗功效

本茶具有清热解表、升阳止泻的功效。茶中升麻透疹解毒、升举阳气；葛根解表退热、升阳止泻；白芍养血柔肝、敛阴收汗；绿茶止渴生津、清热消食。

核桃葱姜茶

发汗解表 补肾温肺

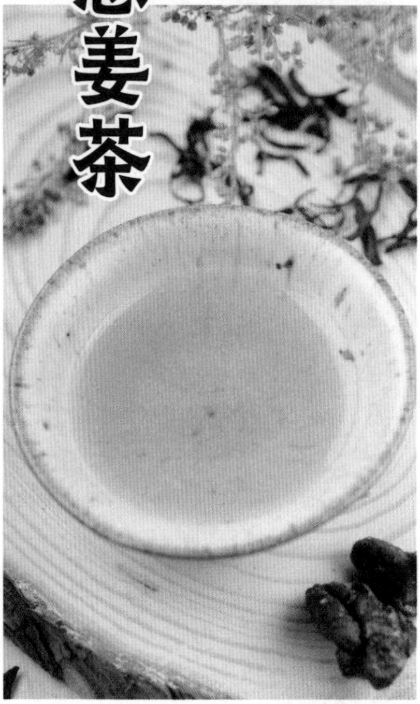

茶疗功效

本茶具有发汗解表、补肾温肺的功效。茶中核桃仁补肾温肺、润肠通便；葱白发表通阳；生姜开胃止呕；红茶利尿消炎。

饮用宜忌

本茶适宜患有肺气虚弱、慢性咳嗽气喘、外感风寒、全身酸痛、鼻流清涕等症者饮用。但上火、阴虚体质者不宜饮用。

主要材料

A
- 核桃仁…10克
- 葱白…25克
- 生姜…25克

B
- 红茶…6克
- 蜂蜜…适量

做法用法

1. 将核桃仁捣烂，葱白、生姜切丝，一同放入杯中。
2. 加入红茶，用热水冲泡10分钟，加入蜂蜜即可饮用。
3. 每日1剂，不拘时代茶饮。

药材食材 1

核桃仁

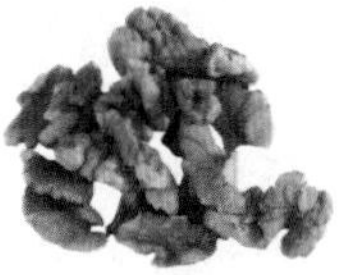

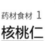

别名／胡桃仁、胡桃肉。

性味／性温，味甘。

功效／补肾温肺。

主治／腰膝酸软、阳痿遗精。

药材食材 2

葱白

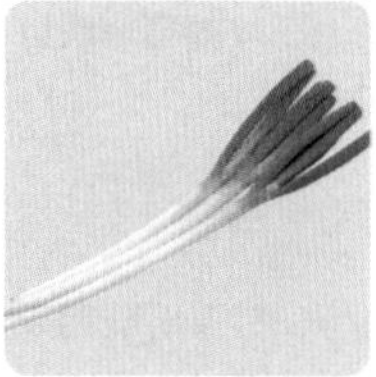

★ 别名

葱茎白、葱白头、大葱白。

◆ 性味

性温，味辛。

▲ 功效

解毒消肿、理血化瘀、通便润肠。

● 主治

感冒风寒、阴寒腹痛、虫积腹痛、皮肤肿毒。

药材食材 3

生姜

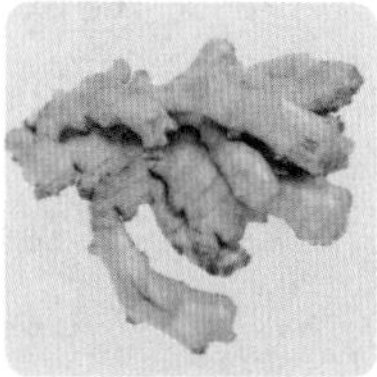

★ 别名

姜。

◆ 性味

性温，味辛。

▲ 功效

开胃止呕、化痰止咳、发汗解表、清热解毒。

● 主治

外感风寒、鼻子不通气、流清涕、肚子痛。

药材食材 4

红茶

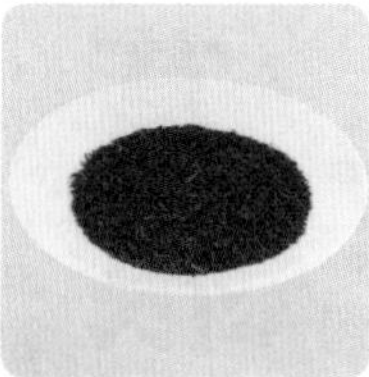

★ 别名

乌茶。

◆ 性味

性温，味甘。

▲ 功效

利尿、消炎杀菌、提神消疲、延年益寿。

● 主治

胸胃不适、食欲不振、尿急、浮肿。

桑菊香豉茶

发汗止渴 润燥利咽

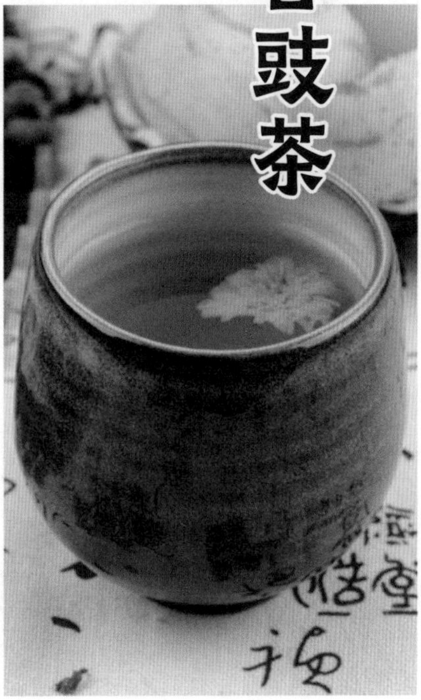

茶疗功效

本茶具有发汗止渴、润燥利咽的功效。茶中桑叶疏散风热、清肺润燥；菊花散风清热、平肝明目；香豉解肌发表、和胃除烦；梨皮清心润肺、生津止渴。

饮用宜忌

本茶适宜患有风寒、头痛、咳嗽少痰、咽干鼻燥等症者饮用。

主要材料

A
- 桑叶…6克
- 菊花…6克
- 香豉…6克

B
- 梨皮…10克
- 蜂蜜…适量

做法用法

1. 将桑叶、菊花、香豉、梨皮洗净，放入锅中，用水煎煮。
2. 用茶漏滤取药液，温热时加入蜂蜜，即可饮用。
3. 每日1剂，不拘时代茶饮。

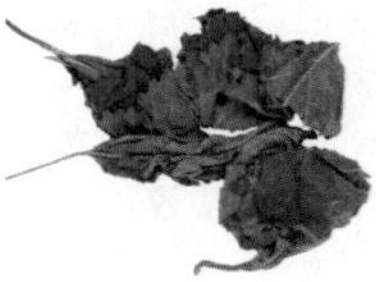

药材食材 1

桑叶

别名 / 家桑、荆桑。

性味 / 性寒，味甘、苦。

功效 / 疏散风热。

主治 / 感冒、急性结膜炎、眼睛肿痛。

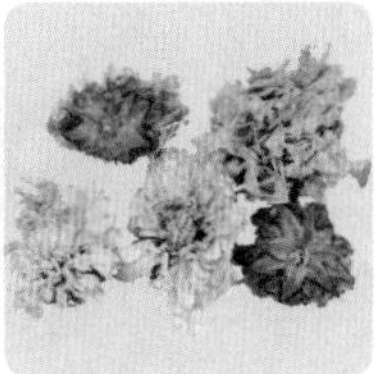

药材食材 2

菊花

★ 别名

黄花、九花、女华。

◆ 性味

性微寒，味辛、甘、苦。

▲ 功效

散风清热、平肝明目、消肿解毒。

● 主治

风热感冒、头痛眩晕、眼睛肿痛、眼目昏花。

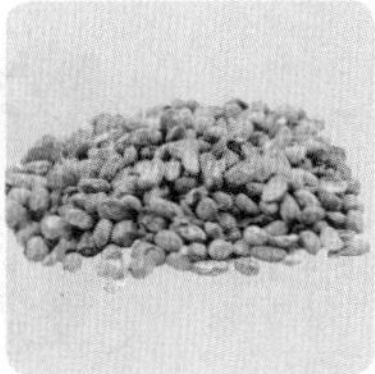

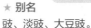

药材食材 3

香豉

★ 别名

豉、淡豉、大豆豉。

◆ 性味

性平，味苦、辛。

▲ 功效

解肌发表、宣郁除烦、调中和胃。

● 主治

寒热头痛、心烦、胸闷、虚烦不眠。

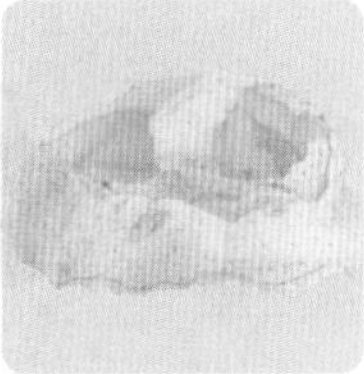

药材食材 4

梨皮

★ 别名

沙梨皮。

◆ 性味

性凉，味甘、涩。

▲ 功效

清心润肺、降火生津、和胃止咳。

● 主治

中暑、咳嗽、吐血、心烦失眠。

葛根茶

升阳解肌
除烦止渴

茶疗功效

本茶具有升阳解肌、除烦止渴的功效。茶中葛根解表退热、升阳止泻；碧螺春止渴生津、清热除烦；枸杞子滋补肝肾、益精明目；蜂蜜保护肝脏、消除疲劳。

饮用宜忌

本茶适宜患有高血脂、高血压、高血糖、冠心病、心绞痛、神经性头痛等症者饮用。

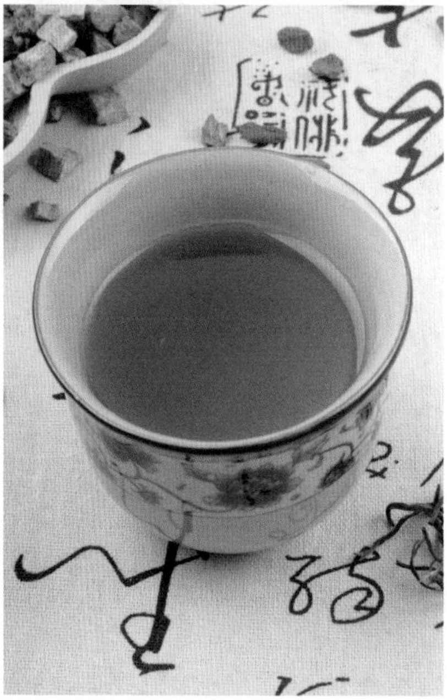

主要材料

A
葛根…10克
碧螺春…5克

B
枸杞子…3克
蜂蜜…适量

做法用法

1. 将葛根、碧螺春、枸杞子放入杯中，用开水冲泡。
2. 将药汁去渣取汁后，加入蜂蜜，即可饮用。
3. 每日1剂，不拘时代茶饮。

药材食材 1
葛根

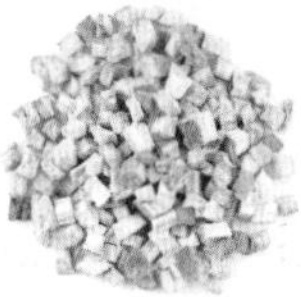

别名／野葛。
性味／性凉，味甘、辛。
功效／解表退热。
主治／发热头痛、高血压、高血脂。

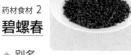

药材食材 2
碧螺春

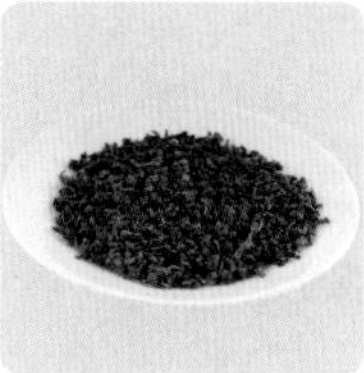

★ 别名
洞庭碧螺春。

◆ 性味
性寒，味苦。

▲ 功效
止渴生津、清热消暑、解毒消食、祛风解表。

● 主治
心血管疾病、失眠、便秘、心绞痛、腹痛。

药材食材 3
枸杞子

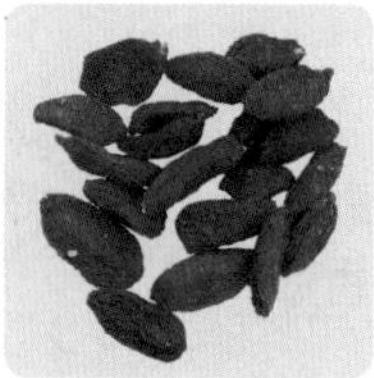

★ 别名
枸杞、苟起子、枸杞红实。

◆ 性味
性平，味甘。

▲ 功效
养肝润肺、滋补肝肾、益精明目、强身健体。

● 主治
虚劳精亏、腰膝酸痛、眩晕耳鸣、血虚萎黄。

药材食材 4
蜂蜜

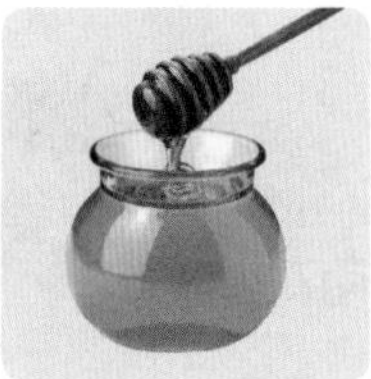

★ 别名
岩蜜、石蜜、石饴。

◆ 性味
性平，味甘。

▲ 功效
保护肝脏、补充体力、消除疲劳、抑菌杀菌。

● 主治
便秘、皮肤暗黄、失眠、贫血、神经系统疾病。

黄芪升麻茶

益气固表 透疹解毒

主要材料

药材食材
黄芪

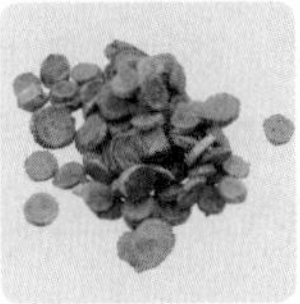

A
黄芪…30克
郁李仁…10克
升麻…5克

B
防风…3克
蜂蜜…适量

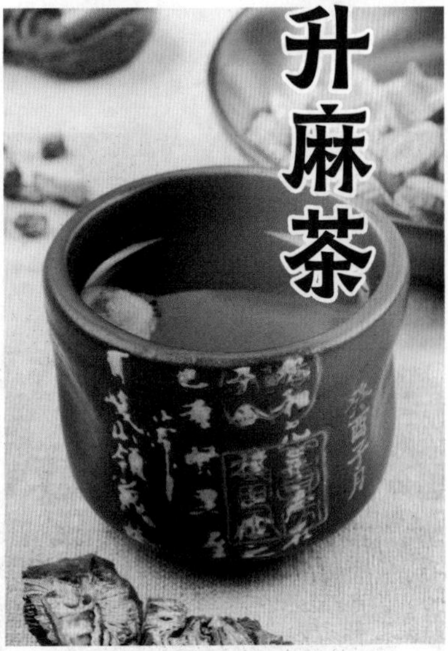

做法用法

1. 将黄芪、升麻、郁李仁、防风研为粗末，置杯中。
2. 加沸水冲泡20分钟后，加入蜂蜜，即可饮用。
3. 每日1剂，频频代茶饮服。

茶疗功效

本茶具有益气固表、透疹解毒的功效。茶中黄芪益气固表、敛汗固脱；升麻透疹解毒、升举阳气；防风祛风解表、胜湿止痛；郁李仁润燥滑肠、下气利水。

生姜茶

温中散寒 消除疲劳

主要材料

药材食材
红茶

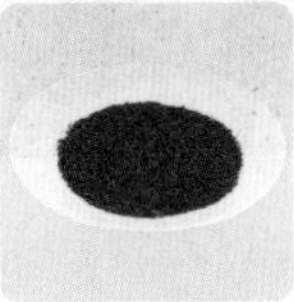

A
红茶…3克
生姜…10克

B
枸杞子…5克
蜂蜜…适量

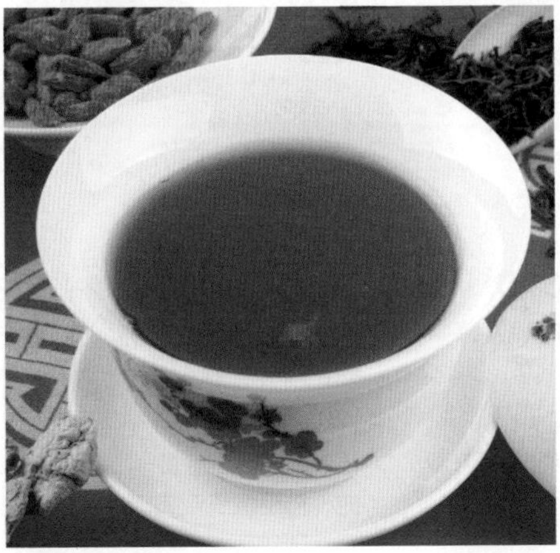

做法用法

1. 将生姜、枸杞子放入锅中；用水煎煮，去渣取汁。
2. 用药汁冲泡红茶，药茶温热时，加入蜂蜜，冲饮至味淡。
3. 每日1剂，不拘时代茶饮。

茶疗功效

本茶具有温中散寒、消除疲劳的功效。茶中生姜温中散寒、开胃止呕；红茶利尿消炎、提神消疲；枸杞子滋补肝肾、益精明目；蜂蜜保护肝脏、消除疲劳。

乌梅茶

养胃益气 生津止渴

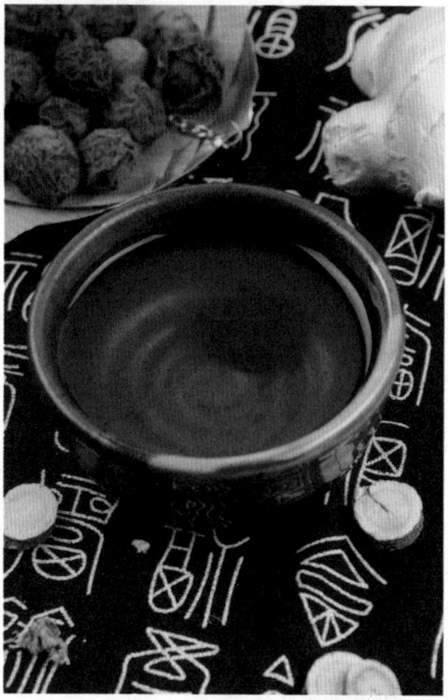

茶疗功效

本茶是一款夏季养生茶，茶中乌梅生津敛汗、解暑清热；生姜开胃止呕、温中散寒；甘草补脾益气、清热解毒。共奏养胃益气、生津止渴的功效。

饮用宜忌

本茶适宜有口渴、咽干等症以及肿瘤化疗后的人饮用。但患有慢性胃炎引起胃酸过多者不宜饮用。

主要材料

A
- 乌梅…500克
- 甘草…60克

B
- 生姜…15克
- 蜂蜜…适量

做法用法

1. 将乌梅放入清水中浸泡1小时后，上蒸笼蒸30分钟。
2. 将蒸好的乌梅与甘草、生姜捣烂后，每次取30克放入杯中，用开水冲泡后，加入蜂蜜，即可饮用。
3. 每日1剂。

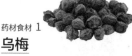

药材食材 1
乌梅

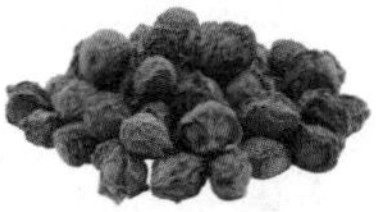

别名 / 酸梅、黄仔。

性味 / 性平，味酸、涩。

功效 / 敛肺涩肠。

主治 / 肺虚久咳、虚热烦渴。

药材食材 2
甘草

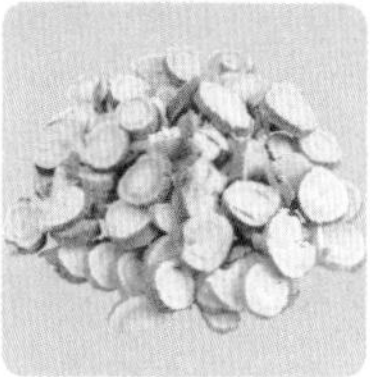

★ 别名
粉甘草、甘草梢、甜根子。

◆ 性味
性平，味甘。

▲ 功效
补脾益气、清热解毒、祛痰止咳、缓急止痛。

● 主治
脾胃虚弱、倦怠乏力、心悸气短、咳嗽痰多。

药材食材 3
生姜

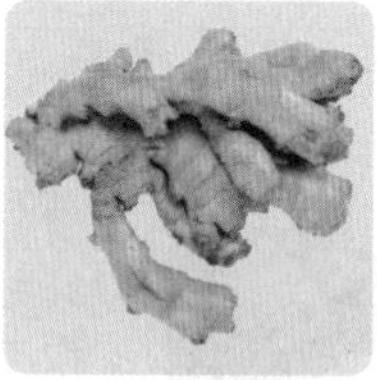

★ 别名
姜。

◆ 性味
性温，味辛。

▲ 功效
开胃止呕、化痰止咳、发汗解表、清热解毒。

● 主治
外感风寒、鼻子不通气、流清涕、腹痛。

药材食材 4
蜂蜜

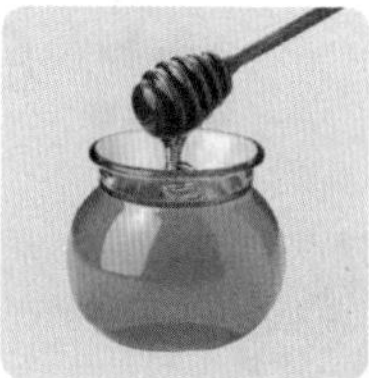

★ 别名
岩蜜、石蜜、石饴。

◆ 性味
性平，味甘。

▲ 功效
保护肝脏、补充体力、消除疲劳、抑菌杀菌。

● 主治
便秘、皮肤暗黄、失眠、贫血、神经系统疾病。

菠菜根茶

清热润燥 养血通便

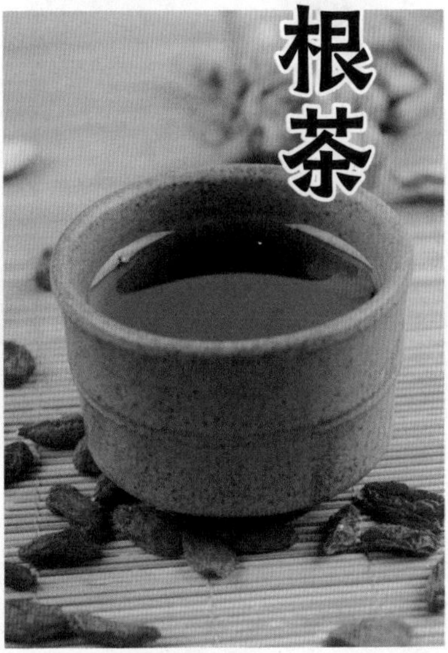

主要材料

药材食材

菠菜根

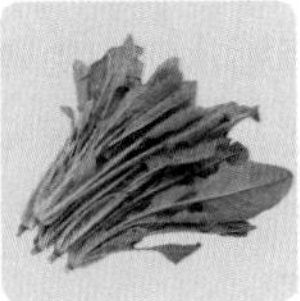

A 菠菜根…250克 甘草…5克

B 枸杞子…4克 生姜…3克

做法用法

1. 将菠菜根、甘草、枸杞子、生姜洗净，放入锅中，用水煎煮。
2. 用茶漏滤取药液，即可饮用。
3. 每日1剂，不拘时代茶饮。

茶疗功效

本茶具有清热润燥、养血通便的功效。茶中菠菜根利五脏、通血脉、止渴润肠；甘草补脾益气、清热祛痰；枸杞子养肝、润肺、滋补肝肾；生姜开胃止呕、解表化痰。

竹叶薄荷茶

清热消暑 利咽润喉

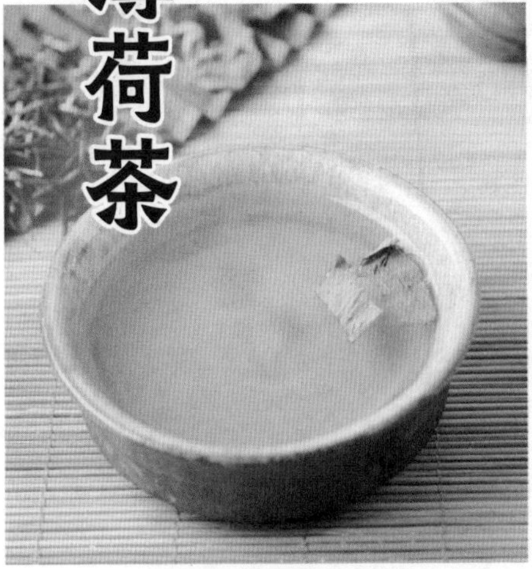

主要材料

药材食材

薄荷

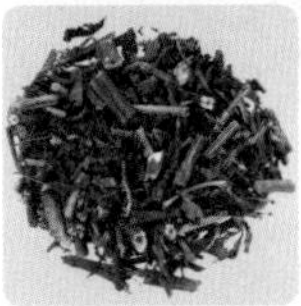

A 薄荷…5克 竹叶…5克

B 绿茶…3克 蜂蜜…适量

做法用法

1. 将薄荷、竹叶洗净，放入锅中，用水煎煮，去渣取汁。
2. 用药汁冲泡绿茶后，加入蜂蜜，即可饮用。
3. 每日1剂，不拘时代茶饮。

茶疗功效

本茶具有清热消暑、利咽润喉的功效。茶中竹叶清热除烦、生津利尿；薄荷疏散风热、清利头目；绿茶清热降火、生津止渴；蜂蜜保护肝脏、消除疲劳。

双荷饮

清热消暑
降脂止血

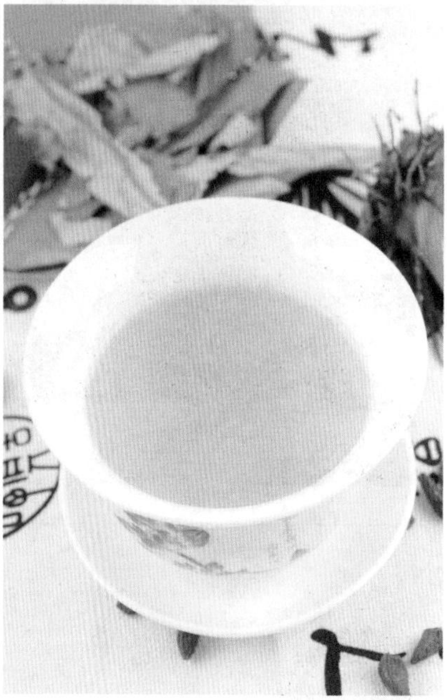

茶疗功效

本茶具有清热消暑、降脂止血的功效。茶中藕节凉血止血；荷叶消暑利湿；枸杞子养肝润肺、滋补肝肾；蜂蜜保护肝脏、消除疲劳。

饮用宜忌

本茶适宜慢性出血性疾病患者饮用。

主要材料

A
藕节…30克
荷叶…30克

B
枸杞子…5克
蜂蜜…适量

做法用法

1. 将藕节、荷叶、枸杞子捣碎，备用。
2. 将捣碎后的药材放入杯中，用沸水冲泡15分钟后，加入蜂蜜，即可饮用。
3. 每日1～2剂，不拘时频饮。

药材食材 1
藕节

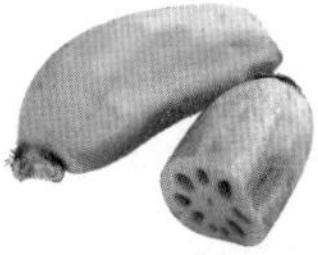

别名／光藕节、藕节疤。
性味／性平，味涩。
功效／止血散瘀。
主治／眼热赤痛、大便下血。

药材食材 2
荷叶

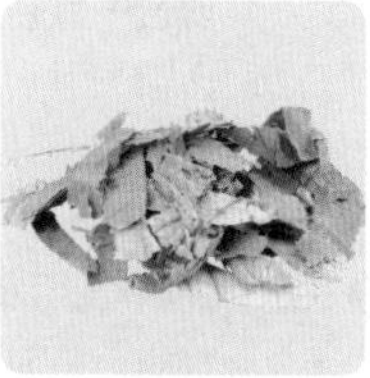

★ 别名
荷叶、莲叶、干荷叶。
◆ 性味
性凉，味苦、辛、微涩。
▲ 功效
消暑利湿、健脾升阳、散瘀止血、清热解毒。
● 主治
暑热烦渴、头痛眩晕、水肿、食少腹胀。

药材食材 3
枸杞子

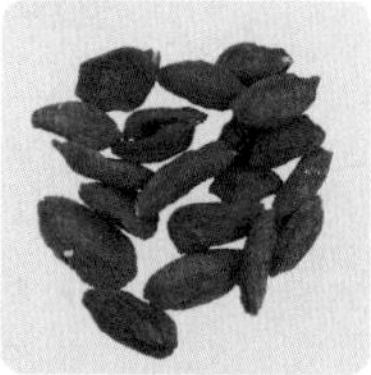

★ 别名
枸杞、苟起子、枸杞红实。
◆ 性味
性平，味甘。
▲ 功效
养肝润肺、滋补肝肾、益精明目、强身健体。
● 主治
虚劳精亏、腰膝酸痛、眩晕耳鸣、贫血。

药材食材 4
蜂蜜

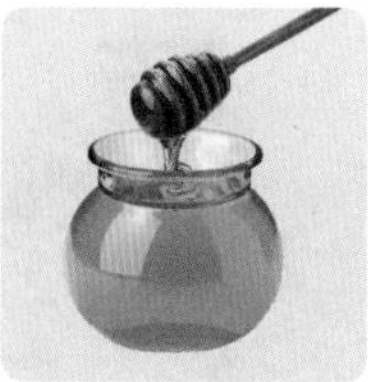

★ 别名
岩蜜、石蜜、石饴。
◆ 性味
性平，味甘。
▲ 功效
保护肝脏、补充体力、消除疲劳、抑菌杀菌。
● 主治
便秘、皮肤暗黄、失眠、贫血、神经系统疾病。

西瓜荷斛茶

清热解暑

除烦止渴

主要材料

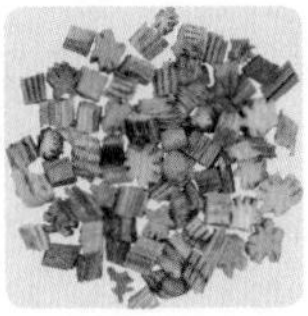

药材食材

石斛

A
- 西瓜瓤…100克
- 荷叶…5克
- 石斛…5克

B
- 绿茶…3克
- 蜂蜜…适量

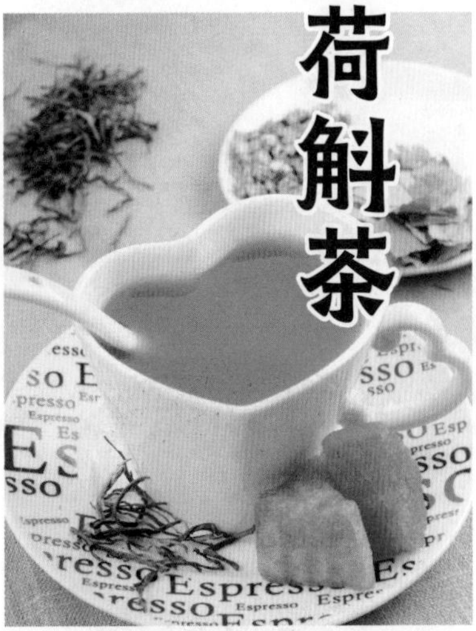

做法用法

1. 将西瓜瓤、荷叶、石斛洗净，放入锅中，用水煎煮，去渣取汁。
2. 用药汁冲泡绿茶后，加入蜂蜜，即可饮用。
3. 每日1剂，不拘时代茶饮。

茶疗功效

本茶具有清热解暑、除烦止渴的功效。茶中西瓜瓤清热解暑、除烦止渴；荷叶消暑利湿；石斛益胃生津；绿茶生津止渴。

淡竹叶茶

清热泻火

除烦利尿

主要材料

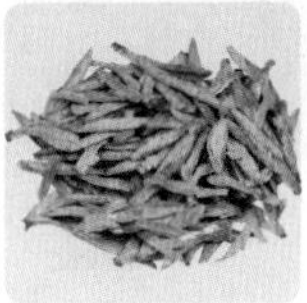

药材食材

绿茶

A
- 淡竹叶…15克
- 绿茶…6克

B
- 生姜…6克
- 蜂蜜…适量

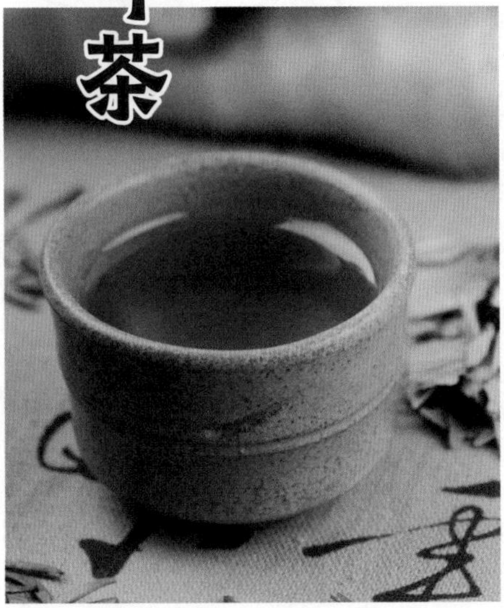

做法用法

1. 将淡竹叶、生姜洗净，放入锅中，用水煎煮，去渣取汁。
2. 用药汁泡绿茶，温热时放入蜂蜜，即可饮用。
3. 每日1剂，不拘时代茶饮。

茶疗功效

本茶具有清热泻火、除烦利尿的功效。茶中淡竹叶清热泻火、除烦利尿；绿茶清热降火、生津止渴；生姜开胃止呕、解表化痰；蜂蜜保护肝脏、消除疲劳。

绿豆茶

清热解毒 消暑止渴

茶疗功效

本茶具有清热解毒、消暑止渴的功效。茶中绿豆粉清热消暑、凉血解毒；碧螺春清热消暑、止渴生津；甘草补脾益气、清热解毒。

饮用宜忌

本茶适宜患有热伤风、头疼、咳嗽、中暑、感冒等症者饮用。

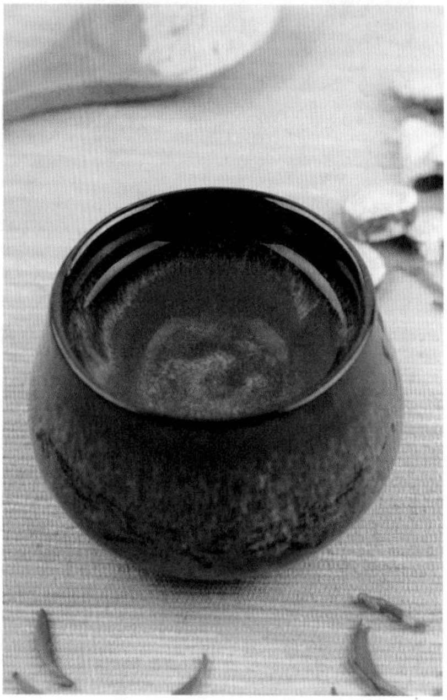

主要材料

A
绿豆粉…30克
碧螺春…6克

B
甘草…5克
蜂蜜…适量

做法用法

1. 将绿豆粉、碧螺春、甘草放入锅中，用水煎煮。
2. 用茶漏滤取药液，温热时放入蜂蜜，即可饮用。
3. 每日1剂，不拘时代茶饮。

药材食材 1
绿豆粉

别名／真粉。
性味／性寒，味甘。
功效／清热消暑。
主治／烫伤、跌打损伤、表皮肿毒。

药材食材 2
碧螺春

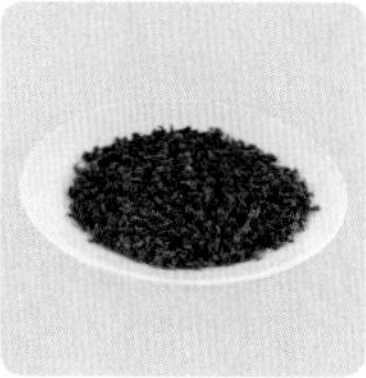

★ 别名
洞庭碧螺春。
◆ 性味
性寒，味苦。
▲ 功效
止渴生津、清热消暑、解毒消食、祛风解表。
● 主治
心血管疾病、失眠、便秘、心绞痛、腹痛。

药材食材 3
甘草

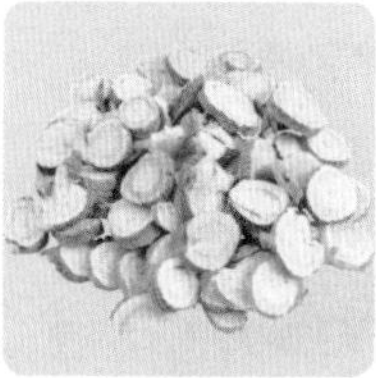

★ 别名
粉甘草、甘草梢、甜根子。
◆ 性味
性平，味甘。
▲ 功效
补脾益气、清热解毒、祛痰止咳、调和诸药。
● 主治
脾胃虚弱、倦怠乏力、心悸气短、咳嗽痰多。

药材食材 4
蜂蜜

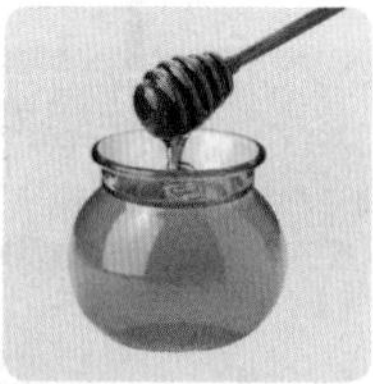

★ 别名
岩蜜、石蜜、石饴。
◆ 性味
性平，味甘。
▲ 功效
保护肝脏、补充体力、消除疲劳、抑菌杀菌。
● 主治
便秘、皮肤暗黄、失眠、贫血、神经系统疾病。

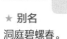

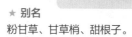

天花粉茶

清热泻火 生津止渴

主要材料

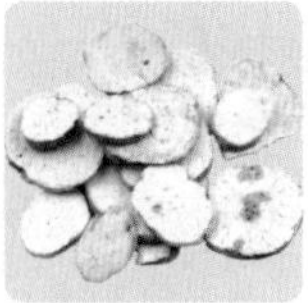

药材食材

天花粉

A 天花粉…10克　绿茶…5克

B 甘草…3克　蜂蜜…适量

做法用法

1. 将天花粉、甘草洗净，放入锅中用水煎煮，去渣取汁。
2. 用药汁冲泡绿茶后加入蜂蜜，即可饮用。
3. 每日1剂，不拘时代茶饮。

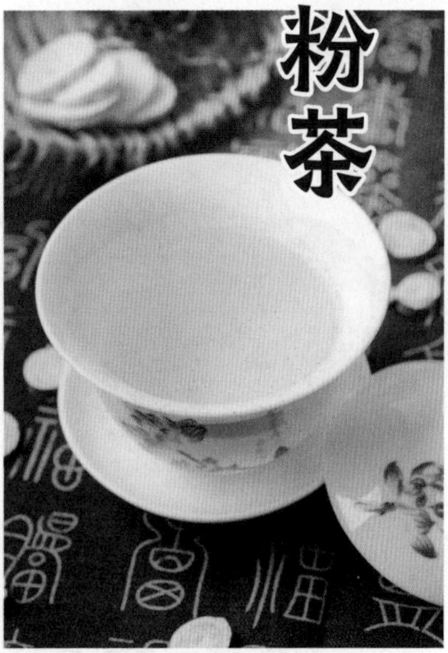

茶疗功效

本茶具有清热泻火、生津止渴的功效。茶中天花粉清热泻火、消肿排脓；绿茶止渴生津、清热消暑；甘草补脾益气、清热解毒。

苹果陈皮茶

清热解暑 润燥生津

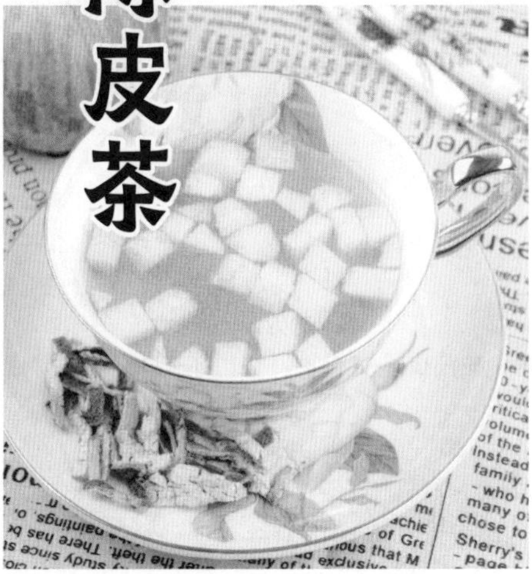

主要材料

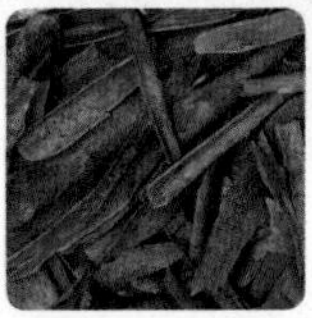

药材食材

陈皮

A 苹果…1个　陈皮…5克

B 绿茶…3克　蜂蜜…适量

做法用法

1. 将苹果去皮，切块，与陈皮、绿茶一同放入锅中，用水煎煮。
2. 用茶漏滤取药液后，加入蜂蜜，即可饮用。
3. 每日1剂，不拘时代茶饮。

茶疗功效

本茶具有清热解暑、润燥生津的功效。茶中苹果润肺生津、健脾养心；陈皮理气健脾、燥湿化痰；绿茶止渴生津、清热消暑；蜂蜜保护肝脏、消除疲劳。

柠檬茶

清暑除烦 健脾生津

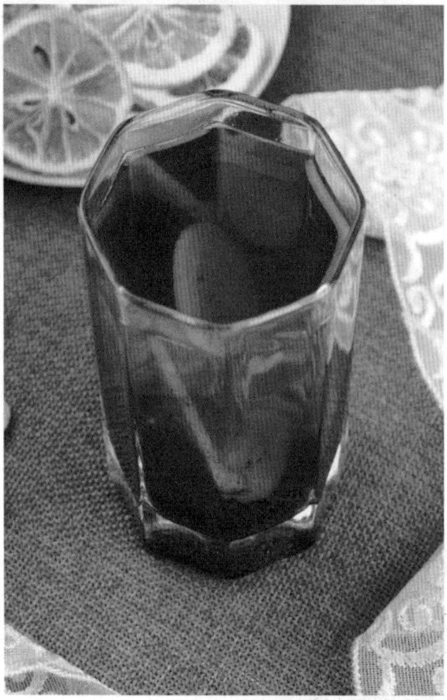

茶疗功效

本茶具有清暑除烦、健脾生津的功效。茶中红茶利尿消炎、提神消疲；柠檬清暑除烦、健脾生津；甘草清热解毒；蜂蜜保护肝脏、消除疲劳。

饮用宜忌

本茶适宜患有糖尿病、高血压、贫血、感冒、骨质疏松、风湿病、坏血病、肾结石等症者饮用。

主要材料

A
- 红茶…6克
- 柠檬…2片

B
- 甘草…5克
- 蜂蜜…适量

做法用法

1. 将柠檬、甘草放入锅中，用水煎煮，去渣取汁。
2. 用药汁冲泡红茶后，加入蜂蜜，即可饮用。
3. 每日1剂，不拘时代茶饮。

药材食材 1

柠檬

别名／柠果、洋柠檬。

性味／性平，味酸、甘。

功效／清暑除烦。

主治／百日咳、维生素C缺乏症。

药材食材 2

红茶

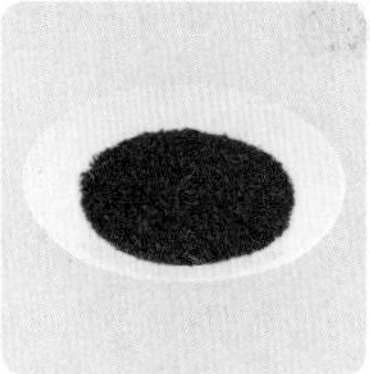

★ 别名

乌茶。

◆ 性味

性温，味甘。

▲ 功效

利尿、消炎杀菌、提神消疲、延缓衰老。

● 主治

肠胃不适、食欲不振、 尿急、浮肿。

药材食材 3

甘草

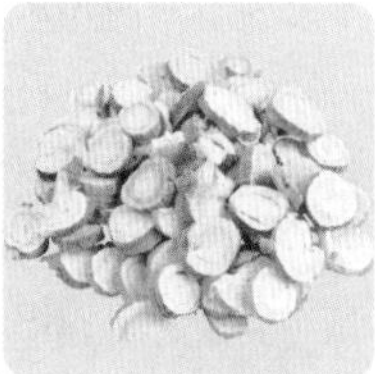

★ 别名

粉甘草、甘草梢、甜根子。

◆ 性味

性平，味甘。

▲ 功效

补脾益气、清热解毒、祛痰止咳、调和诸药。

● 主治

脾胃虚弱、倦怠乏力、心悸气短、咳嗽痰多。

药材食材 4

蜂蜜

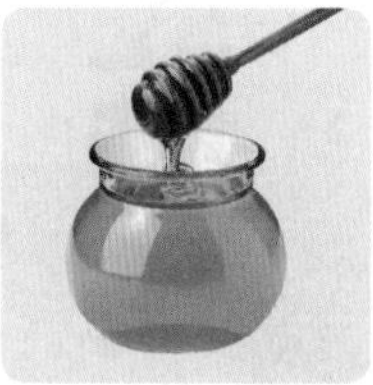

★ 别名

岩蜜、石蜜、石饴。

◆ 性味

性平，味甘。

▲ 功效

保护肝脏、补充体力、消除疲劳、抑菌杀菌。

● 主治

便秘、皮肤暗黄、失眠、贫血、神经系统疾病。

菊花茶

清热消暑 平肝明目

主要材料

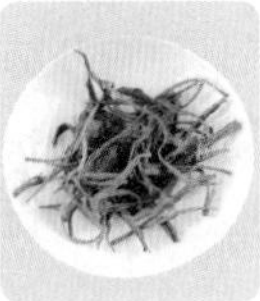

药材食材
黄山毛峰

A 菊花…9克
黄山毛峰…5克

B 枸杞子…3克
蜂蜜…适量

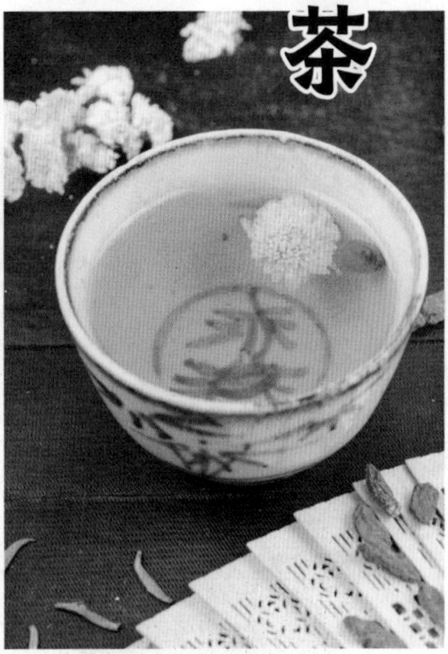

做法用法

1. 将菊花、枸杞子洗净，放入锅中，用水煎煮，去渣取汁。
2. 用药汁冲泡黄山毛峰后，加入蜂蜜，即可饮用。
3. 每日1剂，不拘时代茶饮。

茶疗功效

本茶具有清热消暑、平肝明目的功效。茶中菊花散风清热、平肝明目；黄山毛峰止渴生津、清热消暑、解毒消食；枸杞子滋补肝肾、益精明目；蜂蜜保护肝脏、消除疲劳。

三鲜解暑茶

芳香化浊 清凉解暑

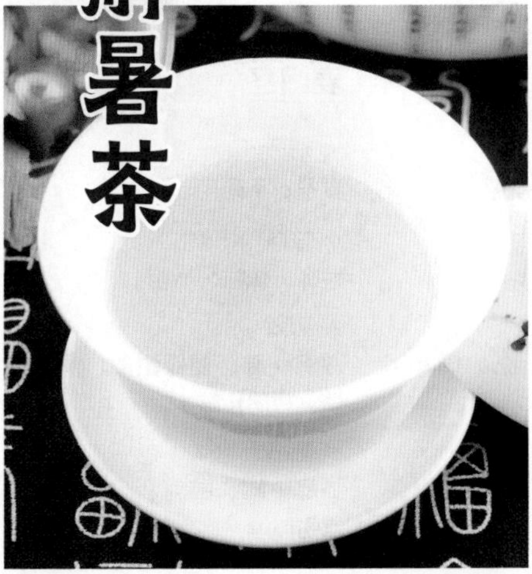

主要材料

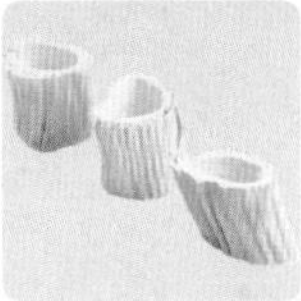

药材食材
芦根

A 荷叶…15克
藿香…10克

B 芦根…10克
蜂蜜…适量

做法用法

1. 将藿香、荷叶、芦根研成粗末。
2. 将药末放入杯中，用开水冲泡10分钟后，加入蜂蜜，即可饮用。
3. 每日1剂，不拘时代茶饮。

茶疗功效

本茶具有芳香化浊、清凉解暑的功效。茶中荷叶消暑利湿、健脾升阳；藿香芳香化湿、解暑止呕；芦根清热泻火、生津利尿；蜂蜜保护肝脏、消除疲劳。

百合阿胶茶

补肺润燥
滋阴止咳

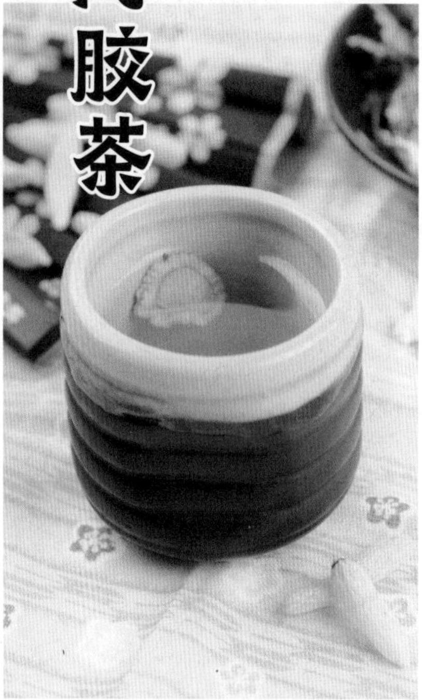

茶疗功效

本茶是一款秋季养生茶，具有补肺润燥、滋阴止咳的功效。茶中百合润肺止咳；阿胶滋阴补血；桔梗宣肺利咽；麦门冬滋阴润肺；桑叶疏散风热。

饮用宜忌

本茶适宜患有慢性支气管炎、咳嗽、口干舌燥等症者饮用。

主要材料

A
百合…15克
阿胶…3克
桔梗…10克
麦门冬…10克

B
桑叶…10克
蜂蜜…适量

做法用法

1. 将阿胶放入锅中蒸化；将百合、桔梗、麦门冬、桑叶研成粗末。
2. 将药末倒入阿胶汁中，摇晃均匀后，加入蜂蜜，即可饮用。
3. 每日1剂，不拘时代茶饮。

药材食材 1
百合

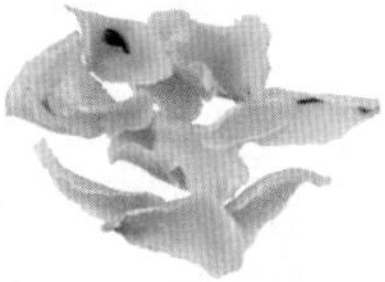

别名／强瞿、番韭、山丹。
性味／性微寒，味甘。
功效／润肺止咳。
主治／肺痨久咳、咳唾痰血。

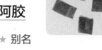

药材食材 2
阿胶

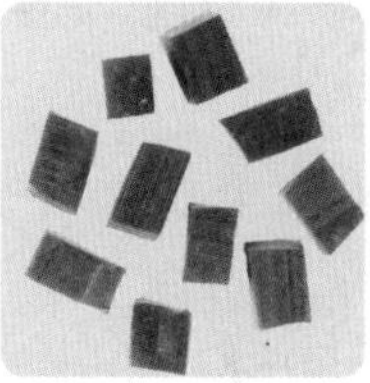

★ 别名
阿胶珠。
◆ 性味
性平，味甘。
▲ 功效
补血止血、滋阴润燥、美容养颜。
● 主治
出血、贫血、眩晕、心悸、面黄无色。

药材食材 3
桔梗

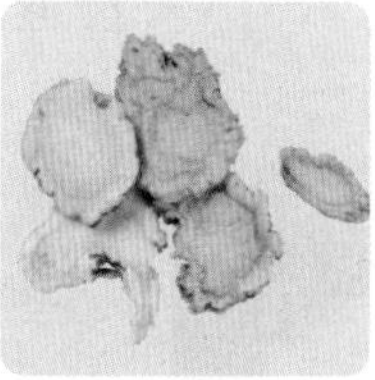

★ 别名
包袱花、铃铛花、僧帽花。
◆ 性味
性微温，味苦、辛。
▲ 功效
宣肺利咽、祛痰补血、调和五脏。
● 主治
咳嗽痰多、咽喉肿痛、肺痈吐脓、胸满胁痛。

药材食材 4
麦门冬

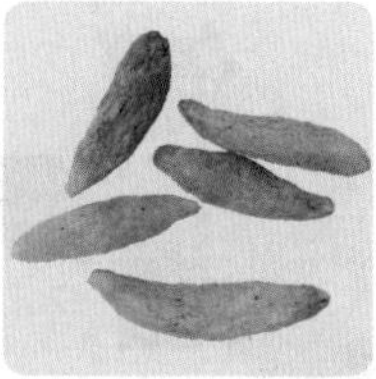

★ 别名
麦冬、不死药。
◆ 性味
性寒，味甘、微苦。
▲ 功效
滋阴润肺、益胃生津、清心除烦、止渴止咳。
● 主治
肺燥干咳、肺痈、阴虚劳嗽、津伤口渴。

梨冬茶

清热生津 化痰止咳

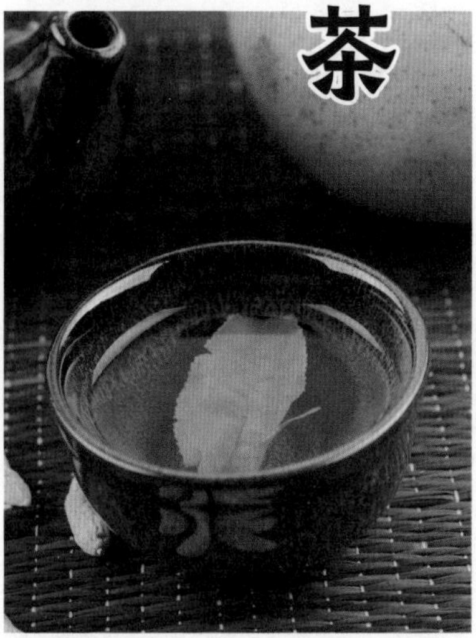

主要材料

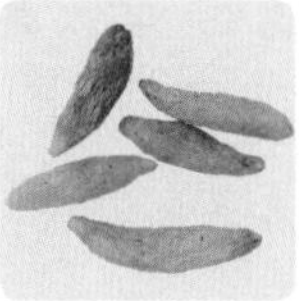

药材食材

麦门冬

A 麦门冬…5克
梨…1个

B 绿茶…3克
蜂蜜…适量

做法用法

1. 将梨去皮，切块。
2. 用水煎煮梨子块、麦门冬后，去渣取汁。
3. 用药汁冲泡绿茶后，加入蜂蜜，即可饮用。
4. 每日1剂，不拘时代茶饮。

茶疗功效

本茶具有清热生津、化痰止咳的功效。茶中的梨生津润燥、清热化痰；麦门冬滋阴润肺、益胃生津；绿茶止渴生津、清热消食；蜂蜜保护肝脏、消除疲劳。

川贝茶

清热润肺 化痰止咳

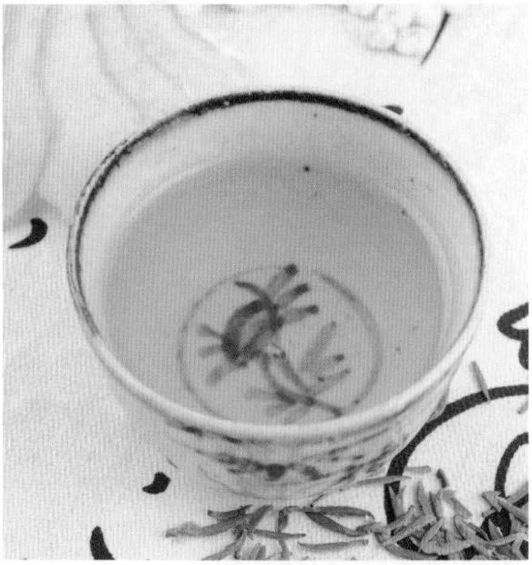

主要材料

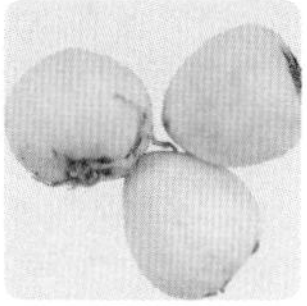

药材食材

川贝母

A 川贝母…5克
绿茶…3克

B 生姜…3克
蜂蜜…适量

做法用法

1. 将川贝母、生姜洗净，放入锅中，用水煎煮，去渣取汁。
2. 用药汁冲泡绿茶后，加入蜂蜜，即可饮用。
3. 每日1剂，不拘时代茶饮。

茶疗功效

本茶具有清热润肺、化痰止咳的功效。茶中川贝母清热润肺、化痰止咳；绿茶止渴生津、清热消暑；生姜开胃止呕、化痰止咳；蜂蜜保护肝脏、消除疲劳。

三子养亲茶

降气化痰　消食宽膈

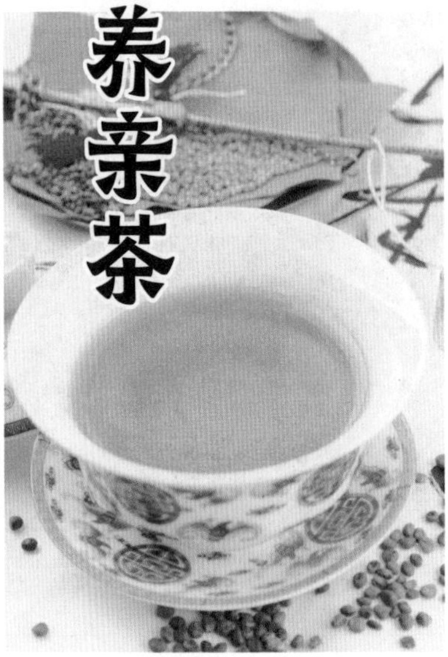

主要材料

药材食材
紫苏子

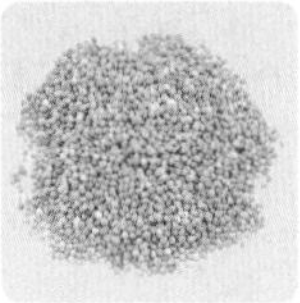

A　紫苏子…3克
　　白芥子…3克

B　莱菔子…2克
　　蜂蜜…适量

做法用法

1. 将紫苏子、白芥子、莱菔子研成粗末。
2. 将药末放入杯中，用沸水冲泡10分钟后，加入适量蜂蜜，即可饮用。
3. 每日1剂，不拘时代茶饮。

茶疗功效

本茶具有降气化痰、消食宽膈的功效。茶中紫苏子降气消痰、平喘润肠；白芥子温肺利气、散结通络；莱菔子消食除胀、降气化痰。

沙参麦冬茶

润肺清燥　退热止渴

主要材料

药材食材
沙参

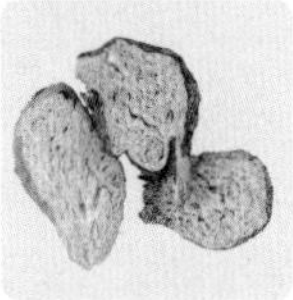

A　沙参…15克
　　麦冬…10克

B　桑叶…6克
　　蜂蜜…适量

做法用法

1. 将沙参、麦冬、桑叶研成粗末。
2. 将药末放入杯中，用沸水冲泡15分钟后，加入蜂蜜，即可饮用。
3. 每日1剂，代茶频饮。

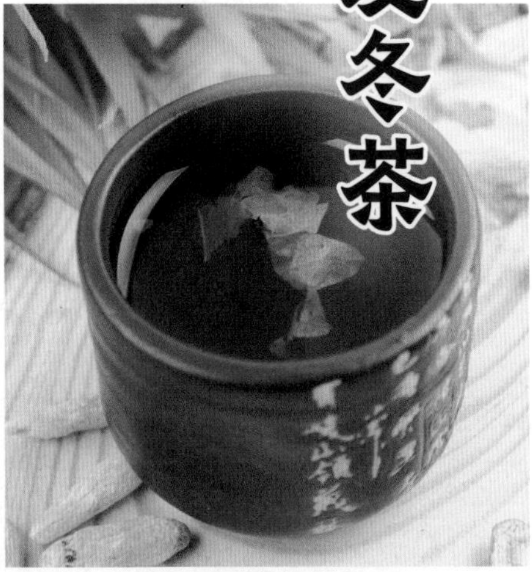

茶疗功效

本茶具有润肺清燥、退热止渴的功效。茶中沙参清热养阴、润肺止咳；麦冬滋阴润肺、清心除烦；桑叶疏散风热、清肺润燥。

梨膏茶

润肺生津 化痰止咳

主要材料

药材食材

梨

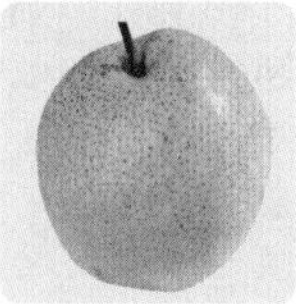

A
- 款冬花…15克
- 百合…15克
- 麦门冬…15克
- 川贝母…3克

B
- 梨…1个
- 蜂蜜…适量

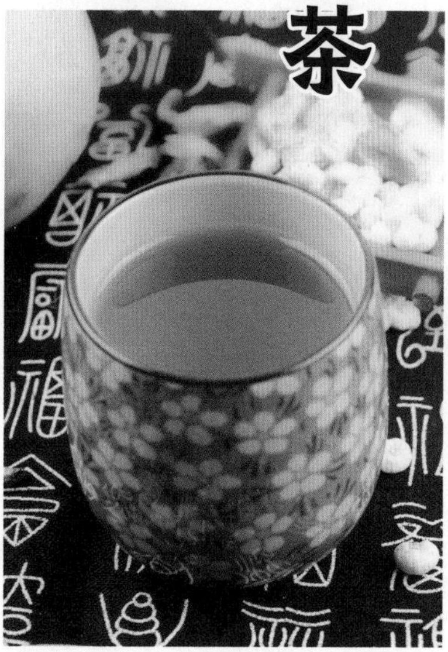

做法用法

1. 将梨洗净，去皮，切块；将梨块、款冬花、百合、麦门冬、川贝母放入锅中，用水煎煮后，去渣取汁。
2. 药汁温热时，加入蜂蜜，即可饮用。
3. 每日2剂，不拘时代茶饮。

茶疗功效

本茶具有润肺生津、化痰止咳的功效。茶中梨生津润燥、清热化痰；款冬花润肺下气、化痰止嗽；百合润肺止咳、清心安神；麦门冬润肺益胃、清心除烦；川贝母清热润肺、化痰止咳。

苹果皮茶

生津止渴 健脾和胃

主要材料

药材食材

苹果皮

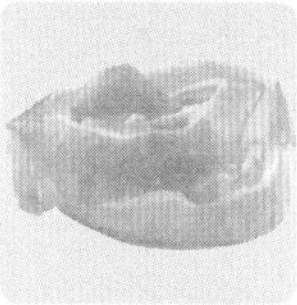

A
- 苹果皮…50克
- 绿茶…1克

B
- 蜂蜜…25克
- 甘草…适量

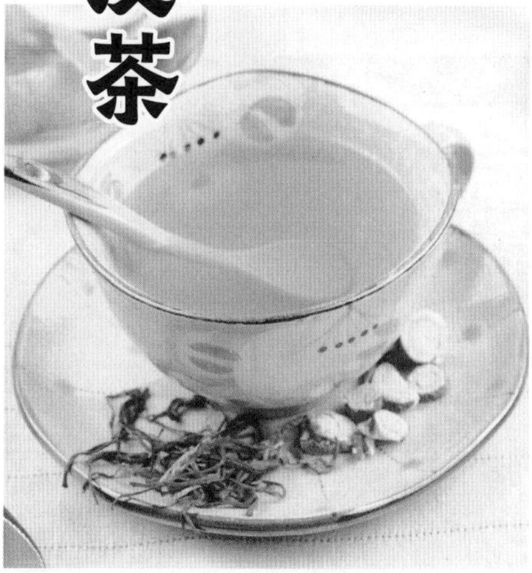

做法用法

1. 将苹果皮洗净。
2. 将苹果皮、甘草、绿茶一同放入杯中，用开水冲泡5分钟后，加入蜂蜜，即可饮用。
3. 每日1剂，不拘时代茶饮。

茶疗功效

本茶具有生津止渴、健脾和胃的功效。茶中苹果皮健脾和胃；绿茶止渴生津、清热消暑；蜂蜜保护肝脏、消除疲劳；甘草补中益气、止咳化痰。

荷叶翘苓茶

清热消暑 健脾除湿

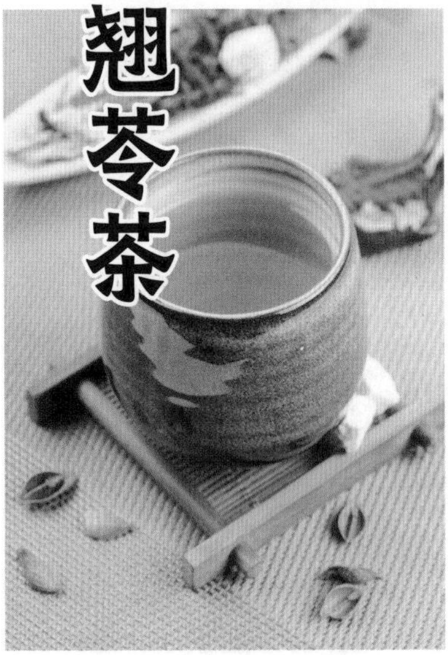

主要材料

药材食材
连翘

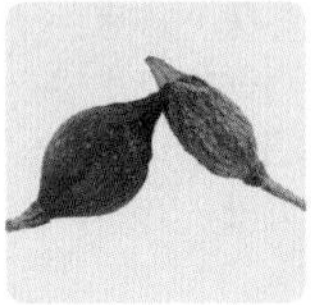

A
荷叶…5克
连翘…3克
茯苓…3克
陈皮…3克
佩兰…3克

B
绿茶…5克
蜂蜜…适量

做法用法

1. 将荷叶、连翘、茯苓、陈皮、佩兰置于锅内，用水煎煮后，去渣取汁。
2. 用药汁冲泡绿茶后，加入蜂蜜，即可饮用。
3. 每日1剂，不拘时代茶饮。

茶疗功效

本茶具有清热消暑、健脾除湿的功效。茶中荷叶消暑利湿、健脾升阳；连翘清热解毒、散结消肿；茯苓渗湿利水、健脾安神；陈皮理气健脾、燥湿化痰；佩兰芳香化湿、醒脾解暑。

生津茶

生津润燥 清热解毒

主要材料

药材食材
竹茹

A
麦冬…9克
金石斛…6克
竹茹…6克
青果…5个

B
梨…1个
荸荠…2个

做法用法

1. 将梨、荸荠洗净，去皮，切块；将青果、金石斛、竹茹、麦冬、梨块、荸荠块放入锅中煎煮，去渣取汁。
2. 药茶温热时，加入蜂蜜，即可饮用。
3. 每日1剂，不拘时代茶饮。

茶疗功效

本茶具有生津润燥、清热解毒的功效。茶中麦冬养阴润肺、益胃生津；金石斛益胃生津；竹茹清热和胃；青果利咽生津；梨、荸荠生津润燥、清热止渴。

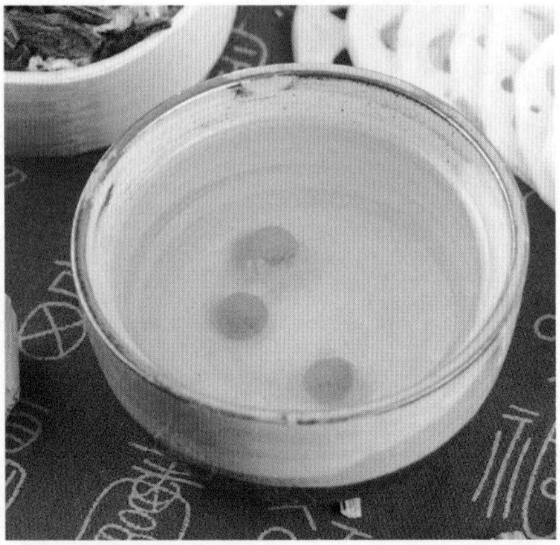

天冬红糖茶

清热润燥 生津止渴

主要材料

药材食材
天门冬

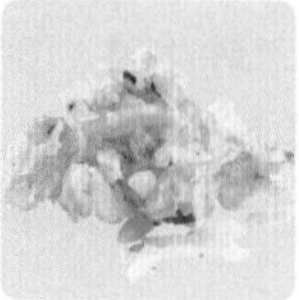

A 天门冬…30克 红糖…5克

B 生姜…3克 甘草…适量

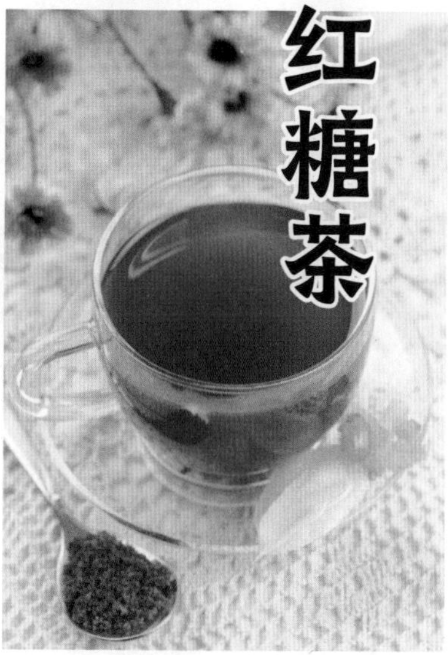

做法用法

1. 将天门冬、生姜、甘草洗净，放入锅中，用水煎煮。
2. 用茶漏滤取药液，放入红糖，即可饮用。
3. 每日1剂，不拘时代茶饮。

茶疗功效

本茶具有清热润燥、生津止渴的功效。茶中天门冬养阴清热、润燥生津；红糖润心肺、和中助脾；生姜开胃止呕、化痰止咳；甘草补脾益气、清热解毒。

二冬二母茶

润肺止咳 清热化痰

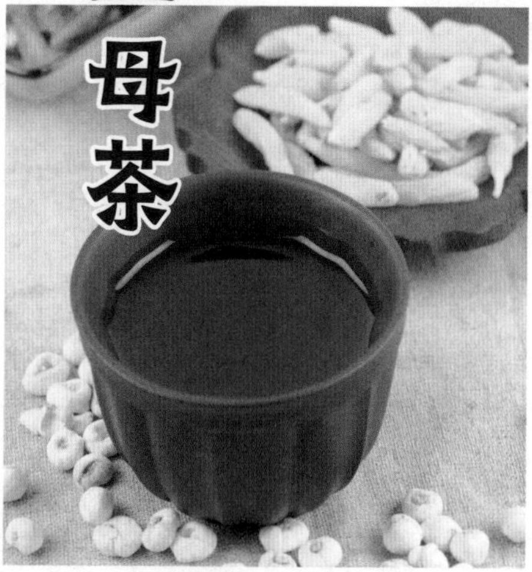

主要材料

药材食材
知母

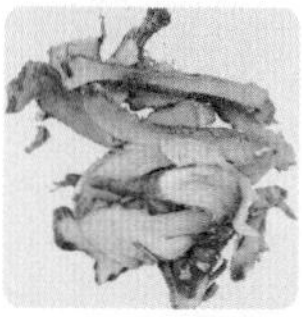

A 麦门冬…6克 天门冬…6克 知母…6克

B 川贝母…3克 蜂蜜…适量

做法用法

1. 将麦门冬、天门冬、知母、川贝母研成粗末。
2. 将药末放入杯中，用沸水冲泡15分钟后，加入蜂蜜，即可饮用。
3. 每日1剂，分2~3次饮用。

茶疗功效

本茶具有润肺止咳、清热化痰的功效。茶中麦门冬滋阴润肺、益胃生津；天门冬养阴清热、润燥生津；知母清热泻火、生津润燥；川贝母清热润肺、化痰止咳。

杜仲茶

补肾降压
增强免疫

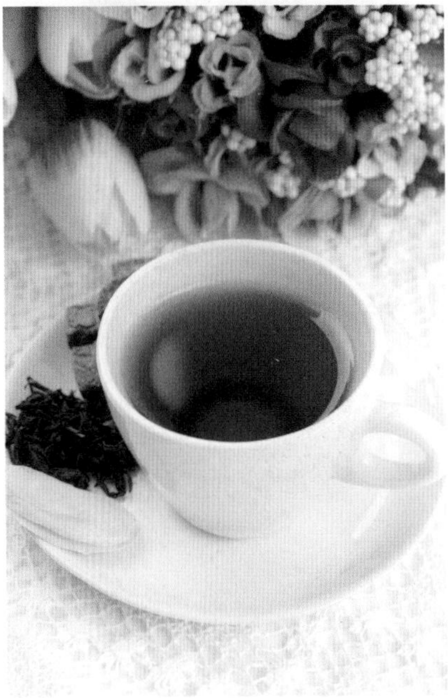

茶疗功效

本茶是一款典型的冬季养生茶，具有补肾降压、增强免疫的功效。茶中杜仲补肝肾、降血压；红茶利尿提神；生姜开胃和中；蜂蜜保护肝脏、消除疲劳。

饮用宜忌

本茶适宜患有腰脊酸痛、足膝痿弱、小便余沥、高血压、心血管疾病者饮用。

主要材料

A
杜仲…6克
红茶…5克

B
生姜…6克
蜂蜜…适量

做法用法

1. 将杜仲、红茶、生姜放入锅中用水煎煮。
2. 用茶漏滤取药液，加入蜂蜜，即可饮用。
3. 每日1剂，不拘时代茶饮。

药材食材 1
杜仲

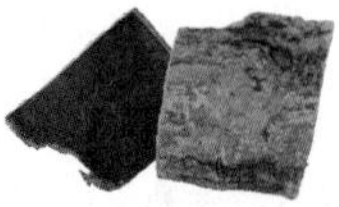

别名 / 丝楝树皮。

性味 / 性温，味甘、微辛。

功效 / 补肝肾，强筋骨。

主治 / 肾虚腰痛、胎动胎漏、高血压。

药材食材 2
红茶

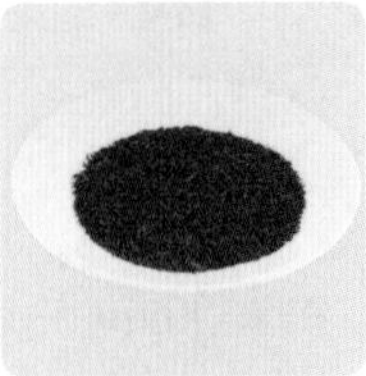

★ 别名
乌茶。

◆ 性味
性温，味甘。

▲ 功效
利尿消炎、提神消疲、延缓衰老。

● 主治
肠胃不适、食欲不振、尿少、浮肿。

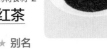

药材食材 3
生姜

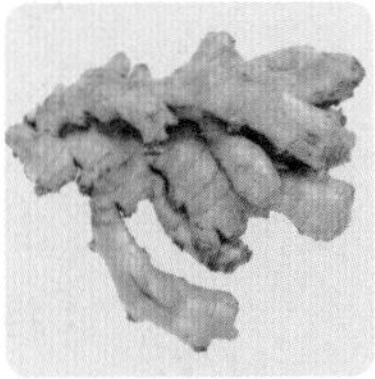

★ 别名
姜。

◆ 性味
性温，味辛。

▲ 功效
开胃止呕、化痰止咳、发汗解表、清热解毒。

● 主治
外感风寒、鼻子不通气、流清涕、腹痛。

药材食材 4
蜂蜜

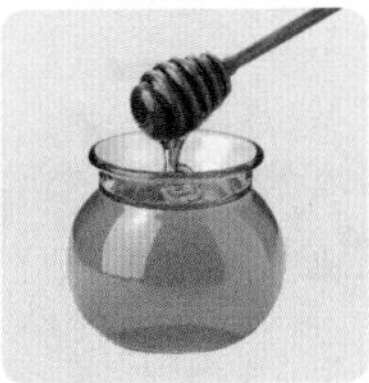

★ 别名
岩蜜、石蜜、石饴。

◆ 性味
性平，味甘。

▲ 功效
保护肝脏、补充体力、消除疲劳、抑菌杀菌。

● 主治
便秘、皮肤暗黄、失眠、贫血、神经系统疾病。

香朴茶

调和脾胃 散寒祛湿

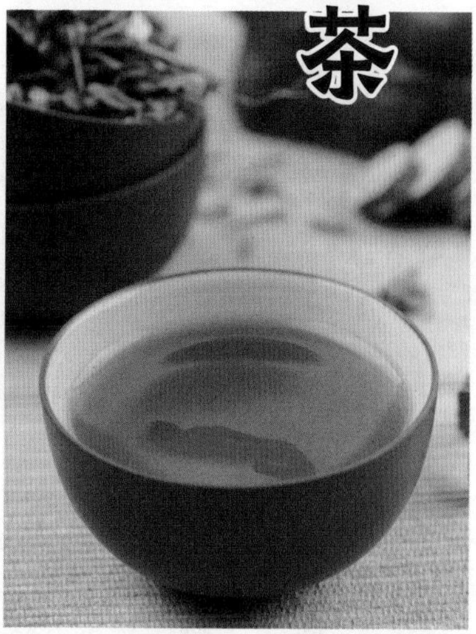

主要材料

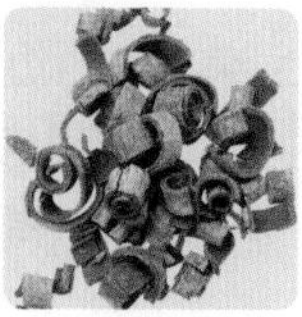

药材食材

厚朴

A
- 香薷…5克
- 厚朴…3克
- 白扁豆…3克
- 茯神…3克

B
- 甘草…3克
- 红茶…3克

做法用法

1. 将香薷、厚朴、白扁豆、茯神、甘草洗净，放入锅中煎煮。
2. 药汁去渣取汁，用药汁冲泡红茶后，即可饮用。
3. 每日1剂，不拘时代茶饮。

茶疗功效

本茶具有调和脾胃、散寒祛湿的功效。茶中香薷芳香化湿、发汗解暑；厚朴行气消积；白扁豆补脾和中；茯神宁心安神、利水化湿。

白术菟茶

健脾益气 补肾固精

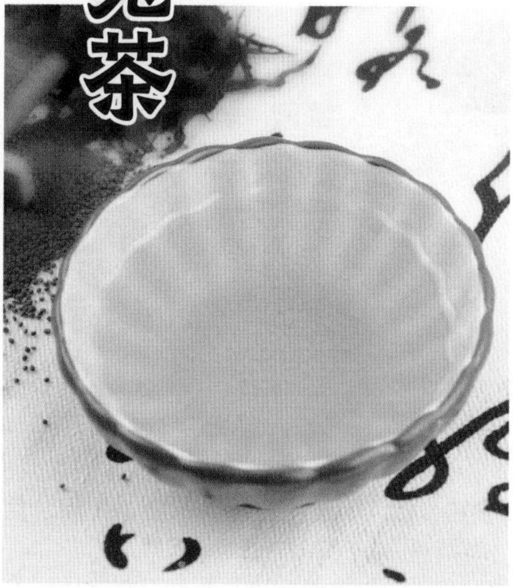

主要材料

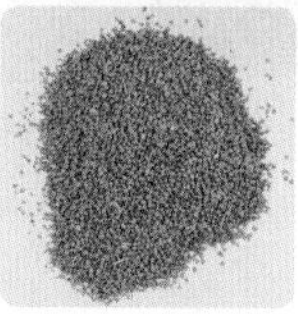

药材食材

菟丝子

A
- 白术…5克
- 菟丝子…5克

B
- 乌龙茶…3克
- 蜂蜜…适量

做法用法

1. 将白术、菟丝子放入锅中煎煮，去渣取汁。
2. 用药汁冲泡乌龙茶后，加入蜂蜜，即可饮用。
3. 每日1剂，不拘时代茶饮。

茶疗功效

本茶具有健脾益气、补肾固精的功效。茶中白术健脾益气、燥湿利水；菟丝子补肾益精、养肝固胎；乌龙茶消除疲劳、生津利尿；蜂蜜保护肝脏、消除疲劳。

刺五加茉莉花茶

健脾补肾 生津止渴

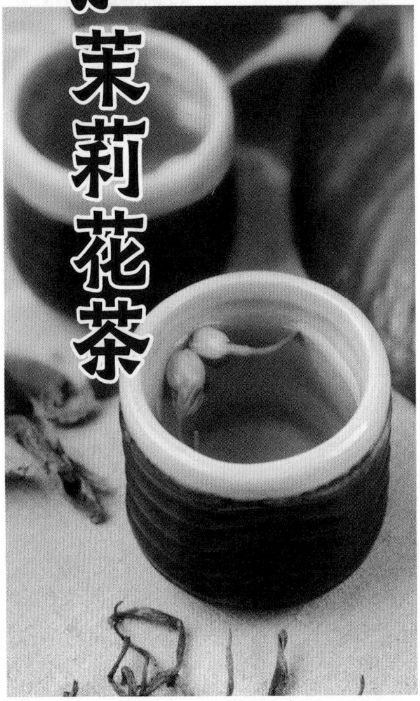

茶疗功效

本茶具有健脾补肾、生津止渴的功效。茶中刺五加益气健脾、补肾安神；茉莉花理气和中、芳香辟秽；碧螺春生津润燥、清热消暑；蜂蜜保护肝脏、消除疲劳。

饮用宜忌

本茶适宜患有神经衰弱、失眠、肾功能减弱、体质虚弱、气短乏力、神疲怠倦等症者饮用。

主要材料

A
刺五加…5克
茉莉花…5克

B
碧螺春…5克
蜂蜜…适量

做法用法

1. 将刺五加、茉莉花、碧螺春放入锅中煎煮。
2. 用茶漏滤取药液后，加入蜂蜜，即可饮用。
3. 每日1剂，不拘时代茶饮。

药材食材 1
刺五加

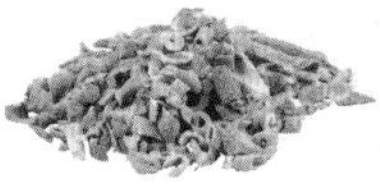

别名 / 刺拐棒。

性味 / 性温，味微甘、苦。

功效 / 祛风利湿。

主治 / 风寒湿痹、腰膝疼痛、筋骨痿软。

药材食材 2
茉莉花

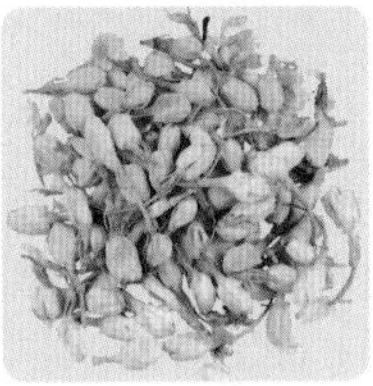

★ 别名
茉莉、香魂。

◆ 性味
性平，味甘、凉。

▲ 功效
理气和中、开郁辟秽、抗菌消炎。

● 主治
下痢腹痛、目赤肿痛、浮肿。

药材食材 3
碧螺春

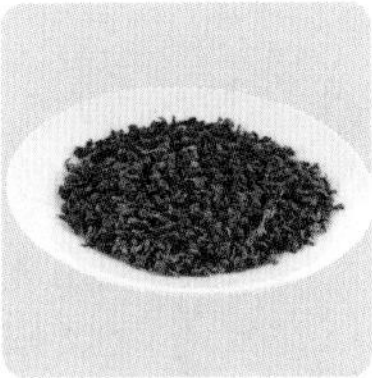

★ 别名
洞庭碧螺春。

◆ 性味
性寒，味苦。

▲ 功效
止渴生津、清热消暑、解毒消食、祛风解表。

● 主治
心血管疾病、失眠、便秘、心绞痛、腹痛。

药材食材 4
蜂蜜

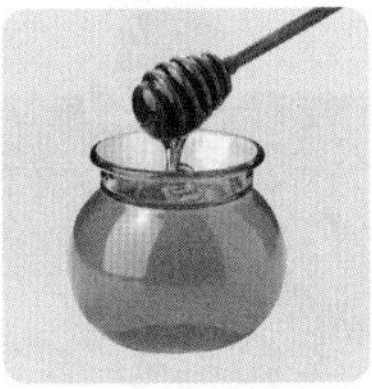

★ 别名
岩蜜、石蜜、石饴。

◆ 性味
性平，味甘。

▲ 功效
保护肝脏、补充体力、消除疲劳、抑菌杀菌。

● 主治
便秘、皮肤暗黄、失眠、贫血、神经系统疾病。

锁阳桑葚茶

温补肾阳 润肠通便

茶疗功效

本茶具有温补肾阳、润肠通便的功效。茶中锁阳补肾润肠；桑葚子滋阴养血、生津润肠；生姜开胃止呕、化痰止咳；蜂蜜保护肝脏、消除疲劳。

饮用宜忌

本茶适宜肾阳肾阴两虚、腰膝无力、年老体弱、腰膝酸软、肠燥便秘者饮用。但肾虚、大便稀溏者不宜饮用。

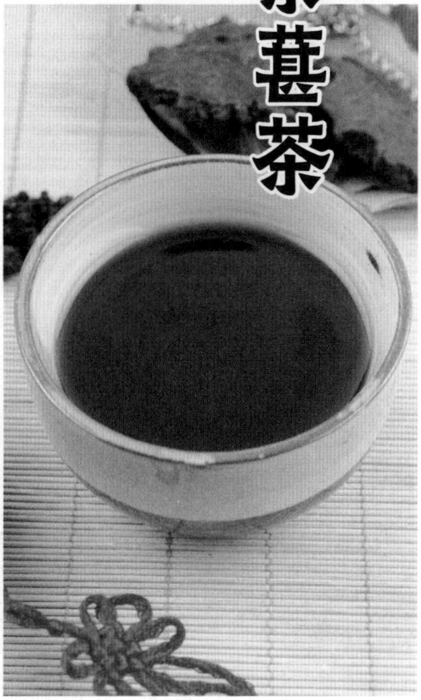

主要材料

A 锁阳…20克
桑葚子…20克

B 生姜…6克
蜂蜜…适量

做法用法

1. 将锁阳、桑葚子、生姜捣碎，研末备用。
2. 将药末放入杯中，用沸水冲泡15分钟后，加入蜂蜜，即可饮用。
3. 每日1剂，不拘时代茶饮。

药材食材 1
锁阳

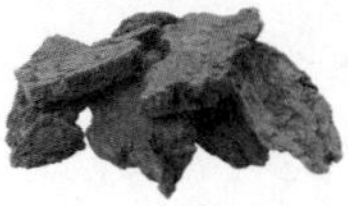

别名／锈铁锤。

性味／性温，味甘。

功效／补肾润肠。

主治／阳痿、尿血、血枯便秘、腰膝痿弱。

药材食材 2
桑葚子

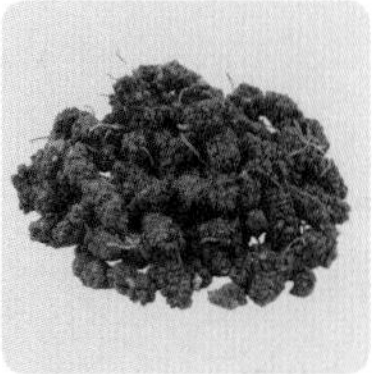

★ 别名
桑实、葚、乌椹。

◆ 性味
性寒，味甘、酸。

▲ 功效
滋阴养血、生津止渴、润肠通便。

● 主治
头晕目眩、腰酸耳鸣、须发早白、失眠多梦。

药材食材 3
生姜

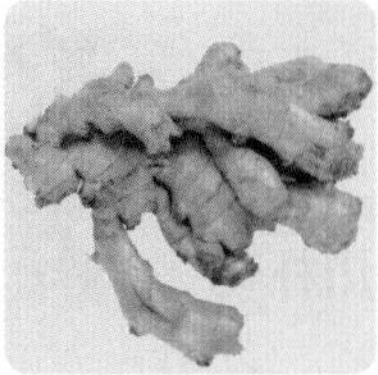

★ 别名
姜。

◆ 性味
性温，味辛。

▲ 功效
开胃止呕、化痰止咳、发汗解表、清热解毒。

● 主治
外感风寒、鼻子不通气、流清涕、腹痛。

药材食材 4
蜂蜜

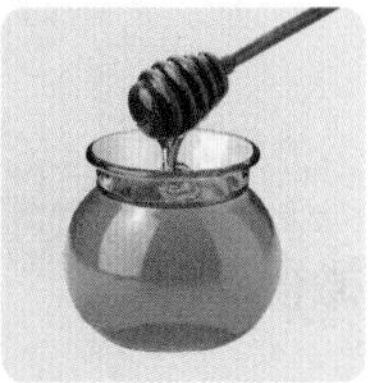

★ 别名
岩蜜、石蜜、石饴。

◆ 性味
性平，味甘。

▲ 功效
保护肝脏、补充体力、消除疲劳、抑菌杀菌。

● 主治
便秘、皮肤暗黄、失眠、贫血、神经系统疾病。

滋胃和中茶

润肺清热 和胃化痰

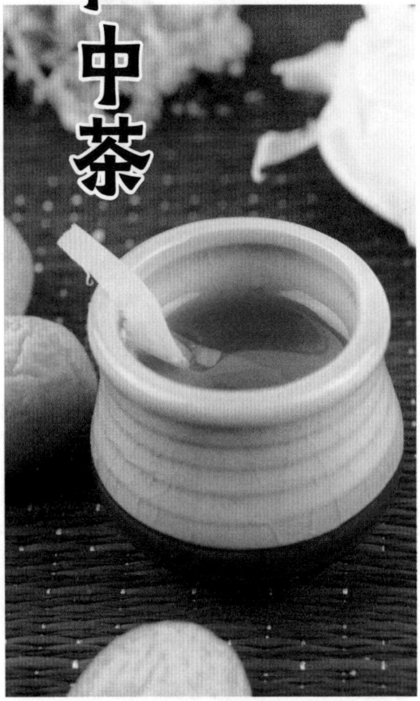

茶疗功效

本茶具有润肺清热、和胃化痰的功效。茶中竹茹清热和胃；橄榄清肺利咽、生津解毒；川朴花理气化湿；羚羊角清热平肝。

饮用宜忌

本茶适宜年老气虚、肺热咽干、咳嗽、痰多黄稠、胃热气滞、口渴口苦、脘腹胀满、纳食不香者饮用。但体质虚寒、脾虚腹泻者不宜饮用。

主要材料

A
竹茹…3克
川朴花…1.5克
羚羊角…0.3克

B
橄榄…1克
蜂蜜…适量

做法用法

1. 将竹茹、橄榄、川朴花、羚羊角研为粗末。
2. 将药末放入杯中，用开水冲泡10分钟后，加入蜂蜜，即可饮用。
3. 每日1剂，不拘时代茶饮。

药材食材 1

竹茹

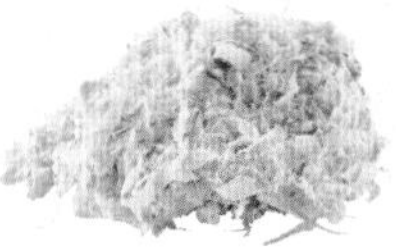

别名／竹皮、青竹茹。

性味／性微寒，味甘。

功效／治疗呕吐。

主治／肺热咳嗽、化痰、呕吐不止。

药材食材 2

橄榄

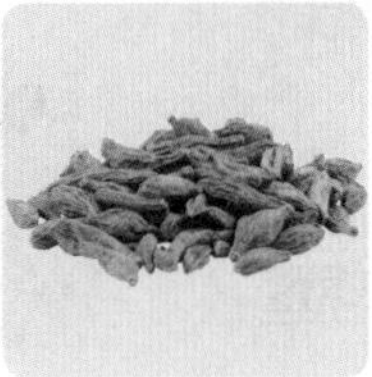

★ 别名

青果。

◆ 性味

性凉，味甘、酸。

▲ 功效

清热解毒、生津止渴、化痰助运。

● 主治

肺胃热盛、咽喉肿痛、胃热口渴、饮酒过度。

药材食材 3

川朴花

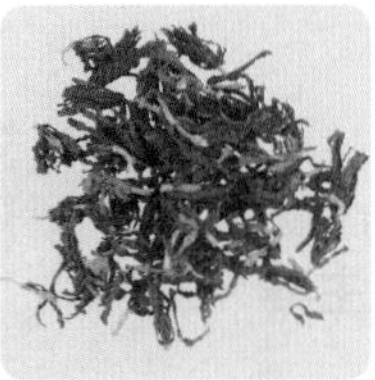

★ 别名

厚朴花、粗厚朴、木兰。

◆ 性味

性微温，味苦。

▲ 功效

理气化湿、平喘止咳、消肿散寒。

● 主治

肠胃不适、感冒发烧、咳嗽。

药材食材 4

羚羊角

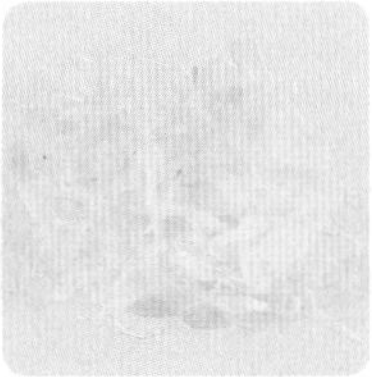

★ 别名

羚羊角。

◆ 性味

性寒，味咸。

▲ 功效

清热镇痉、平肝熄风、解毒消肿、明目降压。

● 主治

高热神昏、谵语发狂、惊痫抽搐、目赤肿痛。

虾仁茶

滋阴明目　补肾壮阳

茶疗功效

本茶具有滋阴明目、补肾壮阳的功效。茶中虾仁补肾壮阳；碧螺春止渴生津、清热利尿；枸杞子滋补肝肾、益精明目；蜂蜜保护肝脏、消除疲劳。

饮用宜忌

本茶适宜男子阳痿、精冷清稀者饮用，可起到强身健体的功效。

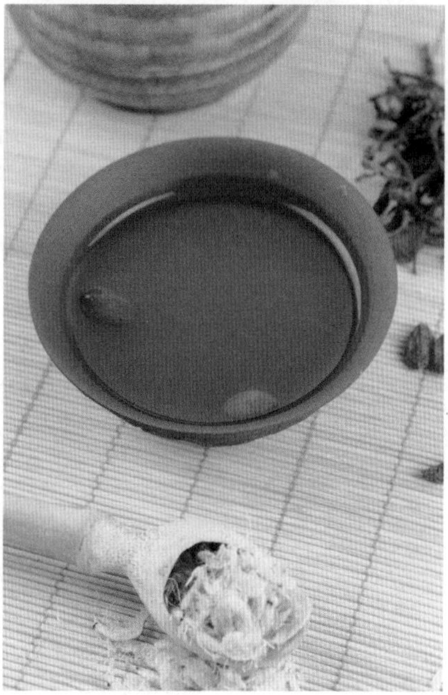

主要材料

A 虾仁…30克
碧螺春…2克

B 枸杞子…5克
蜂蜜…适量

做法用法

1. 将虾仁洗净；与碧螺春、枸杞子一同放入锅中煎煮。
2. 用茶漏滤取药液后，加入蜂蜜，即可饮用。
3. 每日1剂，不拘时代茶饮。

药材食材 1

虾仁

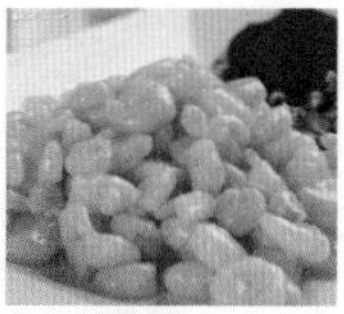

别名／虾米、海米、金钩。

性味／性温，味甘、咸。

功效／补肾壮阳。

主治／肾虚阳痿、男性不育症、腰脚无力。

药材食材 2

碧螺春

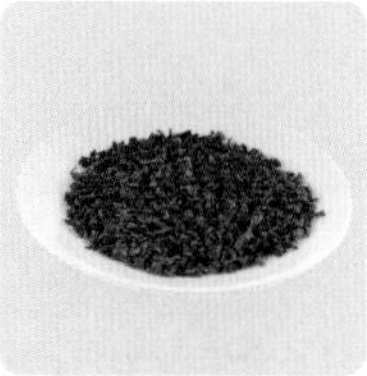

★ 别名

洞庭碧螺春。

◆ 性味

性寒，味苦。

▲ 功效

止渴生津、清热消暑、解毒消食、祛风解表。

● 主治

心血管疾病、失眠、便秘、心绞痛、腹痛。

药材食材 3

枸杞子

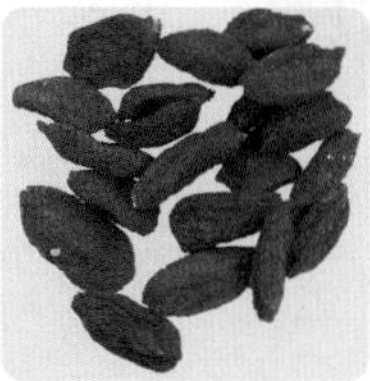

★ 别名

枸杞、苟起子、枸杞红实。

◆ 性味

性平，味甘。

▲ 功效

养肝润肺、滋补肝肾、益精明目、强身健体。

● 主治

虚劳精亏、腰膝酸痛、眩晕耳鸣、贫血。

药材食材 4

蜂蜜

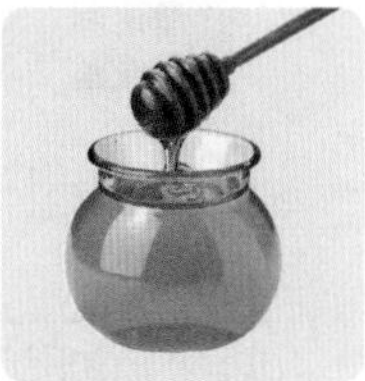

★ 别名

岩蜜、石蜜、石饴。

◆ 性味

性平，味甘。

▲ 功效

保护肝脏、补充体力、消除疲劳、抑菌杀菌。

● 主治

便秘、皮肤暗黄、失眠、贫血、神经系统疾病。

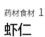

体质调理药材食材推荐

黄芪

益气固表
敛汗固脱
利水消肿

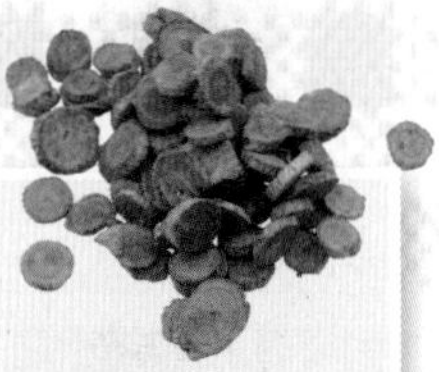

别名

棉芪、绵芪、绵黄芪。

性味

性微温，味甘。

主治

气虚乏力、久泻脱肛、便血崩漏、盗汗、内热消渴、慢性肾炎、蛋白尿、糖尿病。

食用禁忌

痈疽初起者不宜食用。

黑木耳

益气润肺
养血驻颜
活血涩肠

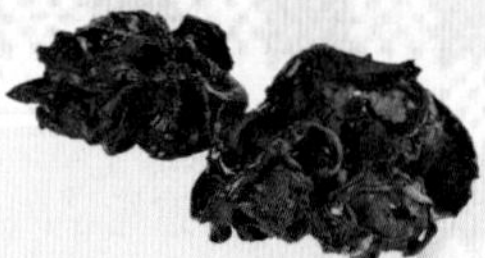

别名

木耳、光木耳。

性味

性平，味甘。

主治

气虚体弱、腹泻、尿血、齿龈疼痛、脱肛、便血。

食用禁忌

畏寒腹泻者不宜食用。

山楂

开胃消食
化滞消积
活血散瘀

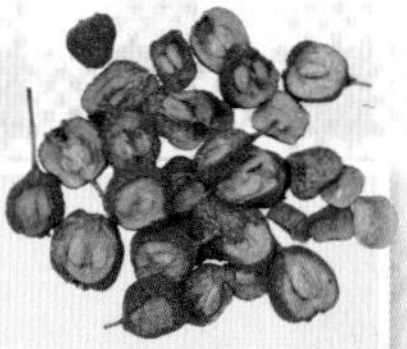

别名

山里果、山里红、酸里红。

性味

性微温，味酸、甘。

主治

消化不良、腹痛、腹泻、便血、痰多、咳嗽、肠风下血。

食用禁忌

孕妇不宜食用。

川芎

益气祛风
活血祛瘀

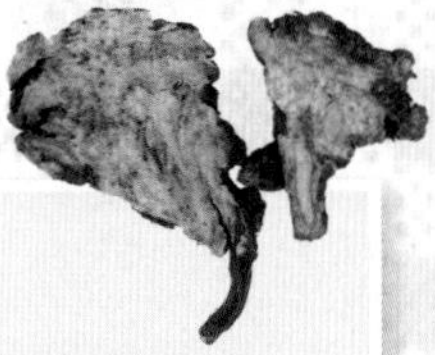

别名

芎劳、香果、香果、胡劳。

性味

性温，味辛。

主治

月经不调、经闭痛经、胸胁疼痛、头痛眩晕、风寒湿痹、跌打损伤、表皮肿痛。

食用禁忌

阴虚火旺及气弱者不宜食用。

桃仁

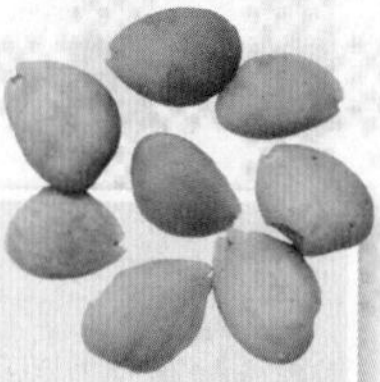

活血祛瘀
润肠通便
止咳平喘

别名

毛桃仁、扁桃仁、大桃仁。

性味

性平，味苦、甘。

主治

经闭、痛经、跌仆损伤、肠燥便秘、咳嗽。

食用禁忌

孕妇不宜食用。

肉桂

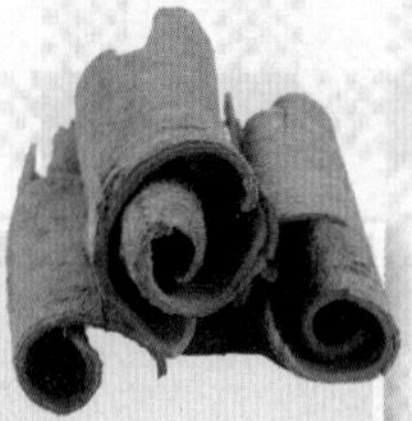

补火助阳
散寒止痛
活血通经

别名

玉桂、牡桂、菌桂。

性味

性大热，味辛、甘。

主治

阳痿、宫冷、心腹冷痛、虚寒吐泻、经闭、痛经。

食用禁忌

孕妇不宜食用。

枸杞子

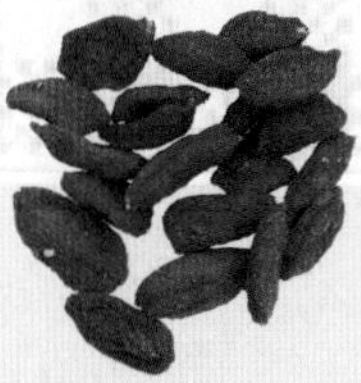

养肝润肺
滋补肝肾
益精明目

别名

枸杞、苟起子、西枸杞。

性味

性平，味甘。

主治

虚劳精亏、腰膝酸痛、眩晕耳鸣、内热多尿、血虚、目昏不明、虚劳咳嗽。

食用禁忌

无特殊禁忌。

银耳

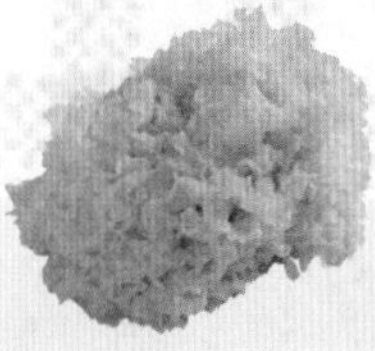

润肺生津
滋阴养胃
强心健脑

别名

白木耳、雪耳、银耳子。

性味

性平，味甘、淡。

主治

肺热咳嗽、妇女月经不调、肠胃不适、便秘、失眠、头痛。

食用禁忌

重感冒、流感及伤寒者不宜食用。

【本章对应】

正确的药茶配方能使脏腑功能恢复正常，

气血流畅，阴阳平衡，

达到排毒养颜的目的。

让您在饮茶的同时，

还能享受着来自药茶的美颜 SPA（水疗）。

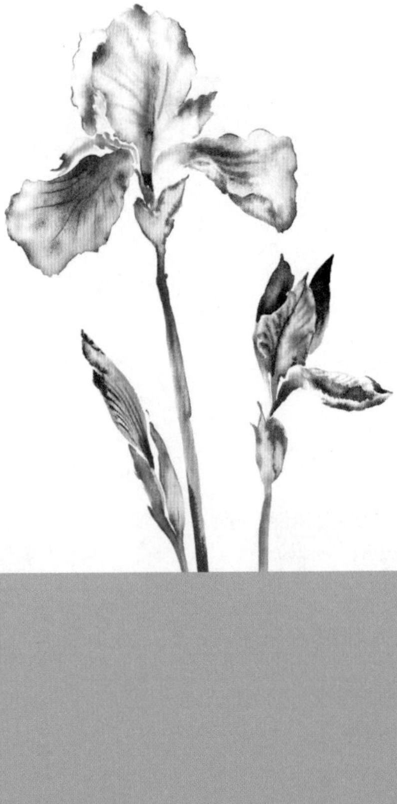

第四章 美颜瘦身

以茶养颜，
润肤美容，
排毒清肠，
调节内分泌失调，改善皮肤状态，
重塑娇嫩肌肤。

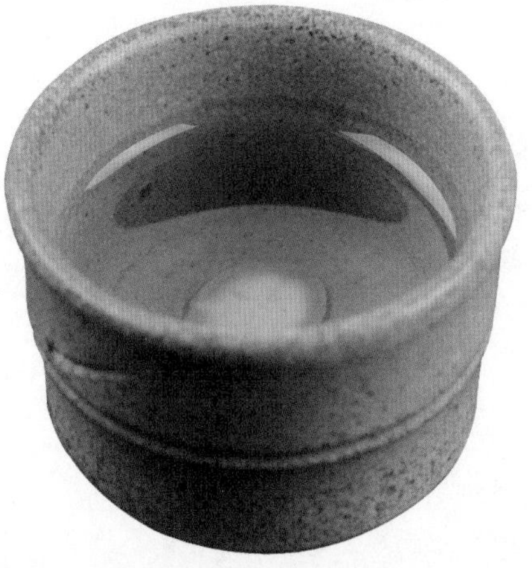

苦丁茶

滋补肝肾
降脂减肥

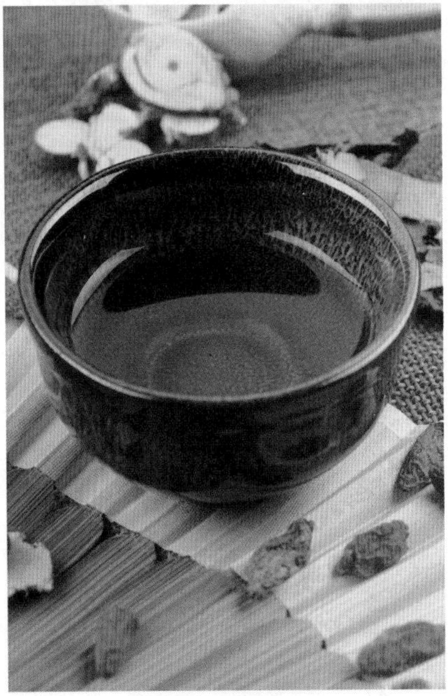

茶疗功效

本茶是一款减肥瘦身茶，具有滋补肝肾、降脂减肥的功效。茶中的枸骨叶清热平肝、降脂减肥；枸杞子养肝润肺、滋补肝肾；甘草补脾益气、调和诸药；蜂蜜保护肝脏、消除疲劳。

饮用宜忌

本茶适宜患有高血压、面红目赤、动脉粥样硬化、脂肪肝、冠心病等症者饮用。脾胃虚寒者不宜饮用。

主要材料

A
- 枸骨叶…6克
- 枸杞子…5克

B
- 甘草…3克
- 蜂蜜…适量

做法用法

1. 将枸骨叶、枸杞子、甘草研成粗末。
2. 将药末放入杯中，用开水冲泡5分钟后，加入蜂蜜，即可饮用。
3. 每日1剂，不拘时代茶饮。

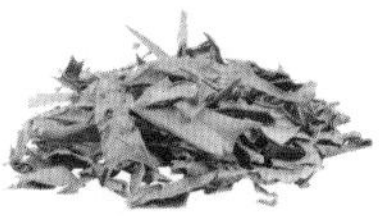

药材食材 1
枸骨叶

别名／苦丁。

性味／性凉，味苦。

功效／补肝益肾。

主治／肺痨咳嗽、劳伤失血、腰膝痿弱。

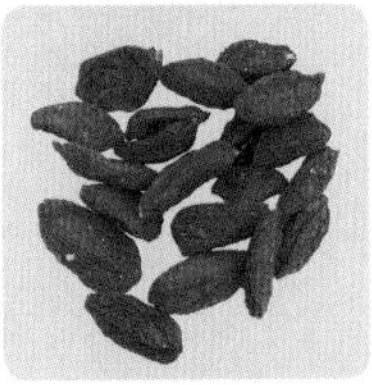

药材食材 2
枸杞子

★ 别名

枸杞、苟起子、枸杞红实。

◆ 性味

性平，味甘。

▲ 功效

养肝润肺、滋补肝肾、益精明目、强身健体。

● 主治

虚劳精亏、腰膝酸痛、眩晕耳鸣、贫血。

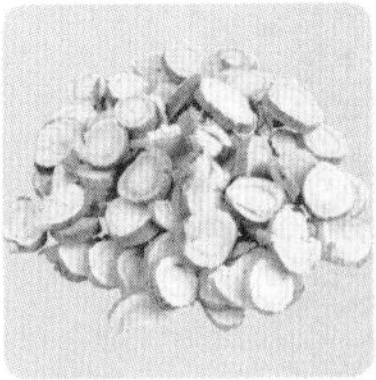

药材食材 3
甘草

★ 别名

粉甘草、甘草梢、甜根子。

◆ 性味

性平，味甘。

▲ 功效

补脾益气、清热解毒、祛痰止咳、缓急止痛。

● 主治

脾胃虚弱、倦怠乏力、心悸气短、咳嗽痰多。

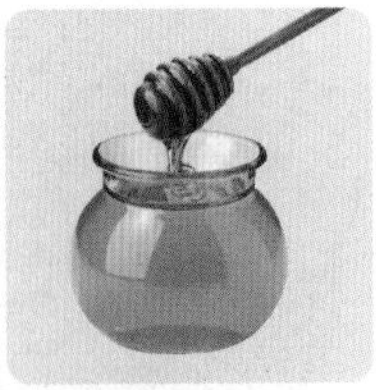

药材食材 4
蜂蜜

★ 别名

岩蜜、石蜜、石饴。

◆ 性味

性平，味甘。

▲ 功效

保护肝脏、补充体力、消除疲劳、抑菌杀菌。

● 主治

便秘、皮肤暗黄、失眠、贫血、神经系统疾病。

大黄绿豆饮

消积祛脂 清热通便

「主要材料」

药材食材 **绿豆**

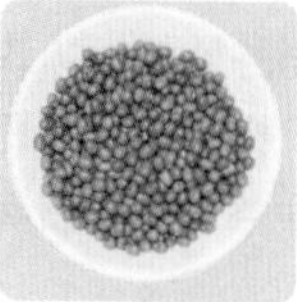

A 绿豆…6克 大黄…5克

B 甘草…3克 蜂蜜…适量

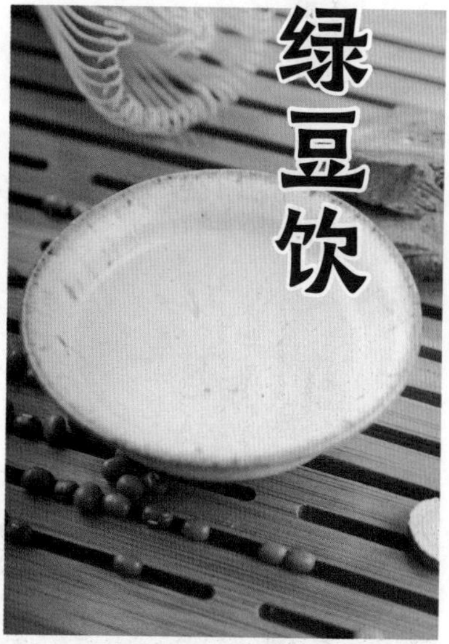

「做法用法」

1. 将绿豆、大黄、甘草洗净，放入锅中煎煮。
2. 用茶漏滤取药液后，加入蜂蜜，即可饮用。
3. 每日1剂，不拘时代茶饮。

茶疗功效

本茶具有消积祛脂、清热通便的功效。茶中的绿豆消积祛脂、清热解毒；大黄清热泻火、逐瘀通便；甘草补脾益气、调和诸药；蜂蜜保护肝脏、消除疲劳、补充体力。

山楂荷叶茶

消脂化滞 降压减肥

「主要材料」

药材食材 **山楂**

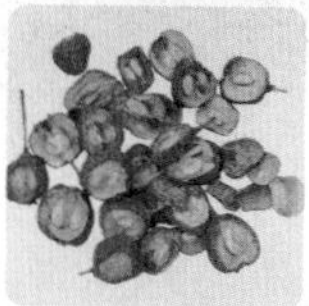

A 山楂…15克 荷叶…12克

B 绿茶…5克 蜂蜜…适量

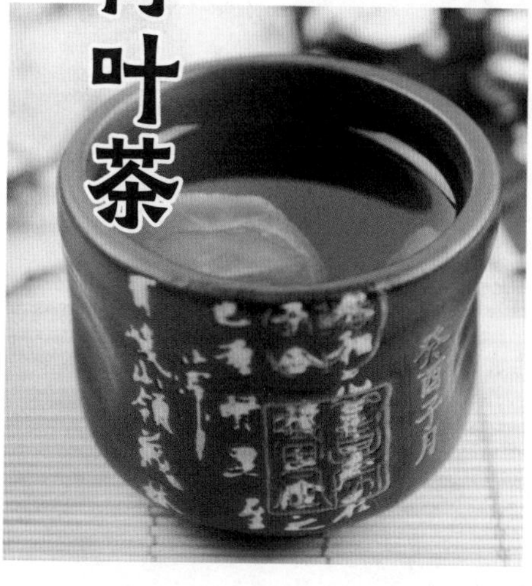

「做法用法」

1. 将山楂、绿茶、荷叶放入锅中煎煮。
2. 用茶漏滤取药液后，加入蜂蜜，即可饮用。
3. 每日1剂，不拘时代茶饮。

茶疗功效

本茶具有消脂化滞、降压减肥的功效。茶中的山楂消脂化滞、降压减肥、活血化瘀；荷叶消暑利湿、健脾升阳；绿茶止渴生津、清热消食；蜂蜜保护肝脏、消除疲劳。

牛蒡茶

降脂通便 消肿解毒

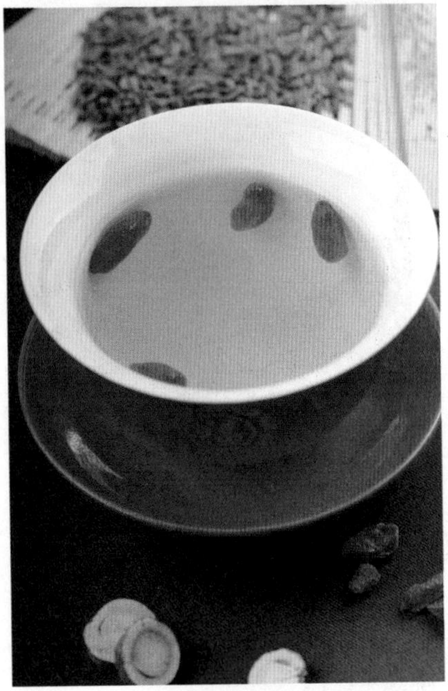

茶疗功效

本茶具有降脂通便、消肿解毒的功效。茶中牛蒡子降脂通便、消肿解毒；枸杞子养肝润肺、滋补肝肾、益精明目；甘草补中益气、清热解毒；蜂蜜保护肝脏、消除疲劳。

饮用宜忌

本茶适宜患有便秘、糖尿病、高血脂、高血压、类风湿、肥胖、高胆固醇等症者饮用。

主要材料

A 牛蒡子…8片
枸杞子…5克

B 甘草…3克
蜂蜜…适量

做法用法

1. 将牛蒡子、枸杞子、甘草研成粗末。
2. 将药末放入杯中，用热水冲泡5分钟，即可饮用。
3. 每日1剂，不拘时代茶饮。

药材食材 1
牛蒡子

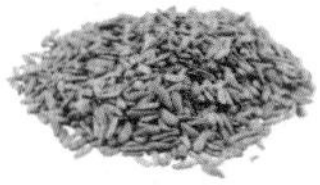

别名／恶实、鼠粘子。
性味／性寒，味苦。
功效／疏散风热。
主治／风热咳嗽、咽喉肿痛、斑疹不透。

药材食材 2
枸杞子

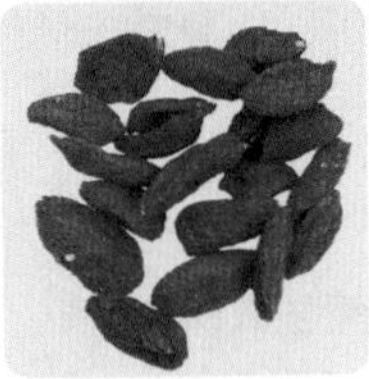

★ 别名
枸杞、苟起子、枸杞红实。

◆ 性味
性平，味甘。

▲ 功效
养肝润肺、滋补肝肾、益精明目、强身健体。

● 主治
虚劳精亏、腰膝酸痛、眩晕耳鸣、贫血。

药材食材 3
甘草

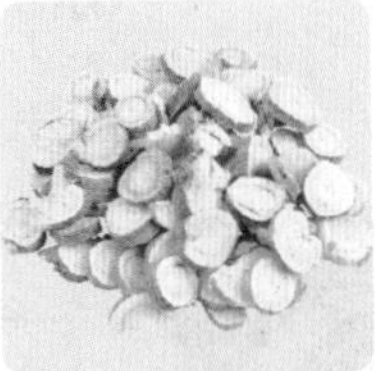

★ 别名
粉甘草、甘草梢、甜根子。

◆ 性味
性平，味甘。

▲ 功效
补脾益气、清热解毒、祛痰止咳、缓急止痛。

● 主治
脾胃虚弱、倦怠乏力、心悸气短、咳嗽痰多。

药材食材 4
蜂蜜

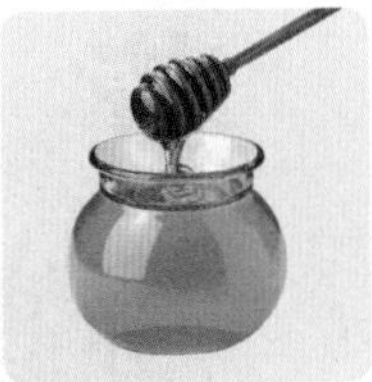

★ 别名
岩蜜、石蜜、石饴。

◆ 性味
性平，味甘。

▲ 功效
保护肝脏、补充体力、消除疲劳、抑菌杀菌。

● 主治
便秘、皮肤暗黄、失眠、贫血、神经系统疾病。

消暑减脂茶

降脂通脉 缓解肥胖

主要材料

药材食材
紫苏叶

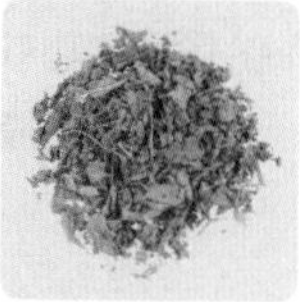

A
六安瓜片…5克
荷叶…5克
紫苏叶…5克
山楂…5克

B
乌龙茶…3克
蜂蜜…适量

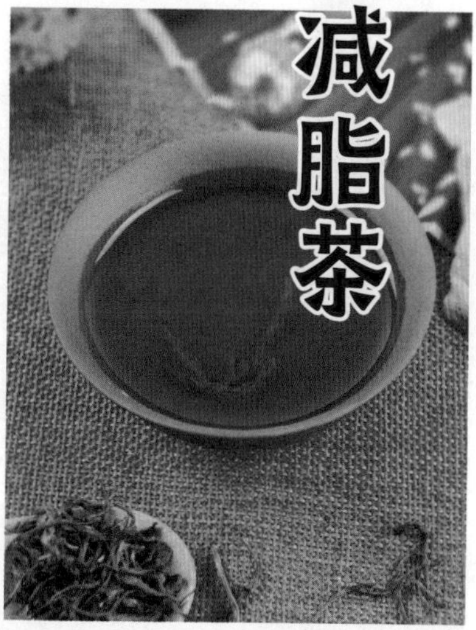

做法用法

1. 将六安瓜片、荷叶、紫苏叶、山楂研成粗末。
2. 将药末、乌龙茶放入杯中，用开水冲泡5分钟后，加入蜂蜜，即可饮用。
3. 每日1剂，不拘时代茶饮。

茶疗功效

本茶具有降脂通脉、缓解肥胖的功效。茶中六安瓜片降脂通脉；乌龙茶缓解肥胖；荷叶消暑利湿、散瘀止血；紫苏叶行气宽中、和胃止呕；山楂开胃消食、化滞消积。

减肥茶

降脂减肥 化滞消积

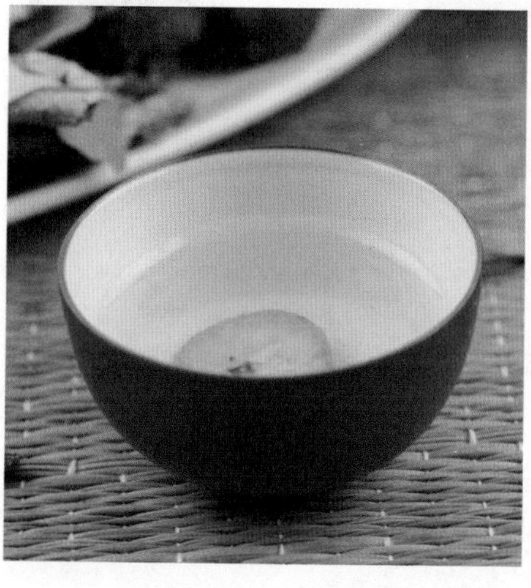

主要材料

药材食材
荷叶

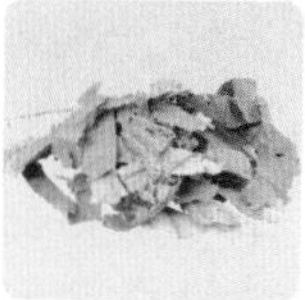

A
绿茶…5克
山楂…5克
荷叶…5克

B
枸杞子…3克
蜂蜜…适量

做法用法

1. 将山楂、荷叶、枸杞子洗净，放入锅中用水煎煮。
2. 用茶漏滤取药液冲泡绿茶后，加入蜂蜜，即可饮用。
3. 每日1剂，不拘时代茶饮。

茶疗功效

本茶具有降脂减肥、化滞消积的功效。茶中的绿茶解毒消食、通便利尿；山楂开胃消食、化滞消积；荷叶消暑利湿、散瘀止血；枸杞养肝润肺、滋补肝肾。

降脂减肥茶

活血利湿 降脂减肥

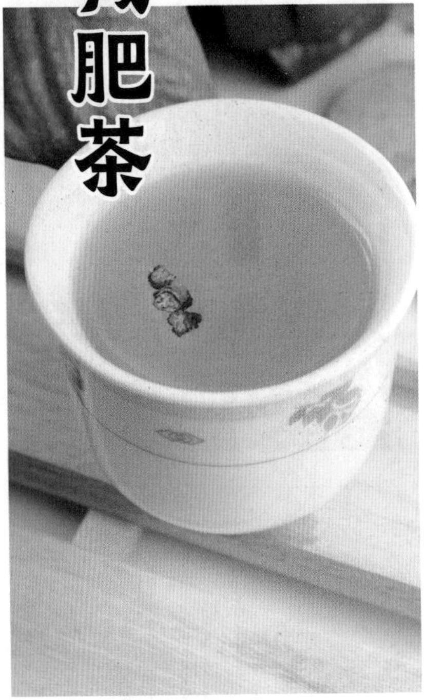

茶疗功效

本茶具有活血利湿、降脂减肥的功效。茶中何首乌降脂减肥、润肠通便；泽泻利湿调脂；丹参活血调经、养血凉血。

饮用宜忌

本茶适宜女性、老年人、青少年饮用，尤其适宜患有高血脂、高血压、体形肥胖者饮用。

主要材料

A
- 何首乌…10克
- 丹参…10克
- 泽泻…5克

B
- 绿茶…3克
- 蜂蜜…适量

做法用法

1. 将何首乌、泽泻、丹参研成粗末。
2. 将药末、绿茶放入杯中，用沸水冲泡20分钟后，加入蜂蜜，即可饮用。
3. 每日1剂，不拘时代茶饮。

药材食材 1
绿茶

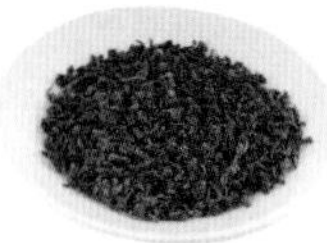

别名 / 西湖龙井、庐山云雾。

性味 / 性寒，味苦。

功效 / 止渴生津。

主治 / 心血管疾病、失眠、便秘。

药材食材 2
何首乌

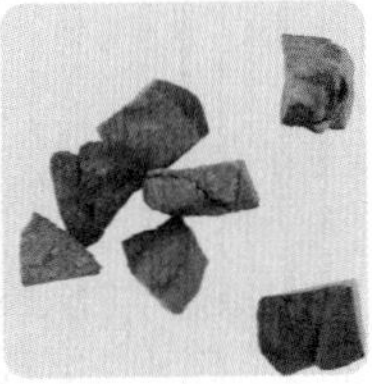

★ 别名
多花蓼、紫乌藤、野苗。

◆ 性味
性微温，味苦、甘、涩。

▲ 功效
清热解毒、调节血脂、润肠通便。

● 主治
皮肤肿毒、风疹瘙痒、肠燥便秘、高血脂。

药材食材 3
泽泻

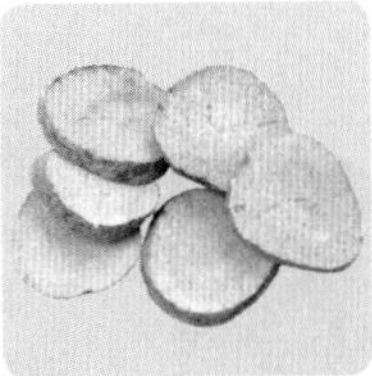

★ 别名
水泻、芒芋、鹄泻。

◆ 性味
性寒，味甘、淡。

▲ 功效
利水渗湿、泄热通淋、调节血脂、补血活血。

● 主治
小便不利、热淋涩痛、水肿胀满、痰饮眩晕。

药材食材 4
丹参

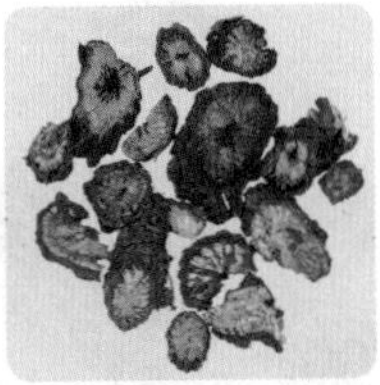

★ 别名
赤参、紫丹参、红根。

◆ 性味
性微寒，味苦。

▲ 功效
活血调经、祛瘀止痛、凉血消痈、清心除烦。

● 主治
月经不调、经闭痛经、胸腹刺痛、热痹疼痛。

双花山楂茶

消脂化滞 降压减肥

茶疗功效

本茶具有消脂化滞、降压减肥的功效。茶中的山楂化浊降脂、降压减肥、消食健胃；菊花散风清热、平肝明目；金银花清热解毒、疏散风热。

饮用宜忌

本茶适宜患有肥胖、高血压、高血脂等症者饮用。

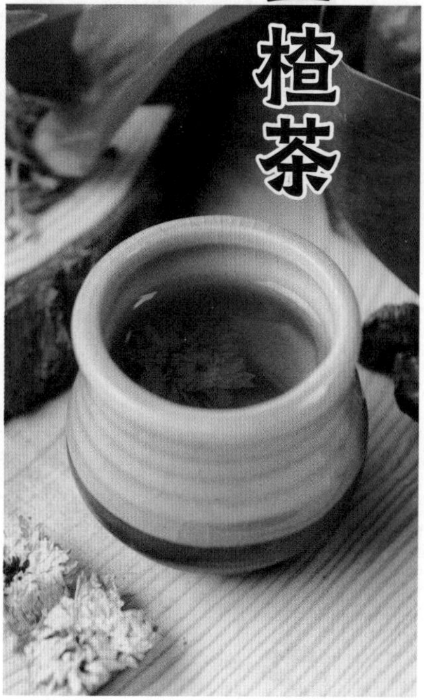

主要材料

A
- 山楂…6克
- 菊花…6克
- 金银花…6克

B
- 蜂蜜…适量
- 枸杞子…适量

做法用法

1. 将山楂、菊花、金银花、枸杞子洗净放入锅中煎煮。
2. 用茶漏滤取药液后，加入蜂蜜，即可饮用。
3. 每日1剂，不拘时代茶饮。

药材食材 1

山楂

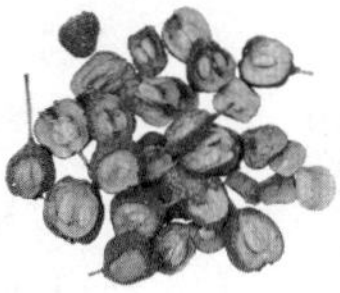

别名 / 山里果。

性味 / 性微温，味酸、甘。

功效 / 开胃消食。

主治 / 肉食滞积、腹胀痞满。

药材食材 2

菊花

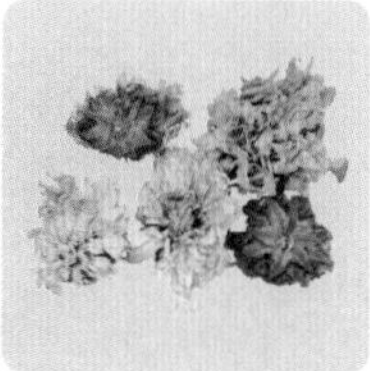

★ 别名

黄花、九花、女华。

◆ 性味

性微寒，味辛、甘、苦。

▲ 功效

散风清热、平肝明目、止咳化痰、调节血脂。

● 主治

风热感冒、头痛眩晕、眼睛肿痛、眼目昏花。

药材食材 3

金银花

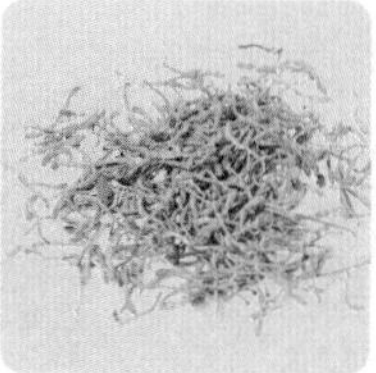

★ 别名

忍冬、忍冬花、金花。

◆ 性味

性寒，味甘。

▲ 功效

清热解毒、抗菌。

● 主治

暑热症、泻痢、温病发热、热毒血痢、流感、急慢性扁桃体炎。

药材食材 4

蜂蜜

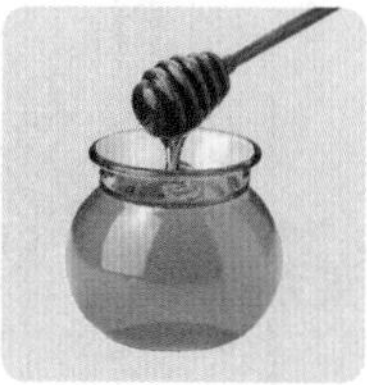

★ 别名

岩蜜、石蜜、石饴。

◆ 性味

性平，味甘。

▲ 功效

保护肝脏、补充体力、消除疲劳、抑菌杀菌。

● 主治

便秘、皮肤暗黄、失眠、贫血、神经系统疾病。

三花减肥茶

芳香化浊 行气活血

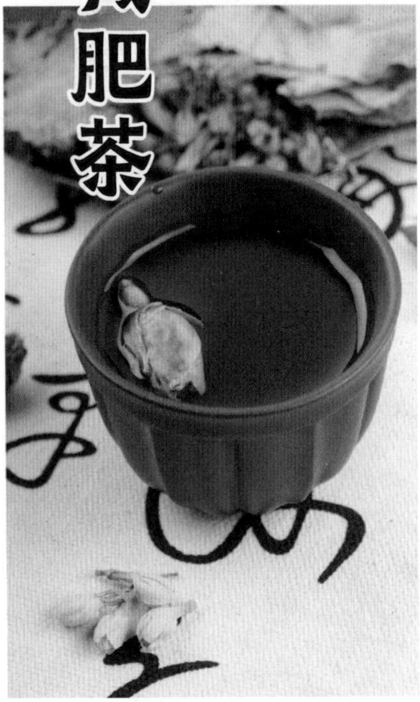

茶疗功效

本茶具有芳香化浊、行气活血的功效。茶中的玫瑰花芳香化浊、行气活血；茉莉花理气和中、开郁辟秽；玳玳花疏肝和胃、理气解郁；川芎活血理气；荷叶消暑利湿、散瘀止血。

饮用宜忌

本茶适宜患有肥胖、高血压、高血脂、失眠、烦躁等症者饮用。

主要材料

A
- 玫瑰花…5克
- 茉莉花…5克
- 玳玳花…5克
- 川芎…6克

B
- 荷叶…2克
- 蜂蜜…适量

做法用法

1. 将玫瑰花、茉莉花、玳玳花、川芎、荷叶研成粗末。
2. 将药末放入瓶中，用沸水冲泡10分钟后，加入蜂蜜，即可饮用。
3. 每日1剂，不拘时代茶饮。

药材食材 1
玫瑰花

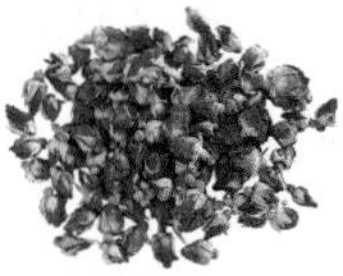

别名 / 徘徊花。

性味 / 性温，味甘、微苦。

功效 / 利气行血。

主治 / 肝胃气痛、吐血、咯血。

药材食材 2
茉莉花

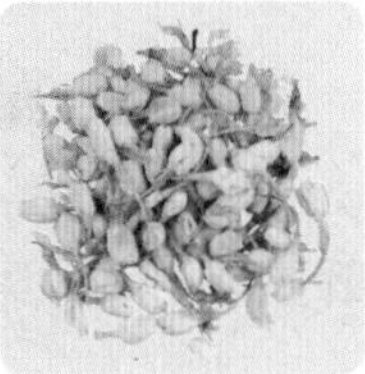

★ 别名
茉莉、香魂。

◆ 性味
性平，味甘、凉。

▲ 功效
理气和中、开郁辟秽、抗菌消炎。

● 主治
下痢腹痛、眼睛肿痛、皮肤肿毒、结膜炎。

药材食材 3
玳玳花

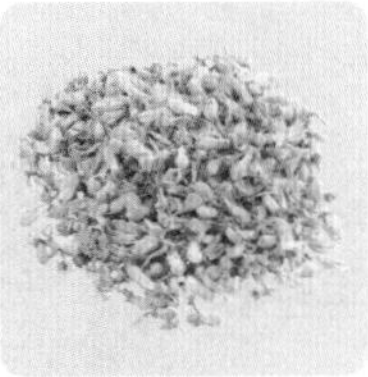

★ 别名
枳壳花、玳玳花、酸橙花 。

◆ 性味
性平 ，味甘、微苦。

▲ 功效
疏肝和胃、理气解郁。

● 主治
胸中痞闷、脘腹胀痛、呕吐少食、肥胖症。

药材食材 4
川芎

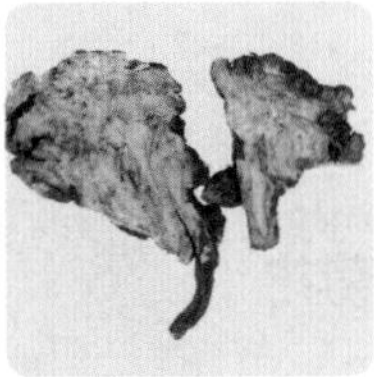

★ 别名
山鞠穷、芎䓖、香果。

◆ 性味
性温，味辛。

▲ 功效
适宜行气、祛风止痛、解郁通达。

● 主治
月经不调、经闭痛经、产后瘀滞腹痛、胸胁疼痛。

桂枝收腹茶

去除赘肉 缩小腰围

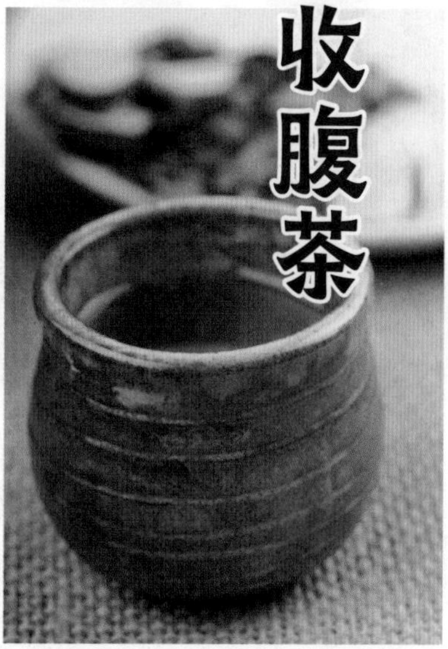

主要材料

药材食材
桂枝

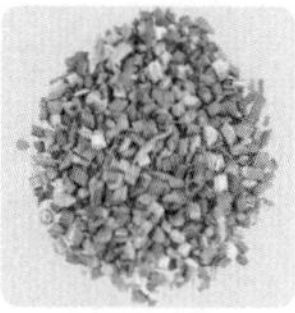

A 茯苓…10克
桂枝…6克

B 甘草…3克
蜂蜜…适量

做法用法

1. 将茯苓、桂枝、甘草洗净放入锅中，用水煎煮。
2. 用茶漏滤取药液后，加入蜂蜜，即可饮用。
3. 每日1剂，不拘时代茶饮。

茶疗功效

本茶具有去除赘肉、缩小腰围的功效。茶中茯苓健脾、渗湿利水；桂枝发汗解肌、温经通脉；甘草补脾益气、清热解毒；蜂蜜保护肝脏、消除疲劳。

玫瑰蜂蜜茶

理气活血 减肥消脂

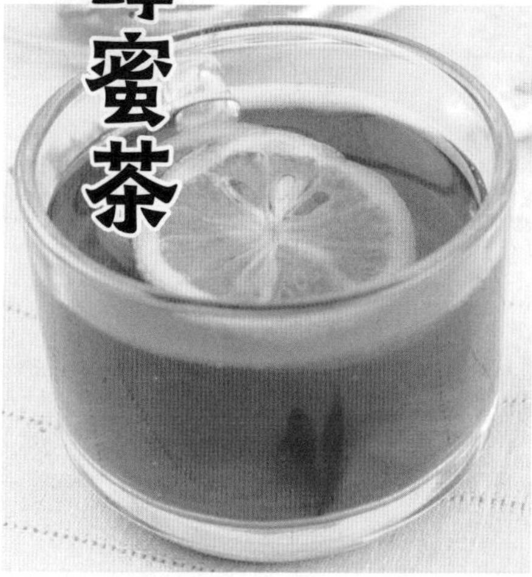

主要材料

药材食材
玫瑰花

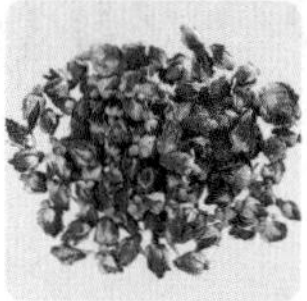

A 玫瑰花…5朵
柠檬片…1片

B 红茶…2克
蜂蜜…适量

做法用法

1. 将水倒入锅中煮沸后，放入红茶，冲泡5分钟。
2. 再将玫瑰花放入红茶中，闷泡2分钟后，加入柠檬片、蜂蜜，即可饮用。
3. 每日1剂，不拘时代茶饮。

茶疗功效

本茶具有理气活血、减肥消脂的功效。茶中的玫瑰花理气活血、减肥消脂；柠檬片化痰止咳、生津健脾；红茶利尿消炎、提神消疲；蜂蜜保护肝脏、消除疲劳。

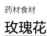

首乌降脂茶

降脂通脉 活血化瘀

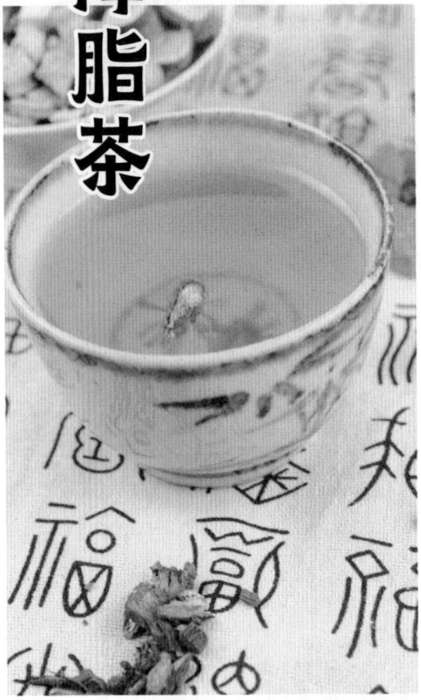

茶疗功效

本茶具有降脂通脉、活血化瘀的功效。茶中的丹参活血祛瘀、养血调经；何首乌降脂通脉；葛根解肌退热、升阳止泻；寄生补益肝肾；甘草调和诸药。

饮用宜忌

本茶适宜女性饮用，也适宜患有高血压、高血脂、动脉硬化、心脑血管等疾病者饮用。

主要材料

A
- 丹参…20克
- 何首乌…10克
- 葛根…10克
- 寄生…10克

B
- 蜂蜜…6克
- 甘草…6克

做法用法

1. 丹参、何首乌、葛根、寄生、甘草研成粗末。
2. 将药末放入杯中，用热水冲泡20分钟后，加入蜂蜜，即可饮用。
3. 每日1剂，不拘时代茶饮。

药材食材 1
丹参

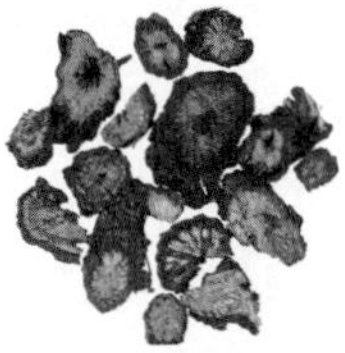

别名 / 赤参、紫丹参。
性味 / 性微寒，味苦。
功效 / 活血调经。
主治 / 月经不调、经闭痛经。

药材食材 2
何首乌

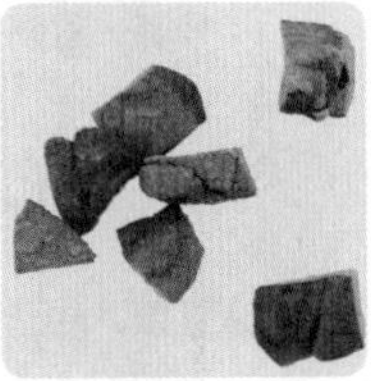

★ 别名
多花蓼、紫乌藤、野苗。

◆ 性味
性微温，味苦、甘、涩。

▲ 功效
清热解毒、调节血脂、润肠通便。

● 主治
皮肤肿毒、风疹瘙痒、肠燥便秘、高血脂。

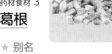

药材食材 3
葛根

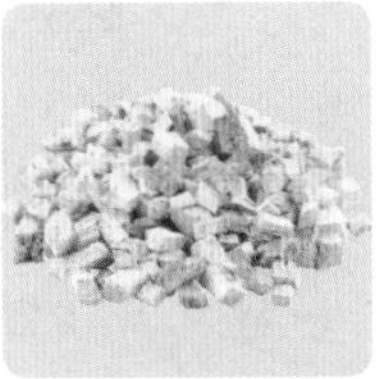

★ 别名
野葛。

◆ 性味
性凉，味甘、辛。

▲ 功效
解表退热、生津、透疹、升阳止泻。

● 主治
外感发热头痛、高血压、颈项强痛、口渴。

药材食材 4
寄生

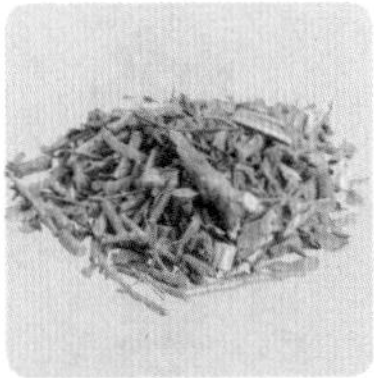

★ 别名
冬青、北寄生、柳寄生。

◆ 性味
性平，味甘、苦。

▲ 功效
补肝益肾、强筋壮骨、祛风除湿。

● 主治
腰膝酸痛、胎动不安、胎漏下血、风湿。

山楂益母茶

消积化痰
活血降脂

主要材料

药材食材
益母草

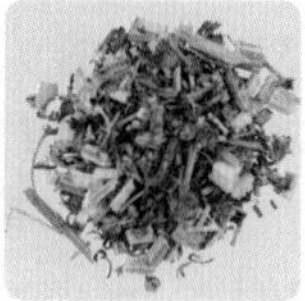

A 山楂…30克
益母草…10克

B 枸杞子…2克
蜂蜜…适量

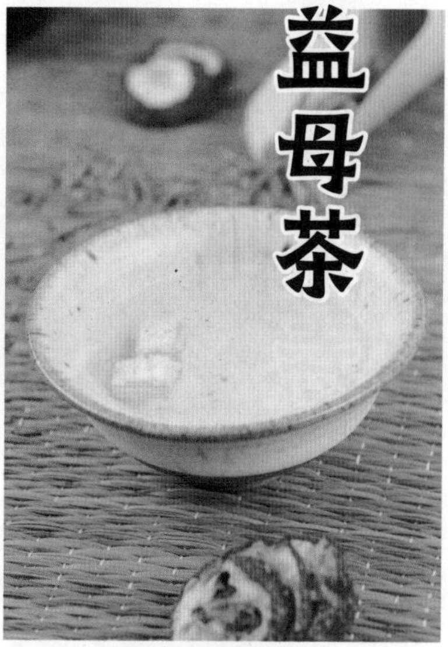

做法用法

1. 将山楂、益母草、枸杞子洗净；放入锅中用水煎煮。
2. 用茶漏滤取药液后，加入蜂蜜，即可饮用。
3. 每日1剂，不拘时代茶饮。

茶疗功效

本茶具有消积化痰、活血降脂的功效。茶中的山楂消食化痰、活血降脂；益母草活血消水；枸杞子补肝肾、益精明目；蜂蜜保护肝脏、消除疲劳。

将军肚茶

益气降脂
消积缩腹

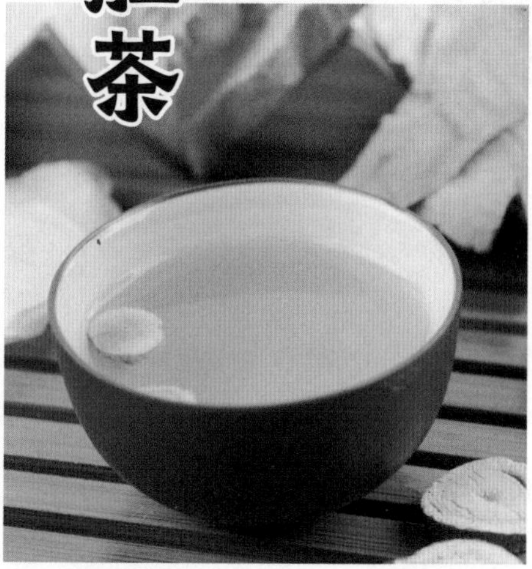

主要材料

药材食材
黄芪

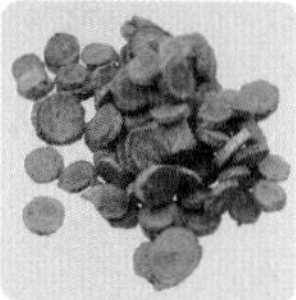

A 山楂…15克
黄芪…15克
大黄…5克

B 生姜…3片
甘草…3克
蜂蜜…2克

做法用法

1. 将山楂、黄芪、大黄、生姜、甘草放入锅中，用水煎煮。
2. 用茶漏滤取药液后，加入蜂蜜，即可饮用。
3. 每日1剂，不拘时代茶饮。

茶疗功效

本茶具有益气降脂、消积缩腹的功效。茶中的山楂开胃消积、活血降脂、轻身健步；黄芪益气固表、利水消肿；大黄泻下攻积、清热泻火。

乌龙消脂益寿茶

消脂减肥 降压益寿

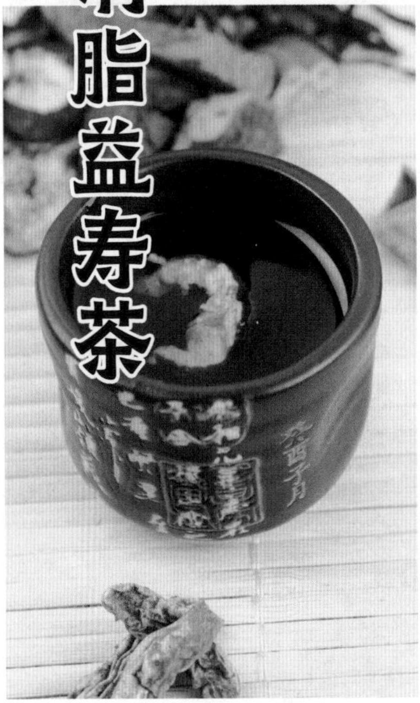

茶疗功效

本茶具有消脂减肥、降压益寿的功效。茶中的乌龙茶消脂减肥、降压益寿；槐角清热泻火、凉血止血；何首乌补肾乌发；山楂消脂化滞、活血减肥；冬瓜皮清热、利水消肿。

饮用宜忌

本茶适宜女性饮用，也适宜患有高血压、高血脂、动脉硬化、肥胖等症者饮用。

主要材料

A
- 何首乌…15克
- 槐角…10克
- 冬瓜皮…10克
- 乌龙茶…6克

B
- 山楂…5克

做法用法

1. 将槐角、何首乌、冬瓜皮、山楂研成粗末，用热水冲泡15分钟。
2. 再放入乌龙茶，继续盖闷10分钟即可。
3. 每日1剂，不拘时代茶饮。

药材食材 1

乌龙茶

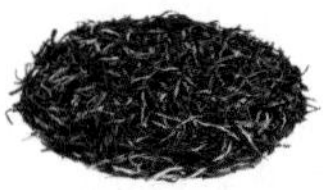

别名／青茶、美容茶。

性味／性寒，味苦、凉。

功效／提神益思。

主治／高血脂、高血压。

药材食材 2

槐角

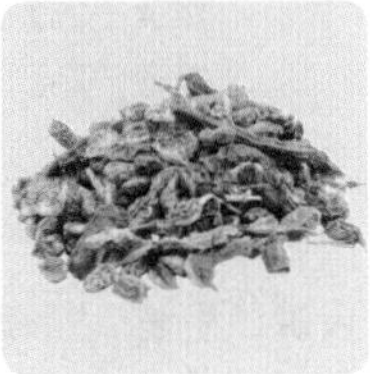

★ 别名

槐实、槐子、槐豆。

◆ 性味

寒，味苦。

▲ 功效

清热泻火、凉血止血、除烦祛燥。

● 主治

痔肿出血、肝热头痛。

药材食材 3

何首乌

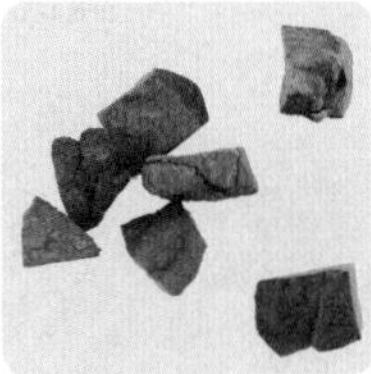

★ 别名

多花蓼、野苗、交茎。

◆ 性味

性微温，味苦、甘、涩。

▲ 功效

清热解毒、调节血脂、润肠通便。

● 主治

肠热便血、痔肿出血、肝热头痛、眼睛肿痛。

药材食材 4

冬瓜皮

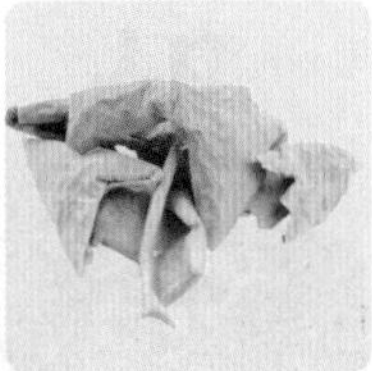

★ 别名

白瓜皮、白东瓜皮。

◆ 性味

性微寒，味甘。

▲ 功效

清热利水、消肿祛湿、解毒消脂。

● 主治

肿胀、消热毒、利小便。

柠檬苦瓜茶

清热解毒 利湿降脂

茶疗功效

本茶具有清热解毒、利湿降脂的功效。茶中的苦瓜清热解毒、利湿降脂；荷叶消暑利湿、健脾调脂；柠檬草健胃利尿、助消化；蜂蜜保护肝脏、消除疲劳。

饮用宜忌

本茶适宜患有高血压、高血脂、肥胖等症者饮用。但孕妇不宜饮用。

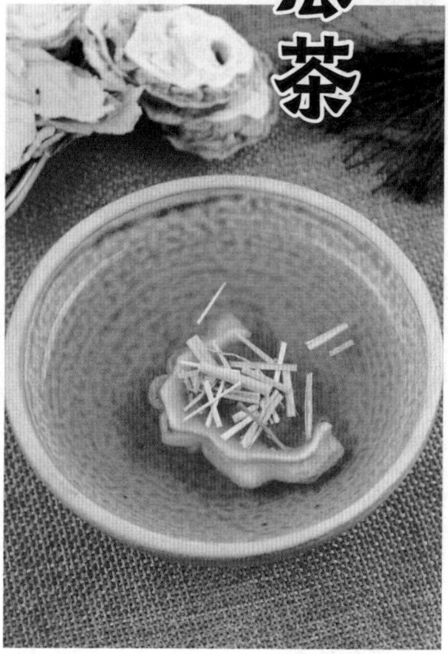

主要材料

A
- 苦瓜…30克
- 柠檬草…6克

B
- 荷叶…6克
- 蜂蜜…适量

做法用法

1. 将苦瓜用热水煮沸。
2. 再加入荷叶、柠檬草冲泡10分钟后，加入蜂蜜，即可饮用。
3. 每日1剂，不拘时代茶饮。

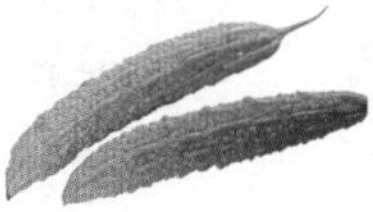

药材食材 1

苦瓜

别名 / 凉瓜。

性味 / 性寒，味苦。

功效 / 清热解毒。

主治 / 痢疾、疮肿、中暑发热。

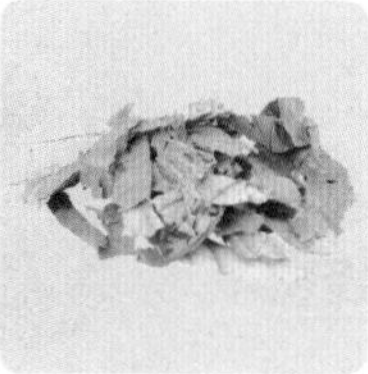

药材食材 2

荷叶

★ 别名

荷叶、莲叶、干荷叶。

◆ 性味

性凉，味苦、辛、微涩。

▲ 功效

消暑利湿、健脾升阳、散瘀止血、调节血脂。

● 主治

暑热烦渴、头痛眩晕、水肿、食少腹胀。

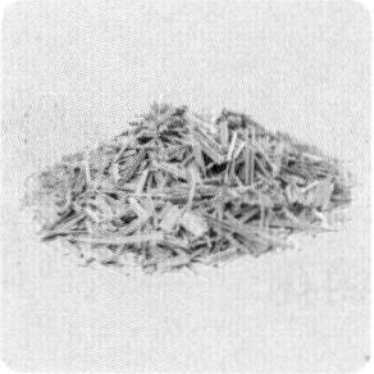

药材食材 3

柠檬草

★ 别名

香茅。

◆ 性味

性凉，味苦、涩、甘。

▲ 功效

健胃利尿、帮助消化。

● 主治

急性胃肠炎、慢性腹泻。

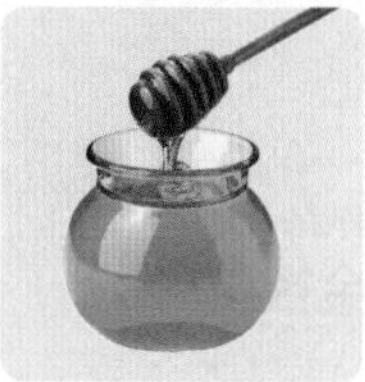

药材食材 4

蜂蜜

★ 别名

岩蜜、石蜜、石饴。

◆ 性味

性平，味甘。

▲ 功效

保护肝脏、补充体力、消除疲劳、抑菌杀菌。

● 主治

便秘、皮肤暗黄、失眠、贫血、神经系统疾病。

双花除痘茶

清热解毒 祛青春痘

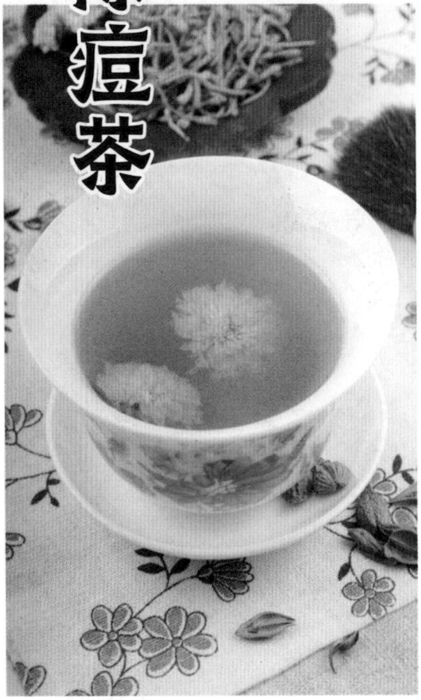

茶疗功效

本茶是一款典型的养颜美容茶，具有清热解毒、祛青春痘的功效。茶中连翘清热解毒、散结消肿；金银花清热解毒、疏散风热；菊花散风清热、平肝明目；蜂蜜保护肝脏、消除疲劳。

饮用宜忌

本茶适宜长有青春痘、暗疮、粉刺者饮用，尤其适宜女性饮用。

主要材料

A
连翘…10克
金银花…5克

B
菊花…3克
蜂蜜…适量

做法用法

1. 将连翘、金银花、菊花洗净，放入锅中，用水煎煮。
2. 用茶漏滤取药液后，加入蜂蜜，即可饮用。
3. 每日1剂，不拘时代茶饮。

药材食材 1

连翘

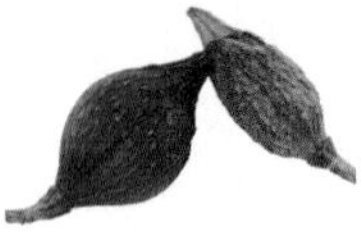

别名／黄花条、连壳。

性味／性寒，味苦、微辛。

功效／清热解毒。

主治／热病初起、风热感冒、心烦。

药材食材 2

金银花

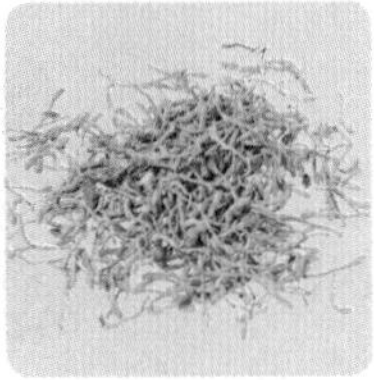

★ 别名

忍冬、忍冬花、金花。

◆ 性味

性寒，味甘。

▲ 功效

清热解毒、抑菌抗菌。

● 主治

治疗暑热症、泻痢、温病发热、热毒血痢、流感、表皮肿毒、急慢性扁桃体炎。

药材食材 3

菊花

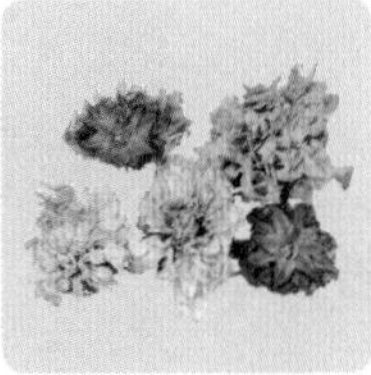

★ 别名

黄花、九花、女华。

◆ 性味

性微寒，味辛、甘、苦。

▲ 功效

散风清热、平肝明目、止咳化痰。

● 主治

风热感冒、头痛眩晕、眼睛肿痛、眼目昏花。

药材食材 4

蜂蜜

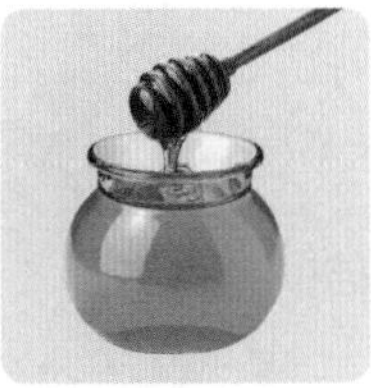

★ 别名

岩蜜、石蜜、石饴。

◆ 性味

性平，味甘。

▲ 功效

保护肝脏、补充体力、消除疲劳、抑菌杀菌。

● 主治

便秘、皮肤暗黄、失眠、贫血、神经系统疾病。

润肌养颜茶

清热凉血 荣养肌肤

主要材料

药材食材

积雪草

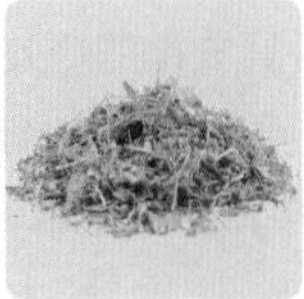

A 生地黄…10克
积雪草…13克

B 山楂…9克
蜂蜜…适量

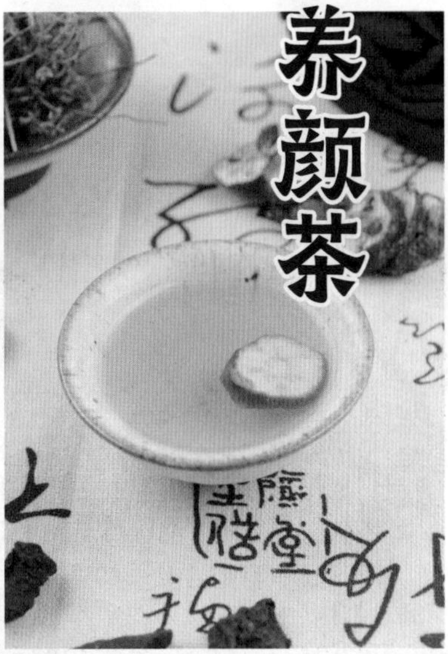

做法用法

1. 将生地黄、积雪草、山楂捣为粗末。
2. 将药末放入杯中，用开水冲泡10分钟后，去渣取汁，加入蜂蜜，即可饮用。
3. 每日1剂，不拘时代茶饮。

茶疗功效

本茶具有清热凉血、荣养肌肤的功效。茶中生地黄清热凉血、滋阴养血；积雪草清热解毒、利湿消肿；山楂开胃消食、化滞消积、活血化瘀。

净面美颜茶

养血调肝 散郁祛瘀

主要材料

药材食材

白鲜皮

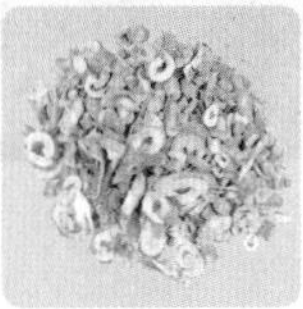

A 当归…10克
白鲜皮…6克
白蒺藜…6克

B 山楂…5克
蜂蜜…适量

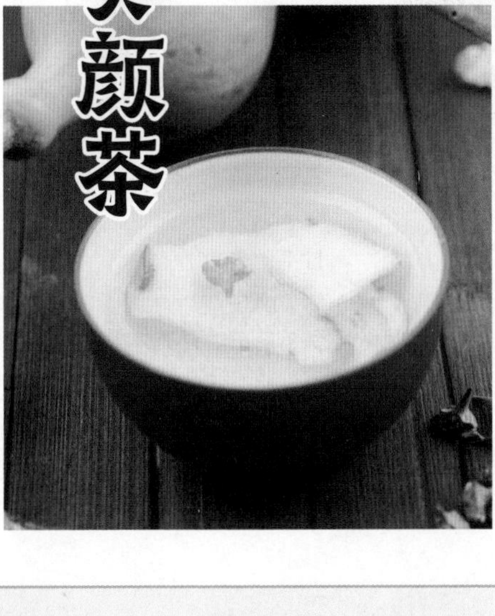

做法用法

1. 将当归、山楂、白鲜皮、白蒺藜洗净，放入锅中，用水煎煮。
2. 用茶漏滤取药液后，加入适量蜂蜜，即可饮用。
3. 每日1剂，不拘时代茶饮。

茶疗功效

本茶具有养血调肝、散郁祛瘀的功效。茶中当归养血调肝、活血化瘀；白鲜皮清热燥湿、祛风美容；白蒺藜平肝活血、祛风美容；山楂开胃消食、化滞消积、活血散瘀。

珍珠茶

润肌泽肤 补肾安神

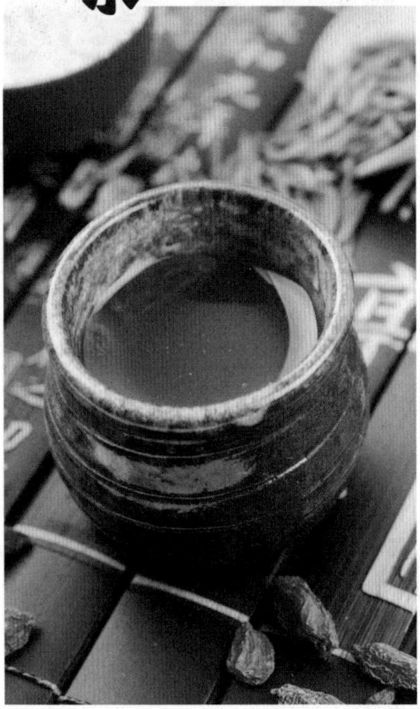

茶疗功效

本茶具有润肌泽肤、补肾安神的功效。茶中的珍珠润肌泽肤、镇心安神、养阴熄风；枸杞子滋补肝肾、养血明目；碧螺春生津止温、清热消食；蜂蜜保护肝脏、消除疲劳。

饮用宜忌

本茶适宜患有面部皮肤发黄、惊悸、怔忡、癫痫等症者饮用。

主要材料

A
珍珠…0.3克
碧螺春…5克

B
枸杞子…5克
蜂蜜…适量

做法用法

1. 将珍珠研成细粉，备用。
2. 将碧螺春、枸杞子放入杯中，用开水冲泡后，去渣取汁。
3. 用药汁冲泡珍珠粉后，加入蜂蜜，即可饮用。
4. 每日1剂，不拘时代茶饮。

药材食材 1
珍珠

别名 / 真朱、真珠。

性味 / 性寒，味甘、咸。

功效 / 镇心安神。

主治 / 惊悸、怔忡、癫痫。

药材食材 2
碧螺春

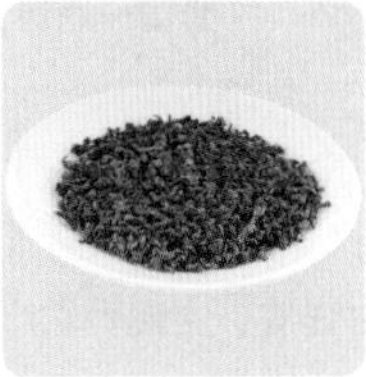

★ 别名
洞庭碧螺春。

◆ 性味
性寒，味苦。

▲ 功效
止渴生津、清热消暑、解毒消食、祛风解表。

● 主治
心血管疾病、失眠、便秘、心绞痛、腹痛。

药材食材 3
枸杞子

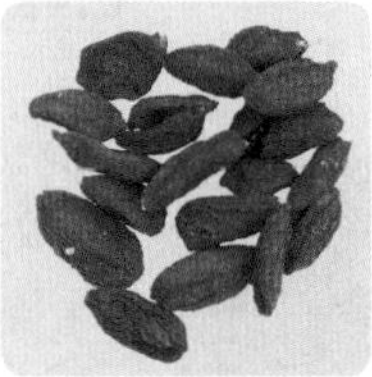

★ 别名
枸杞、苟起子、枸杞红实。

◆ 性味
性平，味甘。

▲ 功效
养肝润肺、滋补肝肾、益精明目、强身健体。

● 主治
虚劳精亏、腰膝酸痛、眩晕耳鸣、贫血。

药材食材 4
蜂蜜

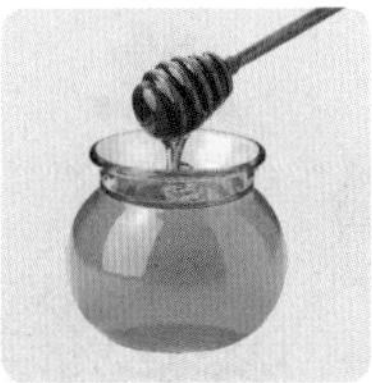

★ 别名
岩蜜、石蜜、石饴。

◆ 性味
性平，味甘。

▲ 功效
保护肝脏、补充体力、消除疲劳、抑菌杀菌。

● 主治
便秘、皮肤暗黄、失眠、贫血、神经系统疾病。

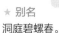

养血养颜茶

养血滋阴 红润肤色

主要材料

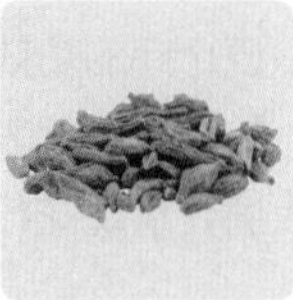

药材食材
青果

A
青果…5克
龙眼…5克

B
枸杞子…3克
蜂蜜…适量

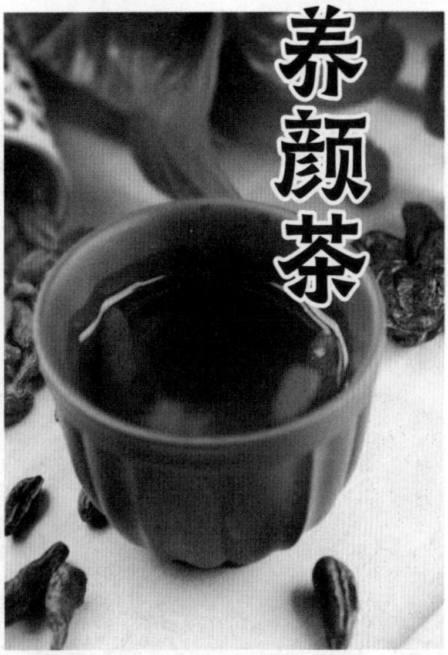

做法用法

1. 将青果、龙眼、枸杞子洗净，放入锅中煎煮。
2. 用茶漏滤取药液后，加入蜂蜜，即可饮用。
3. 每日1剂，不拘时代茶饮。

茶疗功效

本茶具有养血滋阴、红润肤色的功效。茶中青果清热利咽、生津解毒；龙眼养血安神、补益心脾；枸杞子养肝润肺、滋补肝肾；蜂蜜保护肝脏、消除疲劳。

玉竹洋参茶

美白肌肤 除皱祛斑

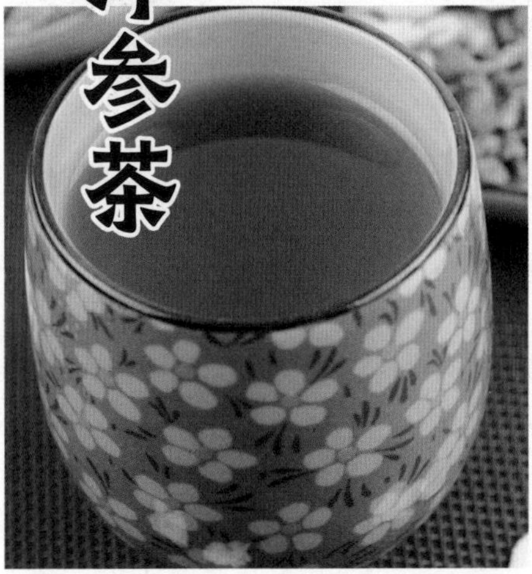

主要材料

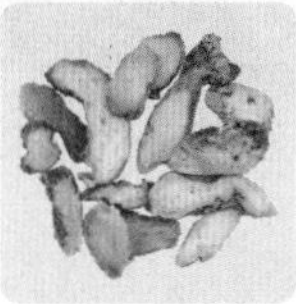

药材食材
玉竹

A
玉竹…15克
西洋参…10克
郁金…10克

B
白芷…10克
蜂蜜…适量

做法用法

1. 将玉竹、西洋参、郁金、白芷洗净，放入锅中煎煮。
2. 用茶漏滤取药液后，加入蜂蜜，即可饮用。
3. 每日1剂，不拘时代茶饮。

茶疗功效

本茶具有美白肌肤、除皱祛斑的功效。茶中玉竹滋阴润肺、养胃生津；西洋参补气养阴、清热生津；郁金行气化瘀、清心解郁；白芷祛风除湿、活血生肌。

防风银花茶

清热解毒
除痘止痒

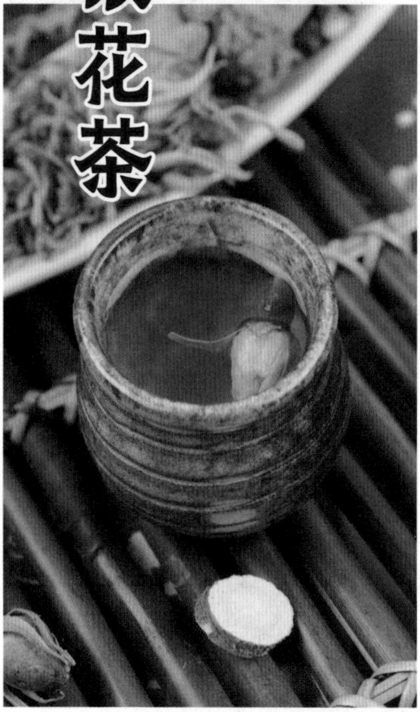

茶疗功效

本茶具有清热解毒、除痘止痒的功效。茶中金银花清热解毒、疏风解表；防风祛风解表、化湿止痒；川七化瘀活血、消肿止痛；玫瑰花行气解郁、补血活血。

饮用宜忌

本茶适宜患有皮肤肿毒、风疹瘙痒、风湿痹痛、月经不调等症者饮用。

主要材料

A
金银花…15克
川七…3克
防风…6克

B
玫瑰花…5克
甘草…3克

做法用法

1. 将金银花、川七、防风、玫瑰花、甘草洗净后，放入锅中煎煮。
2. 用茶漏滤取药液后，即可饮用。
3. 每日1剂，不拘时代茶饮。

药材食材 1
金银花

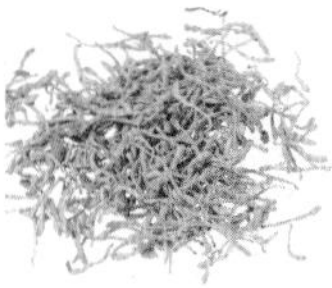

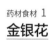

别名／忍冬、忍冬花。
性味／性寒，味甘。
功效／清热解毒。
主治／暑热症、流感。

药材食材 2
防风

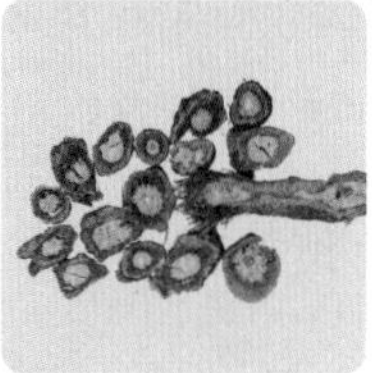

★ 别名
铜芸、百枝、屏风。
◆ 性味
性微温，味辛、甘。
▲ 功效
祛风解表、胜湿止痒、解痉定搐、散寒止痛。
● 主治
风疹瘙痒、风湿痹痛、破伤风。

药材食材 3
川七

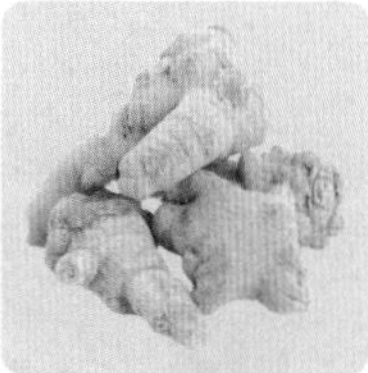

★ 别名
洋藤三七、落葵、藤子三七。
◆ 性味
性微温，味甘、微苦。
▲ 功效
化瘀止血、滋补肾脏、壮腰膝、健保肝。
● 主治
高血压、高血脂、感冒、咳嗽。

药材食材 4
玫瑰花

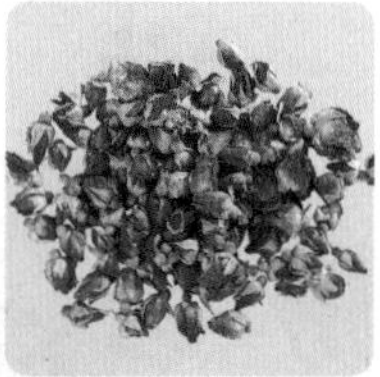

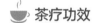

★ 别名
徘徊花、刺客、穿心玫瑰。
◆ 性味
性温，味甘、微苦。
▲ 功效
行气解郁、补血活血、止血调经。
● 主治
肝胃气痛、新久风痹、吐血咯血、月经不调、赤白带下。

百合莲藕茶

美白焕采 润肤养颜

主要材料

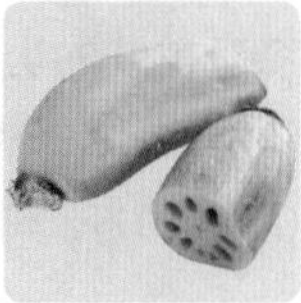

药材食材
莲藕

A
百合…20克
莲藕…10克
西洋参…3克

B
玉竹…5克
蜂蜜…适量

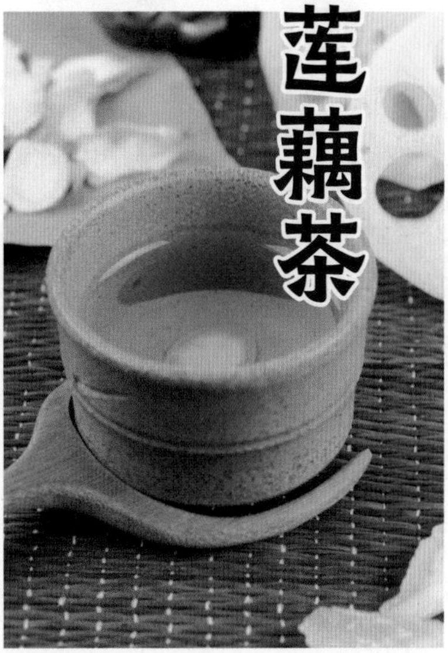

做法用法

1. 将百合、莲藕、西洋参、玉竹洗净，放入锅中煎煮。
2. 用茶漏滤取药液后，加入蜂蜜，即可饮用。
3. 每日1剂，不拘时代茶饮。

茶疗功效

本茶具有美白焕采、润肤养颜的功效。茶中百合润肺止咳、清心安神；莲藕清热生津、凉血散瘀；西洋参补气养阴、清热生津；玉竹滋阴润肺、养胃生津。

首乌益发茶

补益气血 乌发美容

主要材料

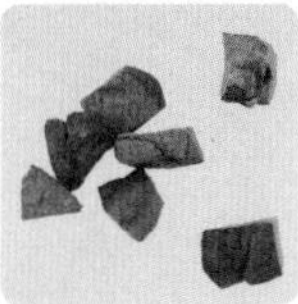

药材食材
何首乌

A
何首乌…15克
生地黄…30克

B
白酒…适量
蜂蜜…适量

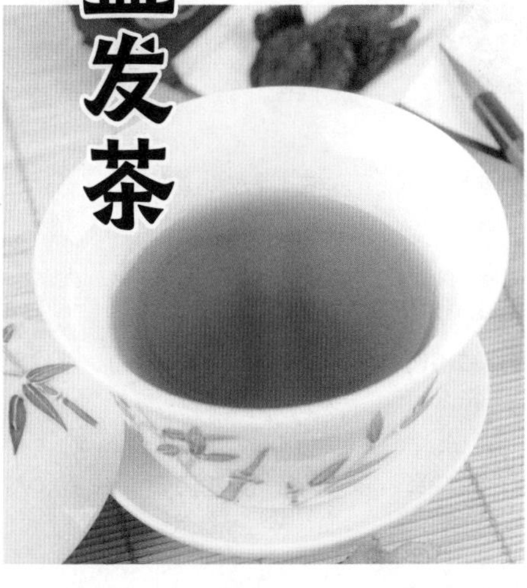

做法用法

1. 将何首乌、生地黄洗净，放入锅中煎煮。
2. 用茶漏滤取药液后，加入适量蜂蜜及白酒，即可饮用。
3. 每日1剂，不拘时代茶饮。

茶疗功效

本茶具有补益气血、乌发美容的功效。茶中何首乌补益气血、乌发美容；生地黄清热凉血、滋阴养血；白酒通血脉、醒脾温中。

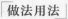

桂花润肤茶

养血润喉 荣肌美肤

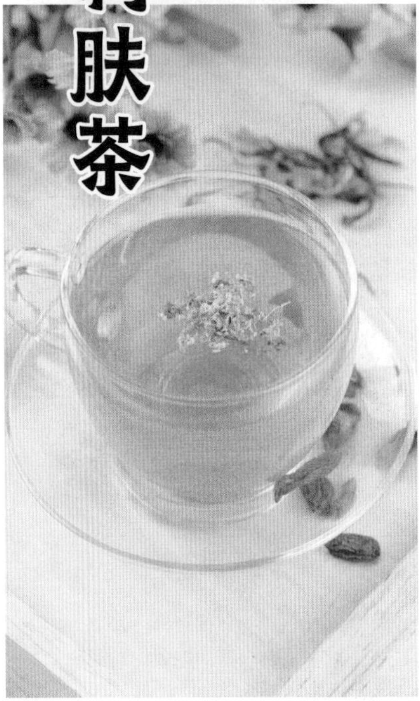

茶疗功效

本茶具有养血润喉、荣肌美肤的功效。茶中干桂花活血润喉、化痰止咳；碧螺春清热消食、生津止渴；枸杞子补益肝肾、益精明目；蜂蜜保护肝脏、荣肌润肤。

饮用宜忌

本茶适宜皮肤干裂、声音沙哑者饮用，也可作为秋冬干燥季节的润喉饮品。

主要材料

A
- 碧螺春…5克
- 干桂花…3克

B
- 蜂蜜…适量
- 枸杞子…适量

做法用法

1. 将干桂花、枸杞子、碧螺春混合，放入杯中。
2. 用沸水冲泡5分钟后，加入蜂蜜，即可饮用。
3. 每日1剂，不拘时代茶饮。

药材食材 1

碧螺春

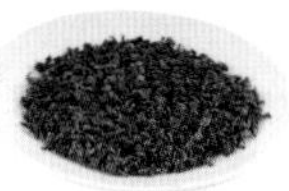

别名 / 洞庭碧螺春。

性味 / 性寒，味苦。

功效 / 止渴生津。

主治 / 心血管疾病、失眠、便秘、心绞痛。

药材食材 2

干桂花

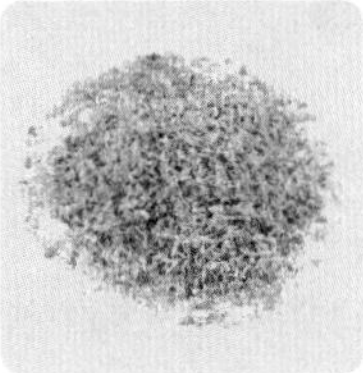

★ 别名

月桂、木犀。

◆ 性味

性温，味辛。

▲ 功效

散寒破结、化痰止咳、清热止痛。

● 主治

牙痛、咳喘痰多、经闭腹痛。

药材食材 3

枸杞子

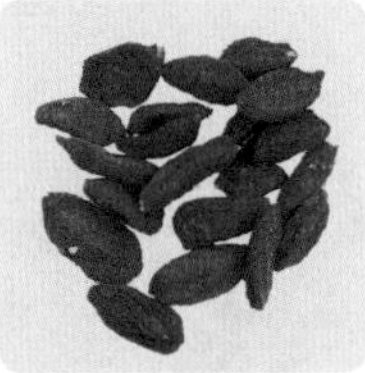

★ 别名

枸杞、苟起子、枸杞红实。

◆ 性味

性平，味甘。

▲ 功效

养肝润肺、滋补肝肾、益精明目、强身健体。

● 主治

虚劳精亏、腰膝酸痛、眩晕耳鸣、贫血。

药材食材 4

蜂蜜

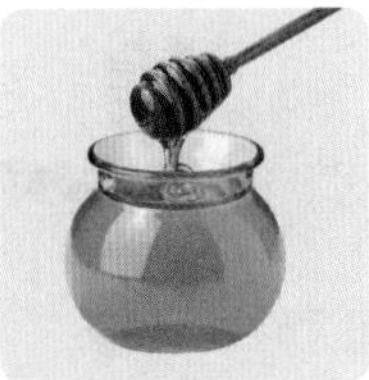

★ 别名

岩蜜、石蜜、石饴。

◆ 性味

性平，味甘。

▲ 功效

保护肝脏、补充体力、消除疲劳、抑菌杀菌。

● 主治

便秘、皮肤暗黄、失眠、贫血、神经系统疾病。

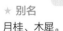

容颜不老方

消除皱纹 补气养血

主要材料

药材食材
沉香

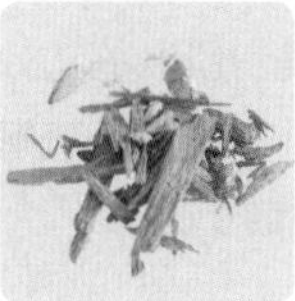

A 生姜…20克
大枣…15克
茴香…6克
沉香…1克
丁香…1克

B 盐…2克
甘草…3克

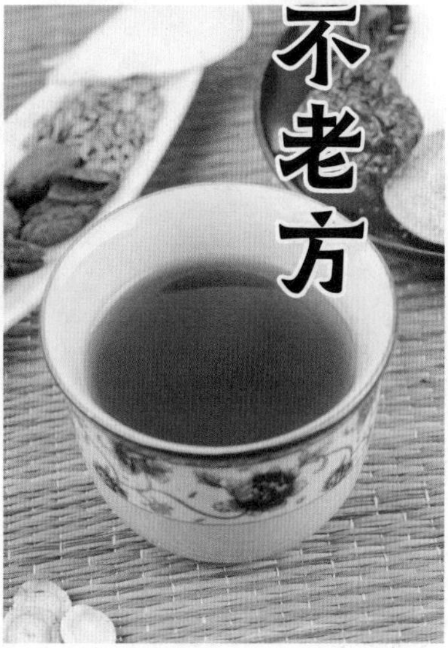

做法用法

1. 将生姜、大枣、沉香、丁香、茴香、盐、甘草捣成粗末，放入锅中。
2. 用沸水冲泡5分钟后去渣取汁，即可饮用。
3. 每日1剂，不拘时代茶饮。

茶疗功效

本茶具有消除皱纹、补气养血的功效。茶中大枣补中益气、养血安神；沉香暖肾纳气；丁香降气温中；茴香开胃温阳、理气散寒。

红枣菊花茶

补中养血 驻颜美容

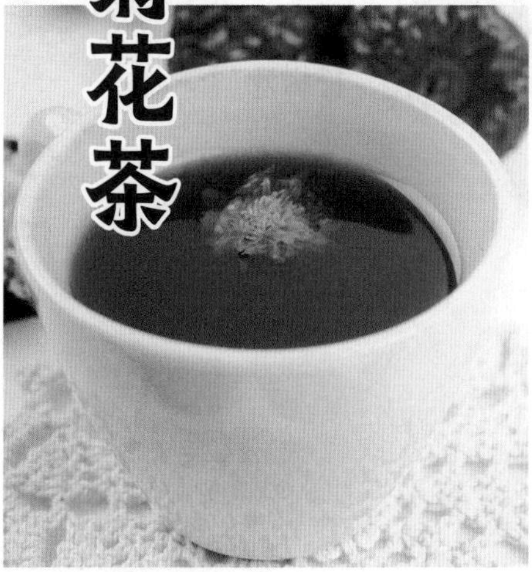

主要材料

药材食材
红枣

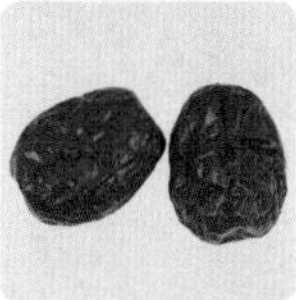

A 红枣…50克
菊花…15克

B 生姜…6克
红糖…适量

做法用法

1. 将红枣、菊花、生姜一同放入锅内，用水煎煮后，去渣取汁。
2. 药茶温热时放入红糖，即可饮用。
3. 每日1剂，不拘时代茶饮。

茶疗功效

本茶具有补中养血、驻颜美容的功效。茶中红枣红润肤色、驻颜美容；菊花散风清热、平肝明目；生姜开胃止呕、化痰止咳；红糖润心肺、和脾胃、缓肝气。

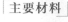

西红柿玫瑰饮

减退色素 美白肌肤

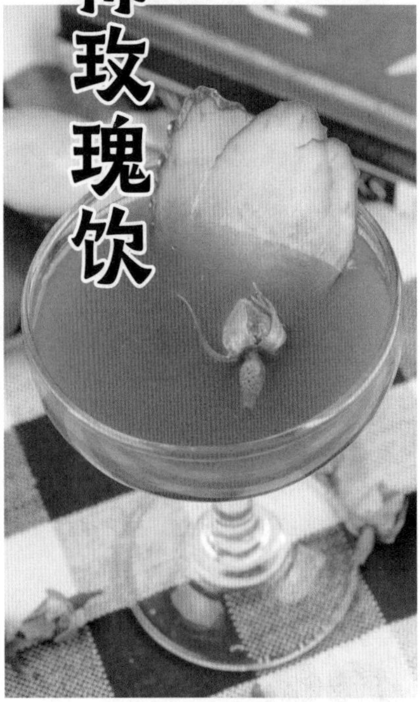

茶疗功效

本茶具有减褪色素、美白肌肤的功效。茶中西红柿生津止渴、健胃消食；玫瑰花行气解郁、散瘀止痛；柠檬汁健脾生津、化痰止咳。

饮用宜忌

本茶一般人群均可饮用，尤其适宜女性饮用，可促进皮肤代谢，使色素减褪，从而使肌肤更加细腻白嫩。

主要材料

A
- 玫瑰花…5克
- 西红柿…1个
- 黄瓜…1根

B
- 柠檬汁…适量
- 蜂蜜…适量

做法用法

1. 将西红柿去皮；将黄瓜洗净备用。
2. 将西红柿、黄瓜、玫瑰花放入杯中，用热水冲泡后，去渣取汁，加入柠檬汁、蜂蜜即可。
3. 每日1剂，不拘时代茶饮。

药材食材 1
西红柿

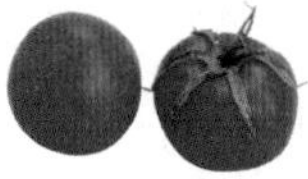

别名 / 小金瓜。
性味 / 性微寒，味甘。
功效 / 生津止渴。
主治 / 食欲不振。

药材食材 2
黄瓜

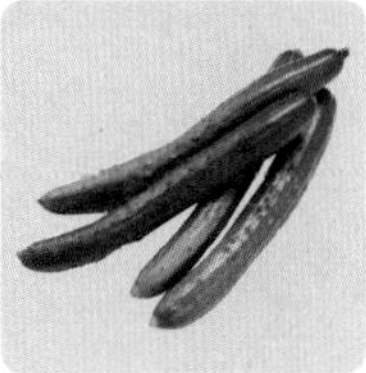

★ 别名
胡瓜、青瓜。
◆ 性味
性凉，味甘。
▲ 功效
清热利水、解毒消肿、生津止渴、通便润肠。
● 主治
身热烦渴、咽喉肿痛、风热眼疾、湿热黄疸。

药材食材 3
玫瑰花

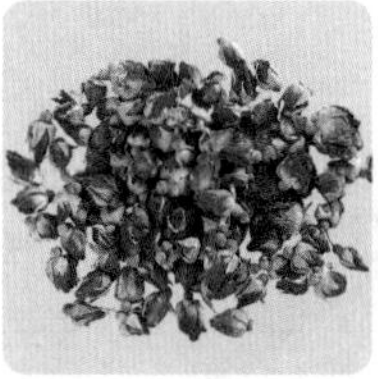

★ 别名
徘徊花、刺客、穿心玫瑰。
◆ 性味
性温，味甘、微苦。
▲ 功效
行气解郁、补血活血。
● 主治
肝胃气痛、新久风痹、吐血咯血、月经不调。

药材食材 4
柠檬汁

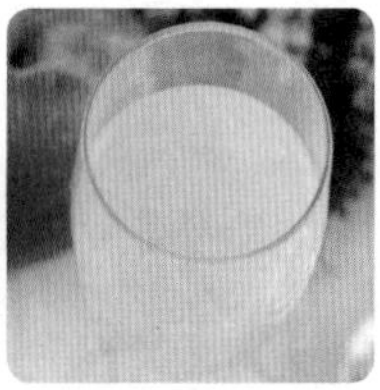

★ 别名
柠果汁。
◆ 性味
性平，味甘、酸。
▲ 功效
化痰止咳、生津健脾。
● 主治
支气管炎、百日咳、中暑烦渴、食欲不振。

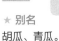

二香养颜茶

减少皱纹　美白肌肤

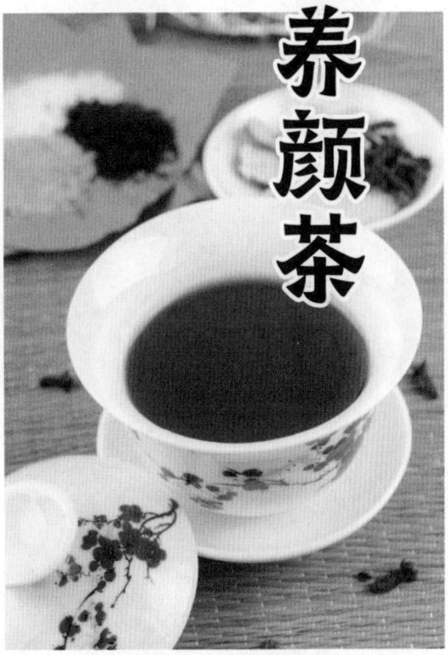

主要材料

药材食材

丁香

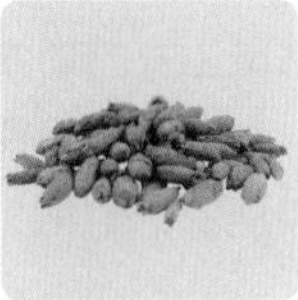

A
- 丁香…1克
- 沉香…1克
- 生姜…15克
- 红茶…6克

B
- 甘草…3克
- 盐… 2 克

做法用法

1. 将丁香、沉香、生姜、红茶、盐、甘草捣成粗末，用开水冲泡10分钟。
2. 用茶漏滤取药液，即可饮用。
3. 每日1剂，不拘时代茶饮。

茶疗功效

本茶具有减少皱纹、美白肌肤的功效。茶中丁香温中降逆、温肾助阳；沉香行气温中、纳气平喘；生姜开胃止呕、解表化痰；红茶利尿消炎、提神消疲。

美肤蔬果茶

丰肌泽肤　健脾消食

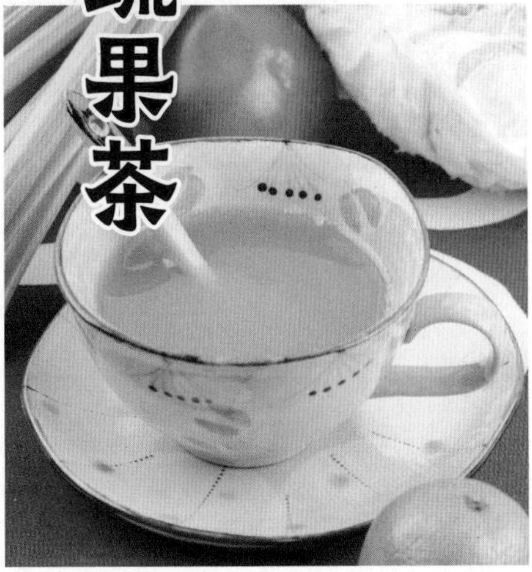

主要材料

药材食材

芹菜

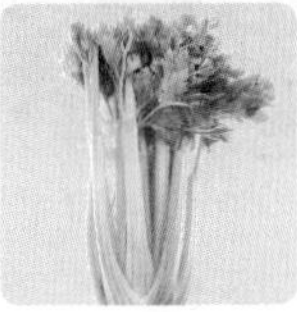

A
- 葡萄…5颗
- 花椰菜…2朵
- 芹菜…1根
- 西红柿…1个

B
- 牛奶…适量
- 蜂蜜…适量

做法用法

1. 将芹菜、花椰菜、西红柿一同榨汁，葡萄单独榨汁备用。
2. 将葡萄汁与蔬果汁混合在一起，搅拌均匀后，加入牛奶和蜂蜜，即可饮用。
3. 每日1剂，不拘时代茶饮。

茶疗功效

本茶具有丰肌泽肤、健脾消食的功效。茶中芹菜丰肌泽肤、减轻皱纹；花椰菜健脾养胃；西红柿生津止渴；葡萄丰肌泽肤、减轻皱纹。

胡桃牛乳茶

养血润肤 祛斑生发

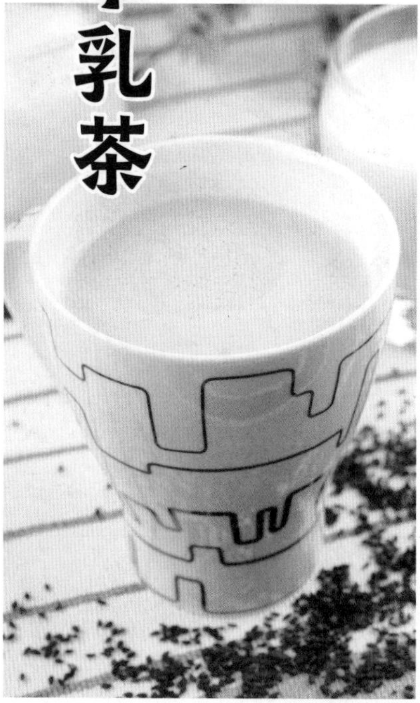

茶疗功效

本茶具有养血润肤、祛斑生发的功效。茶中胡桃仁补肾祛斑、润肠通便、生发；牛奶养血润肤、益肺胃、生津润肠；豆浆补虚、清热；黑芝麻补血、乌发。

饮用宜忌

本茶适宜患有黄褐斑、脱发等症者饮用，尤其适宜女性饮用。

主要材料

A
胡桃仁…20克
牛奶…160克
豆浆…100克

B
黑芝麻…10克
蜂蜜…适量

做法用法

1. 将胡桃仁、黑芝麻研磨成粗末，备用。
2. 将牛奶和豆浆混匀，倒入粗末后，加入蜂蜜，即可饮用。
3. 每日1剂，不拘时代茶饮。

药材食材 1
胡桃仁

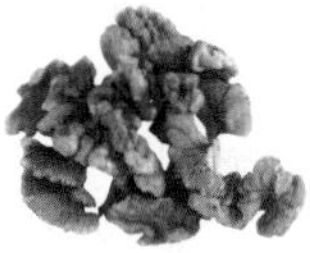

别名／核桃仁、胡桃肉。
性味／性温，味甘。
功效／润肠通便。
主治／腰膝酸软、阳痿遗精、虚寒喘嗽。

药材食材 2
牛奶

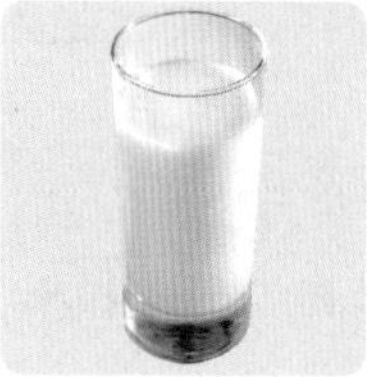

★ 别名
牛乳。
◆ 性味
性平，味甘。
▲ 功效
补虚损、益肺胃、生津润肠、强身健体。
● 主治
久病体虚、气血不足、营养不良、噎膈反胃、便秘。

药材食材 3
豆浆

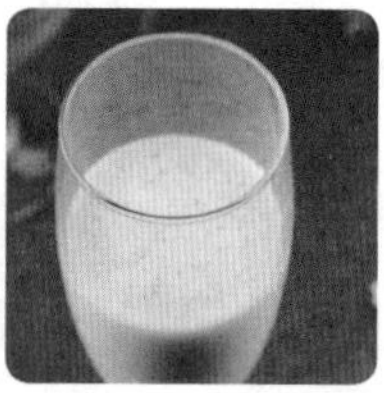

★ 别名
豆浆。
◆ 性味
性平，味甘。
▲ 功效
补虚、清热、化痰、通淋、和胃健脾。
● 主治
身体虚弱、营养不良、肺痿肺痈、口干咽痛。

药材食材 4
黑芝麻

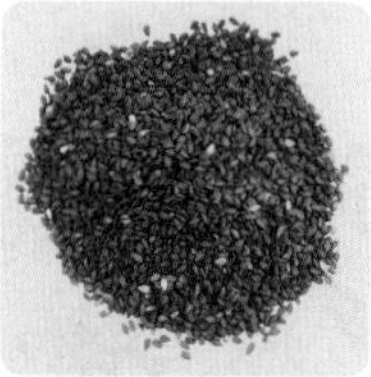

★ 别名
胡麻、白麻、芝麻。
◆ 性味
性温，味苦。
▲ 功效
补血明目、祛风润肠、生津通乳、益肝养发。
● 主治
身体虚弱、头晕耳鸣、高血压、高血脂、咳嗽。

薏仁茶

淡化黑斑 美白肌肤

茶疗功效

本茶具有淡化黑斑、美白肌肤的功效。茶中薏仁淡化黑斑、美白肌肤；碧螺春止渴生津、祛风解表、解毒消食；枸杞子养肝润肺、滋补肝肾；蜂蜜保护肝脏、消除疲劳。

饮用宜忌

本茶适宜患有黑斑、雀斑、皮肤暗黄者饮用，且尤其适宜女性饮用。

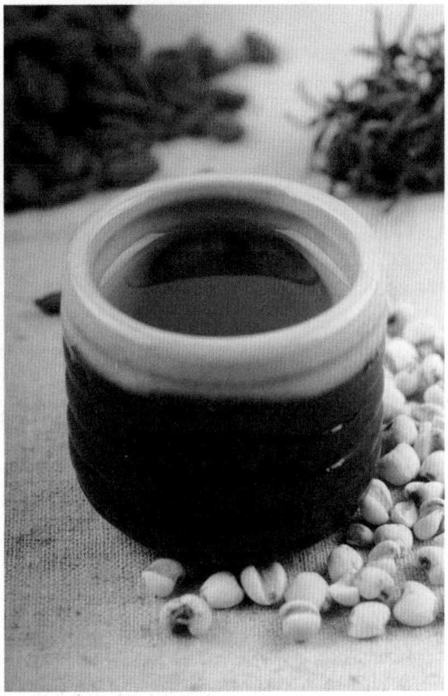

主要材料

A
- 薏仁…20克
- 碧螺春…5克

B
- 枸杞子…3克
- 蜂蜜…适量

做法用法

1. 将薏仁、碧螺春、枸杞子放入锅中，用水煎煮。
2. 用茶漏滤取药液，温热时放入蜂蜜，即可饮用。
3. 每日1剂，不拘时代茶饮。

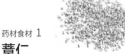

药材食材 1

薏仁

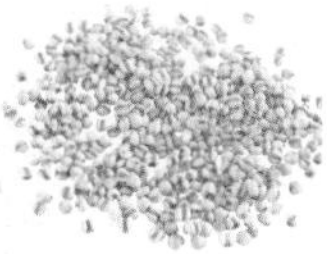

别名／薏苡仁、薏米。

性味／性凉，味甘、淡。

功效／健脾渗湿。

主治／水肿、脚气、小便不利。

药材食材 2

碧螺春

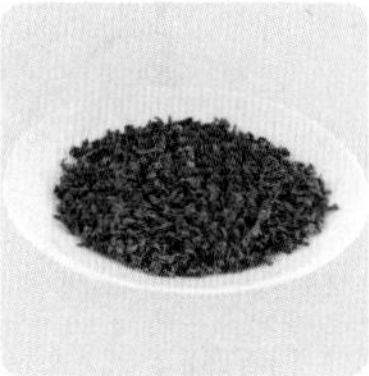

★ 别名

洞庭碧螺春。

◆ 性味

性寒，味苦。

▲ 功效

止渴生津、清热消暑、解毒消食、祛风解表。

● 主治

心血管疾病、失眠、便秘、心绞痛、腹痛。

药材食材 3

枸杞子

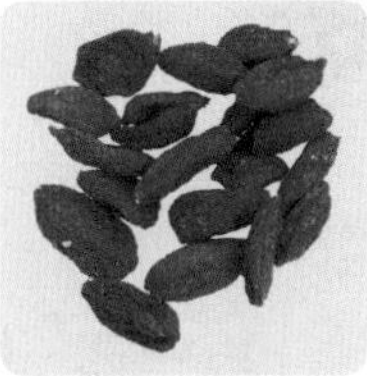

★ 别名

枸杞、苟起子、枸杞红实。

◆ 性味

性平，味甘。

▲ 功效

养肝润肺、滋补肝肾、益精明目、强身健体。

● 主治

虚劳精亏、腰膝酸痛、眩晕耳鸣、贫血。

药材食材 4

蜂蜜

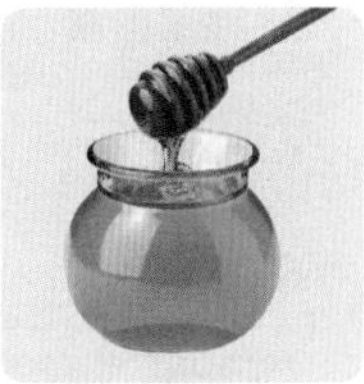

★ 别名

岩蜜、石蜜、石饴。

◆ 性味

性平，味甘。

▲ 功效

保护肝脏、补充体力、消除疲劳、抑菌杀菌。

● 主治

便秘、皮肤暗黄、失眠、贫血、神经系统疾病。

美容养颜药材食材推荐

莲子

清心祛斑
补脾止泻
补中养神

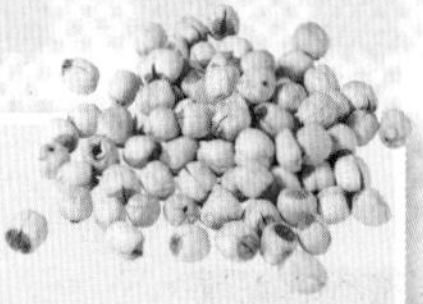

别名

莲实、莲米、莲肉。

性味

性平，味涩。

主治

心烦失眠、脾虚久泻、大便溏泄、腰疼、男子遗精、白带过多。

食用禁忌

大便燥结者不宜食用。

肉苁蓉

补肾益精
润肠通便

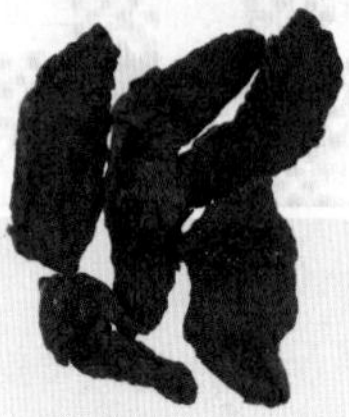

别名

大芸、寸芸、苁蓉、地精。

性味

性温，味甘、咸。

主治

阳痿、不孕，腰膝酸软、筋骨无力、肠燥便秘。

食用禁忌

阴虚火旺及大便泄泻者不宜食用。

玫瑰花

利气行血
美容养颜

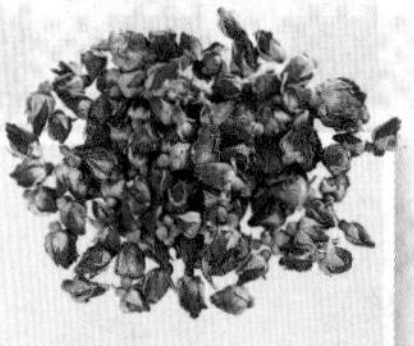

别名

徘徊花、刺客。

性味

性温，味甘、微苦。

主治

肝胃气痛、吐血咯血、月经不调、白带过多、乳房肿胀、表皮肿毒。

食用禁忌

孕妇及阴虚火旺者不宜食用。

当归

延年益寿
美容养颜

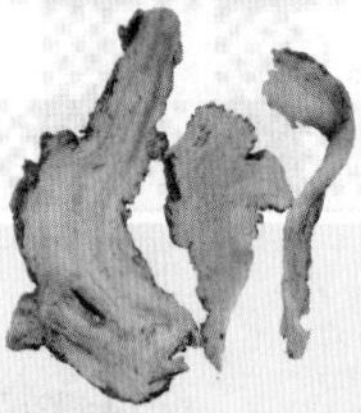

别名

秦归、云归、西当归。

性味

性温，味甘、辛。

主治

眩晕心悸、月经不调、经闭痛经、虚寒腹痛、肠燥便秘、跌仆损伤、表皮肿毒。

食用禁忌

湿盛中满及大便溏泄者不宜食用。

芝麻

补血明目
益肝养发
延缓衰老

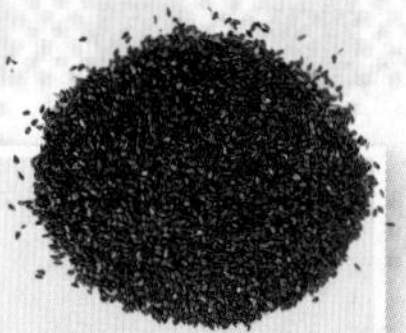

别名

胡麻、白麻、黑芝麻。

性味

性温，味苦。

主治

身体虚弱、头晕耳鸣、高血压、高血脂、咳嗽、头发早白、贫血萎黄、大便燥结、尿血。

食用禁忌

慢性肠炎、便溏腹泻者不宜食用。

玉竹

滋阴润肺
养胃生津

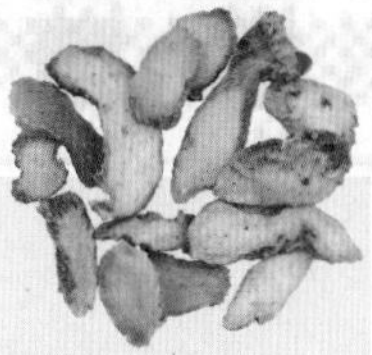

别名

萎、地管子、尾参。

性味

性平，味甘。

主治

燥咳、劳嗽、内热尿多、阴虚外感、头晕目眩、筋脉挛痛。

食用禁忌

痰湿气滞及脾虚便溏者不宜食用。

红枣

补中益气
养血安神

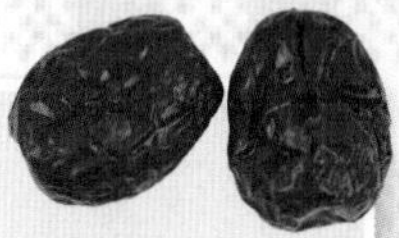

别名

枣白蒲枣、别大枣、刺枣。

性味

性温，味甘。

主治

女性躁郁症、哭泣不安、心神不宁、增强免疫力、脾胃虚弱、腹泻。

食用禁忌

糖尿病患者不宜食用。

葡萄

补血益肝
补益气血

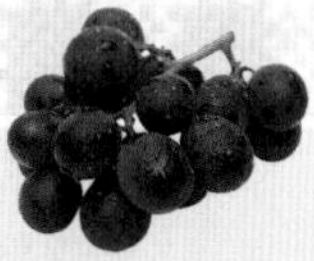

别名

提子、蒲桃、草龙珠。

性味

性平、味甘、酸。

主治

气血虚弱、肺虚咳嗽、心悸盗汗、风湿痹痛、浮肿。

食用禁忌

糖尿病患者、便秘者、脾胃虚寒者不宜食用。